逆轉疾病的
科學
食療聖經

Eat To Beat Disease

李維麟 William Li, MD 著
陳莉淋譯

獻詞

本書獻給我的家庭、我的良師益友，
以及患者們，
他們啟發我讓今日需要幫助的人，
走向更接近健康的未來。

各界推薦

「分子醫學總算加入了分子營養學！人類的健康照護現在因為健康與疾病之間兩個最強大的決定性因素的結合：我們服用的藥物和我們吃的食物而有了真正的改變。身為一位醫生科學家，李醫生在闡明決定我們健康與疾病的基因、分子和細胞機制上面做出了卓越的貢獻。這個知識讓研究人員和臨床醫生能夠使用強大的標靶藥物去預防、消滅或控制疾病，並且引領現代的『精準醫學』。醫學科學長久以來就知道除了藥物外，飲食也在調控我們的健康上扮演著重要的角色，但是我們不明白如何辦到和為什麼可以辦到。在《逆轉疾病的科學食療聖經》一書中，李醫生以一種嚴謹的科學態度和全面性的說明呈現出我們飲食中所含有的分子營養，以及它們與疾病預防和健康恢復之間的關係，從而提供我們『精準的分子營養學』。這真是一本具歷史意義的手冊。

這本書在闡明廣泛食物的獨特分子營養和其與身體細胞和組織間的具體互動的深度上面是卓越不凡的。數十年來，我們對『健康食物』有著基本的瞭解，並且應用類似『一天一顆蘋果，醫生遠離我』的格言。在本書中，李醫生不僅告訴我們為什麼一顆蘋果具有健康益處，更重要的是還告訴我們哪些種類的蘋果最好！

本書的寫作風格很聰明，首先解釋當我們身體面臨入侵感染、基因控制的故障，可能導致癌症或老化的過程時會採取的關鍵機制，以維持身體的健康與健全。這些機制分別為血管新生、再生、微生物體、DNA防護和免疫。李醫生接著提供我們最能有效支持這些機制的分子營養的詳細說明，以及含有這些豐富營養的具體食物。實際上，如此一來就創造出精準的飲食處方，而最棒甚至最令人驚訝的可能莫過於這些處方充滿著我們喜歡吃的東西！

透過各種食物的微量營養素在身體功能上的相互作用所做的多方面闡述，李醫生提供大量源自於科學實驗和良好臨床試驗的數據與證明文件，但是他提供的不僅只是完整的營養處方，本書後半部因為他的5×5×5計劃，而變得相當實用，這個計劃能夠將你最喜愛的食物以可行的方式把這種健康飲食融入你的生活之中。

我認為《逆轉疾病的科學食療聖經》不論對於專業人士或大眾，都是透過食物去增進健康的最佳指南。它很科學、很全面，並且將邏輯與處方連結，而且最重要的是它很實際！它不僅改變你進食的方式，還改變了健康照護的方式。」

——安德魯．馮．埃申巴赫（Andrew C. von Eschenbach）醫生
前國家癌症研究員主任、前食品藥物管理局委員

「一位開創性的醫生，與我們分享如何使用食物來改造我們天然的防禦系統，並且打造我們的健康。」

——麥哈麥特．奧茲（Mehmet Oz）醫生
奧茲醫生秀（The Dr. Oz Show）主持人

「《逆轉疾病的科學食療聖經》是一本創新食療專業書，作者為世界知名的醫生，同時也是醫學科學家——李維麟，他解釋如何經由幫助身體自癒的決定而獲得控制自身健康命運的力量。李醫生描述超過兩百種的食物如何增強我們身體的防禦系統，並且造成有益健康的結果。我強烈支持本書，這是一本必讀的好書。」

——迪恩．奧尼西（Dean Ornish）醫生
預防醫學研究中心的創辦人兼董事長、加州大學舊金山分校的臨床醫學教授

「藉著《逆轉疾病的科學食療聖經》，李維麟醫生告訴我們，為什麼你的叉子是健康的最佳利器。這本書揭露了關於身體如何透過特定的健康防禦系統去抵禦疾病的新發現。李醫生帶領我們踏上史詩般的旅程，伴隨著科學證據，告訴我們吃下什麼食物可以活化那些防禦系統。不像許多書籍說服人們遠離自己喜愛的食物，《逆轉疾病的科學食療聖經》呈現我們喜愛的食物清單，如何在實際生活上支持我們的健

康與活力。我建議每位追求健康者，都應該閱讀這本新食療經典，並分享給他們的朋友與家人。」

——馬克．海曼（Mark Hyman）醫生

克里夫蘭功能醫學臨床中心主任、暢銷書作家

「對生命中最大快樂之一，就是健康的食慾。以血管新生為基礎治療的先驅者——李維麟醫生，在本書中教導我們，我們從根本上就低估了身體轉變並恢復健康的力量。藉由做決定及應用每天都在從事的創意——吃，我們可以實現這點。李醫生提醒我們，我們在攻擊自己健康的疾病中，依賴菁英療法或昂貴的創新醫療中，並非只能扮演被動的參與者，而是能夠透過飲食去增強我們的五種防禦系統。這是關於食物力量、反思何謂健康及5×5×5架構這個實用工具的迷人故事，以確保我們能長久享受生命的樂趣。」

——波諾（Bono）

U2樂團主唱

「總算有本書根據真實科學，告訴我們吃什麼可以獲得健康，而且是來自一位真正的專家。《逆轉疾病的科學食療聖經》將徹底改變你思考身體的方式，以及當你採買食物、替家人烹調或出外用餐時所

做的決定。如果你希望由內而外維持健康、美麗和體能，請閱讀本書，書中討論實用的食物與健康，我非常開心能夠認識李醫生！」

——辛蒂．克勞馥（Cindy Crawford）
美國名模

「身為前農業部長，我的任務之一就是提供大眾關於他們所吃的食物現代、有科學為準的資訊，以促進人們良好的健康與營養。李醫生這本開創性的書籍是我讀過有關健康食物、營養和對抗疾病之間的科學關係的最佳敘述之一，我高度推薦。」

——丹．格力克曼（Dan Glickman）
美國前農業部長

「適當定義『健康』，並且讓我們清楚瞭解食物如何影響健康的時候到了。《逆轉疾病的科學食療聖經》大大實現了這個願景——並且伴隨真實科學作為後盾。本書內容令人興奮、驚訝，讀來感覺愉悅且精采豐富，教導我們食用喜愛的食物，每個人都可以實現良好健康的夢想，激勵我們所有人健康地吃並且打敗疾病。還有記得，你可以控制自己的命運。」

「近年來關於飲食和健康的書籍，這本書應該排在第一名。作者李維麟醫生，是一位經驗豐富的內科醫生，同時也在醫學研究方面享有盛名，他瞭解科學，也知道如何將其呈現給大眾。他的研究引領我們所有人以更令人滿足的方式去思考健康。」

——路易斯．J．伊格納羅（Louis J. Ignarro）

一九九八年諾貝爾醫學獎得主

「『我們所吃的東西構成我們。』已是陳腔濫調，更正確的說法應該是『我們是從我們的食物萃取出的東西。』如果食物不僅提供能量和營養，而是一種藥物的形式呢？李維麟醫生在他開創性的著作《逆轉疾病的科學食療聖經》一書中，將臨床醫學研究的訓練帶入對食物與健康之間關係的新分析。拼湊出我們攝取的食物如何影響人體功能及如何保護自己免受疾病侵犯的難題，李醫生提出了解釋這種關係的新範例——即『食物即藥物。』本書預示著一場思考我們所吃的食物如何決定我們健康的革命的來臨。」

——T．柯林．坎貝爾（T. Colin Campbell）

康乃爾大學博士、《救命飲食》系列書作者

——大衛．伊凡斯（The Edge）

U2樂團主吉他手、血管新生基金會董事

目錄

第一部分　健康的本能——我們身體天然的健康防禦系統

「我們體內的自然力量是真正的治療者」——希波克拉底（Hippocrates）

身體的五種健康防禦系統皆有迷人的研究和發現故事，
透過共同合作使你保持良好的健康狀態，
從你還在母親的子宮中開始直到你死亡的那天。

CONTENTS

第二部分 靠吃打敗疾病——食物即藥物的證明

聚焦來自人體臨床試驗和流行病學研究，發現食物如何影響人體健康，分享令人興奮的實驗室發現，許多被隱藏的見解，都幫助你瞭解當我們吃下這些食物後會發生什麼事。食物具有即時性，只要簡單學習，就可以馬上運用這些資訊。

第三部分 計劃、選擇和行動 讓食物發揮功用

分享我們如何將健康防禦的新知識和關鍵食物實踐到生活，提供一個創新5×5×5架構，讓你用簡單的方式，把具健康益處的食物與你的每日生活結合，幫助你有意識且持續地作健康的選擇，反而是根據你最愛的食物，以及你個人的喜好。

CONTENTS

作者序
保護身體的內建防禦措施

我們正處於當代打擊疾病的轉折點，每個人都有極大的機會藉由食物去改善我們的健康、掌握我們的人生。我們可以依據開發藥品時相同的系統和方法所檢驗過的食物，以此科學證據，去決定自己要吃什麼和喝什麼。因此，根據我們的研究，食物即藥物，以目前蒐集到的資料即清楚顯示——食物可以用明確且有益的方式去影響我們的健康。

首先，簡單介紹一下我自己。我是一位內科專科醫生以及研究員。大學時期，我研究生化（biochemistry）（現在則被稱作分子和細胞生物學〔molecular and cellular biology〕），然後我職業生涯的前半段都沉浸在生物技術（biotechnology）之中。過去二十五年，我領導血管新生基金會（Angiogenesis Foundation），一個我在一九九四年創立的非營利性組織，具有一個獨特宗旨：透過關注一個許多疾病共同的「相似之處」——血管新生（angiogenesis，我們身體生長新血管的過程）——去改善全球的健康。

身為一位科學家，找出疾病的共通點一直是我的興趣與熱情所在。大多數的醫學研究都致力於探索疾病的個體特徵，尋找每種疾病的不同之處作為找出治癒的途徑。我的方法則完全相反，藉由尋找許多疾病的共通性，然後詢問自己是否那些特性可以引領出新的治療方法，最後我突破地取得不僅治療一種疾病，而是同時治療多種疾病的創造性進展。

在我的職涯初期，選擇了研究血管新生。血管是維持健康的必要組織，因為它們負責攜帶氧氣和營養到身體的各個細胞。我的導師——究達．佛克曼（Judah Folkman）是一位傑出的哈佛大學醫學教授，也是提出以餵養癌症的異常血管做為目標可能，是治療此疾病的全新方式的第一人。血管新生出了差錯不僅導致癌症問題，也是超過七十種不同疾病的共通點，包括其他前幾名的健康殺手——心臟病、中風、糖尿病、阿茲海默氏症、肥胖等等。一九九三年，我突然有個靈感：「如果控制血管的發展可以成為處理所有這些嚴重疾病的唯一辦法呢？」

過去二十五年間，這個想法就是血管新生基金會與一群優秀的同事和支持者們一起努力的方向。我們進行了協調研究並且倡導採用這種共通點的新療法。我們與超過三百位來自北美、歐洲、亞州、澳洲和拉丁美洲的科學家以及一百家以上創新的生物技術、醫療設備、診斷和影像技術的公司；還有國家衛生研究院（National Institutes of Health）、美國食品藥品監督管理局（Food and Drug Administration）、其他世界上主要的醫學學會之中有遠見的領導者共同合作。

血管新生

六萬英哩的血管遍布我們的身體，攜帶氧氣和營養給我們全部的細胞和器官。血管新生是這些血管形成的過程。食物像是大豆、綠茶、咖啡、番茄、紅酒、啤酒和硬質乳酪皆可影響血管新生的防禦系統。

再生

由分布於我們的骨髓、肺臟、肝臟和幾乎所有器官中，超過七十五萬個幹細胞（stem cell）提供的動力，使我們的身體每天會自我再生。這些幹細胞在我們的一生中維護、修復和再生我們的身體。一些食物，像是黑巧克力、紅茶和啤酒可以動員它們並且幫助我們再生。其他食物，像是紫馬鈴薯（purple potatoes）可以徹底殺死幹細胞，激發癌症的生長。

微生物體

將近四十兆個細菌居住於我們的體內，大多數都扮演著防衛健康的角色。這些細菌不僅從我們吃下去的食物中製造支持健康的代謝物、將其運輸到我們的腸道，還控制著我們的免疫系統、影響血管新生，甚至協助產生影響我們大腦和社交功能的荷爾蒙。我們可以藉由食用韓式泡菜（kimchi）、德國酸菜（sauerkraut）、切達起司（cheddar cheese）和酸麵包（sourdough bread）去促進我們的微生物體。

DNA防護

DNA是我們基因的藍圖，但它也被設計為一種防禦系統。它在保護我們免受太陽輻射、家中化學物質，在壓力、睡眠不佳、飲食不良與其他刺激的傷害上有著驚人的修復機制。某些食物不只可以促使DNA進行自我修復，有些食物還可以打開有益的基因，並且關閉有害的基因，而其他食物則可以延長能夠保護DNA並減緩其老化的端粒（telomeres）。

免疫

免疫系統使用比以往我們所想得更加複雜、精密的方式在保護著我們。它受到腸道的影響，而且它可以被成功操控去攻擊並消滅癌症，即使是已經上了年紀的人。最近的發現完全改變了我們對免疫系統的理解。黑莓（blackberries）、核桃（walnuts）和石榴（pomegranate）等食物可以活化免疫系統，其他食物則可以抑制它的活動，並且幫助減少自體免疫疾病的症狀。

此書將提供你知識和工具，當牽涉到選擇每天要吃什麼時幫助你做更好的決定。它的目的是幫助你透過食用你真心喜愛的食物來幫助你更長壽。如果你身材適中、健康良好，希望維持目前的狀態，那麼本書適合你；如果你開始感覺自己變老，而你希望預防衰退、擊退慢性疾病，本書適合你；如果你是患有心臟病、糖尿病、自體免疫疾病或其他慢性疾病的患者，本書適合你；如果你正在對抗可怕的疾病，或是你的家族史讓你可能某天會罹患癌症，那麼本書也適合你。

第一部分

健康的本能

我們身體天然的健康防禦系統

「我們體內的自然力量是真正的治療者」

——希波克拉底（Hippocrates）

健康不只是單純地沒有疾病。健康是一種活動的狀態。你的身體內建著五種健康防禦系統：血管新生、再生、微生物體、DNA 防護和免疫。這些系統負責維持我們的健康，同時阻止我們所有人避免遭受每天生活中的傷害——而且當疾病入侵試圖破壞我們的身體時，它們會治癒我們。透過瞭解這些系統如何像是個堡壘在保護你的身體，你可以挖掘出它們的治癒力量，活得更長、更健康。

第一章

血管新生

我們所有人體內都有癌細胞正在生長。我們每一個人，甚至是你。

針對一生中未曾接受過癌症診斷的個體進行屍體解剖研究發現，年齡介於四〇～五〇歲的女性，將近有四〇％其乳房都有微腫瘤（microscopic tumors）；年齡介於五〇～六〇％的男性，大約五〇％其攝護腺都有微腫瘤；七〇歲以上的人類，幾乎一〇〇％都有甲狀腺（thyroid gland）的微腫瘤[1]。當健康的細胞在進行分裂時發生自然的錯誤，或者當細胞的ＤＮＡ因為環境因素產生突變時，這些腫瘤就會發展出來。每天在你的身體中，細胞分裂時ＤＮＡ出現的錯誤可以多達一萬個，這使得腫瘤的形成不僅常見，還無可避免[2]。然而，這些微腫瘤完全無害。它們大部分永遠不具危險性。它們最初非常小，小於原子筆的筆尖，而且只要它們無法擴大和侵犯器官，它們就不會擴散和殺人。

你的身體擁有一種非凡的防禦系統，可以藉由剝奪微腫瘤成長所需的血液供應和營養使它們保持微小——你可以透過吃進體內的食物讓這個防禦系統達到最佳化。超過一〇〇種食物可以增進你身體餓死癌症以及維持那些腫瘤微小和無害的能力，其中包括大豆、番茄、黑莓、石榴，甚至一些令人感到驚訝的食物，像是甘草（licorice）、啤酒和起司。你阻止這些腫瘤迫近的防禦武器可以在雜貨店、農人市集和你的花園中找到。

讓我們身體可以用這種方法去攔截癌症的防禦系統被稱為血管新生。血管新生是我們身體用來生長和維護血管的過程。一般情況下，血管是生命的支持者，輸送氧氣和重要的營養給我們所有的器官。但是當異常血管生長時，它們可能滋養了微腫瘤。健康的血管新生系統調節血管應該在何時和哪裡生長，並且可以防止腫瘤得到一條秘密血管，供應它們增長所需的氧氣。當身體喪失控制血管的能力，許多疾病就會產生，包括癌症。

只要血管新生系統適當運作，血管就會在正確的時間生長於正確的地方——不會過多、不會過少，就是剛好的數量。在循環系統中保持這種完美的平衡，正是血管新生透過使我們維持在「體內恆定（homeostasis）」的狀態去防衛健康的核心。「體內恆定」的定義是身體內維持穩定的正常運作，同時適應不斷變化的條件。血管新生在創造和維持我們整個循環系統，並且在生活中適應各種情況以保護我們健康的角色上至關重要。

因為這種強大的健康防禦系統會自然切斷供應腫瘤的血液，癌症不一定會成為疾病[3]。第二部分，我將分享血管新生的最新研究，形成了我們對於哪些食物可以幫助血管新生系統維持體內恆定、該怎麼吃以餓死癌症和增長血管去餵養你的心臟，以及餓死致命的疾病，以活得更長壽且更健康的瞭解。不過，為了充分瞭解食物如何影響血管新生和你的健康，我們首先得看看血管每天是如何為你的身體工作的。

工作中的血管新生

在你體內，六萬英哩長的血管負責運送氧氣和營養以維持細胞的生命。這些是滋養我們健康器官與保護我們免於疾病的生命血管。如果你身體的血管首尾相接成一列，它們能夠繞地球整整兩圈。令人感到驚訝的是，從你的心臟打出的一滴血只需要花上六十秒，就能循環整個身體並且回到心臟。

最小的血管稱作微血管（capillaries）。它們比一根毛髮還細，而你的身體中有一九〇億條。微小血管與所有其他細胞間有著獨特的關係，因為它們是血管輸送系統鏈抵達細胞的最終連結。也由於它們在最末端，體內的每個細胞都差不多位於它們周圍二〇〇微米（micrometers，㎛）內[4]。這實在是相當接近，只比一根人類的毛髮稍粗。每個器官都擁有獨特密度和型態的微血管，根據該器官負責什麼工作，以及需要多少血流而定。舉你的肌肉為例，它們有很大的氧氣需求，所以需要的血液供應量是負責結構支撐的骨骼的四倍。其他高血流需求的器官包括你的大腦、心臟、腎臟和肝臟。這些器官的微血管密度是驚人的三〇〇〇條／㎜³，也就是骨骼的三十倍。

在顯微鏡底下，微血管看起來像是件藝術品，被塑成可以適應它們供應血流的器官。滋養皮膚的微血管看起來像是一排排的魔鬼氈，一圈一圈的血管提供你的身體表面溫暖和帶來顏色。沿著你的神經，從脊髓到指尖，微血管線路就像電話線一樣餵養著我們的神經元並且使我們的感覺保持敏銳。在結腸中，微血管形成一種美麗的幾何蜂窩圖案，所以它們可以隨著充滿待消化物質的結腸延展，同時提供最大的表面積將液體吸收回血液之中。

血管新生支持生命的重要性是如此基礎，它始於生殖系統內，甚至在胚胎形成之前。當一個精子遇到一顆卵子時，子宮就已經準備好了子宮內膜，那是一層準備好接收和養育受精卵的新血管。如果沒有懷孕，這層內膜就會隨著每月的月經脫落。如果受精卵成功著床，這些血管就是正在發育中胎兒的第一條供應線。著床後八天，一個新的血管器官——胎盤會被創造出來，它負責把血液從母體運送給胎兒[5]。接下來九個月，一場血管新生的交響樂在胎兒體內發生，從零開始形成整個循環系統，然後填滿發育中的每個器官。懷孕末期，當身體準備好生產時，胎盤會釋放出一種天然的抗血管新生因子（antiangiogenic factor），稱作可溶性 Flt-1（soluble Flt-1），它會減緩建造血管的速度。這種可以開啟、調降和關閉的能力是血管新生健康防禦系統的特點，不僅可以在懷孕期間打造一個生命，也可以保護我們一生的健康。

血管新生防禦是一種保護所有具備循環系統的動物的方式，包括人類。無論何時，當你有一道很深的傷口，不論是開刀或創傷，你毫無疑問地會注意到傷口周圍在短時間內將經歷變化，一個過程會啟動並持續到傷口癒合。如果你的膝蓋曾經擦傷流血，然後結痂，假如那個結痂過早掉落，你就會親眼目睹這個過程。結痂底下，組織呈現鮮紅色且白花花的。在那塊紅色區域中，數千條新血管在傷口中生長以使受傷的組織恢復健康。

當你看到這個過程，你就見證了血管新生，一旦一個傷口開始流血，這個受傷的組織就開始了血管新生。觸發因素是缺氧（hypoxia）或降低的氧氣濃度，這是因為受傷導致正常血流中斷所引起。氧氣缺乏是更多血管生長以攜帶更多氧氣的訊號。缺氧導致受傷的細胞開始釋放被稱為生長因子（growth factors）的蛋白質訊號，其職責是刺激血管新生。發炎（inflammation）是癒合初期非常重要的現象。被稱作巨噬細胞（macrophages）和嗜中性白血球（neutrophils）的炎性細胞（inflammatory cells）會進入傷口去清除所有的細菌和殘骸，然後它們會釋放自己的血管新生生長因子，因而增強產生血管的反應。

由此開始，多個事件在細胞層級上展開以生長血管，感謝靜脈（veins）血管內襯，有一種稱為內皮細胞（endothelial cells）的特殊細胞，一組救援團隊正等著接收生長因子的訊號，以指示內皮細胞進行部署。大約有一兆個內皮細胞沿著你的循環系統排列，使得它們成為你體內最大量的細胞類型之一。將每個內皮細胞想成一個汽車引擎，其與一個點火開關（ignition switches）相連結。現在，想像從傷口處被釋放出的生長因子為汽車鑰匙。生長因子會嵌入散佈於內皮細胞的特殊受體，如同汽車鑰匙插入點火開關一樣。當對的鑰匙配上對的開關，引擎就此發動，而內皮細胞也準備開始向蛋白質生長因子的來源遷移，並且開始分裂和形成將轉變為新血管的管子。但是首先，內皮細胞需要離開靜脈。它們釋放出酵素，消化細胞外靜脈的袖狀血管壁，使靜脈壁產生孔洞。此刻起，活躍的內皮細胞開始從這些孔洞中快速成長，跟隨從受傷區域傳送出來的生長因子梯度（gradient），然後朝那個方向建立新的血管。隨著血管新芽的變長，它們會縱向捲起形成管子。這些管子最終在它們的頂端相接形成微血管環（capillary loops）。在癒合區域內，隨著愈來愈多微血管環的形成，一個新的循環就此誕生。

新形成的血管太過脆弱，無法自己支持血液的流動，所以需要透過另一種細胞類型——外皮細胞（pericyte）以幫助新血管成熟。外皮細胞以多種方式提供協助。首先，它們將自己包裹在內皮管（endothelial tubes）的周圍，像是高過腳踝的圓筒短襪一樣，提供結構的穩定。同時，外皮細胞會減緩血管新生的速度，這樣就不會有太多過老的血管[6]。外皮細胞是形狀轉換器，一旦它們停泊在一根新血管上，就會伸出觸手般的手臂去擁抱周圍的內皮細胞。單一外皮細胞可以在同一時間接觸多達20個細胞，並且釋放一種訊號去停止血管新生周圍的瘋狂活動[7]。

新血管一旦長出且穩定，就開始有血流。氧氣的流動會關閉生長因子的訊號，使血管新生的引擎減速直到完全停止。於此同時，身體天生的血管新生抑制因子（angiogenesis inhibitors）在此區域被釋放，進一步抑制新血管的生長。當新血管在適當的地方穩固下來時，內襯的內皮細胞會大量生產稱作存活因子（survival factors）的蛋白質，可以幫助癒合血管新生周圍區域的細胞。如果建造得當，這些防禦性的新血管可以持續終身，維持皮膚和其他器官的生命。

血管新生系統持續發掘哪裡和何時需要更多血管以確保器官的健康和正常運作。身體就像一個建築大師，在你運動後，血管會從你的肌肉察覺到需要：為了強健肌肉，需要更多血流。另一方面，這個系統也持續關注哪裡有應該被修剪的血管。不能過少或過多，只有恰到好處的平衡和血管混合才是一個健康的血管新生系統一天二十四小時所要完成的工作。

它就像一個調光器開關。當需要時，可以增加強度以生長更多血管；需要變暗時，你的身體具有內源性（endogenous，天然存在於體內的）的血管新生抑制劑會抑制這個過程。這些刺激因素和反措施無處不在，包含我們的肌肉、血液、心臟、大腦、母乳，甚至是精液。

你的身體對於血管新生的控制需要達到完美，才能使健康最佳化。然而，我們一生中，許多因素會使這個防禦系統出錯，導致過多的血管新生，這可能餵養了生病的組織；或者剛好相反，不足的血管新生，導致組織流失和死亡。你之後將學習可以幫助支持血管新生防禦的食物，從而協助你的身體對抗第二部分的疾病。但是首先，我們先回到你體內正在生長中的微腫瘤，看看這個防禦系統的故障會發生什麼事，以及可能造成的可怕後果——這樣一來，你會學到為什麼食用正確的食物對健康來說如此重要。微腫瘤不會成長的主要原因，正是你身體天生的血管新生抑制劑。這些反制措施會透過剝奪腫瘤的血液供應去控制它們。如同哈佛醫學院的研究者早在一九七四年的發現，只要沒有血管生長去餵養腫瘤，癌細胞就會保持休眠且無害。在本書第五章免疫系統中，將告訴你最終如何制止並摧毀它們。然而，經過一段時間，一些微小的腫瘤群可以戰勝防禦系統，然後藉由釋放大量與傷口癒合時相同的生長因子去克服抗血管新生的反措施。

在實驗室的研究中，一旦新血管在一小群癌細胞中生長，一個腫瘤可用成倍的速度生長，血管新生開始之後的兩個星期，尺寸就比之前大上一萬六千倍[8]。當腫瘤挾持了血管新生防禦系統，用以生長它們自己的循環，一個原本無害的癌症很快就會轉變成可能致命的疾病。更糟的是，餵養癌腫瘤的相同血管也是惡性細胞擴散至血液的出口。這就是我們所知的轉移（metastasis），也就是癌症最危險的一面。癌症患者很少死於他們最初的腫瘤，那些通常是可用手術移除的，然而轉移使身體千瘡百孔，最終殺死了病患。

幫助身體避免不需要的血管新生，對於抑制癌症有著強大的效用。目標是增進你的血管新生防禦能力，幫助你的身體自然執行反措施，確保血管維持在正常的平衡範圍內，這意味著癌細胞無法得到被餵養的優勢，所以它們無法成長。第一個自抗血管新生療法獲益的是一名十二歲的男孩，他的名字是湯姆・布里格斯（Tom Briggs），住在科羅拉多州（Colorado）的丹佛（Denver）。他被診斷為肺部毛細管血管瘤病（pulmonary capillary hemangiomatosis），也就是腫瘤長在他的肺裡。隨著腫瘤的擴大，他的呼吸會變得困難，而且干擾他從事像棒球這種最愛的運動的能力，有時候，甚至讓他無法一夜好眠。作為背水一戰，他接受了一種稱為干擾素α（interferon alfa）的藥物，他的醫生知道這種藥可以阻止血管新生。使用這種藥物一年後，他的肺部腫瘤縮小，而湯姆也回歸了正常小孩的日常生活。湯姆的案例非常引人注目，被當成「第一個人類案例」發表於新英格蘭醫學雜誌《*New England Journal of Medicine*》上，也成為未來治療腫瘤的一線曙光[9]。

一九九〇年代起，生物技術公司開始發展標靶藥物去治療腫瘤的血管新生。第一個展現抗血管新生療法益處的癌症為大腸直腸癌（colorectal cancer），其使用一種稱為癌思停（Avastin）的藥物，針對腫瘤血管來改善病患的存活率。透過癌思停和其餘十多種專門設計用來抑制血管新生，以促進身體本身的血管新生反措施，許多其他癌症也變得可以治療，包括腎臟、肺臟、腦、甲狀腺、子宮頸、卵巢和乳癌，以及多發性骨髓瘤（multiple myeloma）。二〇〇四年，美國食品藥品管理局長——馬克・麥克勞倫（Mark McClellan declared）表示：「血管新生抑制劑現在可以被視為癌症治療的第四種方式（手術、化療和放射治療之後）。」[10]

過度的血管新生會引發許多癌症以外的狀況，例如視力受損。健康的眼睛可以看見東西是因為光線可以穿透清澈透明的玻璃狀液，抵達視網膜然後經由大腦記錄，這個過程不會受到血管的干擾。眼睛中的血管新生是被嚴格控管的，視網膜中血管內襯的內皮細胞在人的一生中正常只分裂兩次。但是老年性黃斑病變（age-related macular degeneration，AMD），全世界六十五歲以上人口失明的主要原因，以及糖尿病相關的視力受損，兩者皆是血管新生導致血管形成異常的糾結，使液體滲漏和流血。這種多餘的血管新生所造成的災難性後果摧毀了視力。幸運的是，這些病症現在可以使用ＦＤＡ批准的生物藥物，經由眼科醫生注射到眼睛中去停止有害的血管新生、阻止滲漏並且保護視力。一些病患甚至可以重新獲得失去的視力。我有個病人因為黃斑部病變而失明，無法開車或打從前最愛的高爾夫球。經過治療之後，她可以再次安全開車並且重新回到高爾夫球場練習她的向後揮桿。

類風溼性關節炎（rheumatoid arthritis）和骨關節炎（osteoarthritis）兩者皆是關節處的發炎導致新的血管釋放出有害的酵素（enzymes）。這些酵素會破壞你的軟骨，因而造成致殘的關節疼痛。乾癬（psoriasis），一種毀容的皮膚狀況，皮膚下異常的血管新生有助於紅色皮膚斑塊的生長，同時伴隨腫脹、刺激性搔癢和疼痛。

阿茲海默氏症（Alzheimer's disease）被發現與過度且異常的血管新生有關。二〇〇三年，我與精神科醫生安東尼．瓦紐奇（Anthony Vagnucci）一起提出腦內血管的異常導致阿茲海默氏症，此篇文章發表於《刺胳針》（*The Lancet*）[11]。今天，我們知道阿茲海默氏症患者的腦血管異常，而且實際上不但沒有促進血液流動，反而釋放出殺死腦細胞的神經毒素。

即使是肥胖也與血管新生有很大的關係。雖然肥胖是個多重因素的疾病，吃過多和吃了錯誤的食物會產生高濃度的血管新生刺激生長因子在血液中循環[12]。就像腫瘤一樣，脂肪組織需要新血管去餵養脂肪細胞[13]。針對所有這些和許多其他的健康問題，新的血管新生標靶藥物治療在實驗室和臨床試驗中都顯示出令人興奮且有希望的結果。

修剪多餘的血管很重要，但同等重要的是維持身體生長足夠循環系統的能力，以保護需要增加或恢復血液供應的器官。隨著我們老化，我們的循環通常會自然地衰退，而這項能力需要被誘導和提升，以餵養和維護健康的組織和器官。當這個能力受損時，無法產生防禦性的血管新生反應會造成可怕的後果。

其中一個後果就是神經病變（neuropathy）。當你的神經功能受損時，神經病變就會發生。這可以導致從輕微到致殘程度的麻痺或疼痛。你的周邊神經（peripheral nerves）是貫穿全身的電線，從你的大腦傳達指令給肌肉，告訴它們收縮和放鬆。這些神經也將來自你的皮膚和肌肉的感覺回傳給大腦。這些電纜擁有自己的迷你循環系統，稱為血管滋養管（vasa nervorum），可以保持血液流向神經。當血管滋養管減少，神經就開始死亡。症狀的嚴重程度可以從手、腿和腳的刺痛到無法忍受的疼痛直到完全麻痺。

糖尿病患者的神經血液供應可能會受損，特別是當他們的血糖沒有獲得良好控制時。糖尿病也會減緩血管新生，這會損害神經。研究人員一直在研究新方法，希望透過使用治療性血管新生去改善神經的血流。在實驗室裡，研究人員為糖尿病動物的肌肉注射血管新生蛋白質VEGF（血管內皮生長因子，vascular endothelial growth factor）基因，並且發現它們可以增加流到神經的血液，然後使功能恢復到接近正常的水準[14]。另一個導致周邊神經病變的常見原因是癌症化療。化療不僅殺死癌症細胞，也會對神經帶來高度的毒性，並且摧毀它們的迷你循環系統。在實驗室中，使用VEGF的基因治療可以完整保護神經及其血液供應，防止功能的喪失[15]。

當你的血管新生防禦嚴重損壞時，許多其他疾病就可能侵入你的生活。慢性傷口（Chronic

wounds）就是一個例子。正常的傷口在一星期內就會癒合，但慢性傷口會癒合的很慢或根本不會癒合。這些開放性潰瘍之後會被感染、生壞疽，然後通常會造成患側肢體需要截肢。這種情況，單單在美國就影響超過八〇〇萬人，特別是對於患有糖尿病、動脈粥樣硬化（atherosclerosis）或腿部靜脈瓣膜功能障礙，或是那些侷限於臥床或使用輪椅的人們。它是一種無聲且致命的流行病，其致死率高於乳癌和大腸癌[16]。如果你有一個慢性傷口，醫生的主要目標之一應該是利用血管新生去改善血流和加速傷口癒合。這可以經由多種醫療設備和其他技術，包括飲食來達成。我們將於第六章談論刺激血管新生的食物。

無論何時，只要感覺到對自己的循環有任何威脅產生，你的心臟和大腦也仰賴血管新生防禦系統去進行反應。快速恢復這些器官的血流是攸關生死的大事。當它們的血管出現阻塞物，這可能發生在動脈粥樣硬化，你的防禦系統會加足馬力去生長新的血管，以幫助在阻塞通道的周圍形成一條天然的旁道（bypass）。這些旁道被稱為側枝血管（collateral vessels），它們是在阻塞慢慢發生，逐漸窄化冠狀血管（coronary vessels）或頸動脈（carotid arteries）時形成。冠狀動脈心臟病（coronary heart disease）或頸動脈疾病（carotid disease）的患者可以活上數年或數十年，只要他們的血管新生防禦系統仍好好地運作。即使是突然阻塞的案例，例如心臟病發（heart attack）或缺血性腦中風（ischemic stroke），如果患者存活下來，血管新生防禦系統將立刻開始形成天然的旁道。

如果一位患者具有會妨礙血管新生的狀況，例如：糖尿病、高膽固醇血症（hypercholesterolemia）、吸菸或年老，那麼這種防禦發生的速度會很慢。刺激心臟或大腦血管新生療法的臨床試驗顯示，運用新療法去加速這個過程是可能的，不過目前仍然在實驗階段，距離可以用在治療病患身上還要許多年。在第二部分，我將告訴你關於可以在家使用的食物，幫助心血管的血管新生與癒合。

食物和血管新生

顯而易見的，功能齊全的血管新生防禦系統可以保護我們防止許多疾病。你的健康依賴循環系統的正常平衡，沒有過多或不足的血管在你的器官中。當這個平衡被打亂，你的身體就需要幫助。生物製藥和醫療設備公司的研究人員正加速發展新的生命、肢體和視力治療，但是要發明出一種新的治療可能需要十年或更久的時間，花費超過美金十億元，而且即使成功了，新治療的費用與可及性可能也無法適用於每個需要的人。更甚者，這些藥物和設備旨在治療疾病而非預防。

你的飲食可作為疾病的預防以及輔助治療。世界各地的研究已經顯示特別的食物和飲料——包括許多我們熟知且喜愛的——可以增進你的血管新生防禦系統。即使是你準備和結合食材的方式也可以影響血管新生。這就為我們帶來了全新的觀點，提供我們去思考要吃什麼食物以及如何食用。此外，如果你希望增加預防受血管新生影響的疾病的機率，飲食將為你開啟一扇新的大門。如果你目前正與一種血管新生有關的情況作戰，選擇正確的食物可能會幫助你控制，甚至擊敗那個疾病。

不斷增加的證據驗證了此方法的力量。亞洲的人們，飲食中包含大量大豆、蔬菜和茶，罹患乳癌和其他癌症的風險明顯較低。在日本，有超過六萬九千人的年紀高於一〇〇歲[17]。中國百歲以上的人口也有上升的趨勢。我的叔公，他一直健康地活到一〇四歲，住在常熟市（Changshu），這個城鎮位於上海的外側，虞山（Yushan mountain）的山腳下，那裡產綠茶。依卡利亞島（Ikaria）、希臘和薩丁尼亞（Sardinia）中部充滿活力的百歲人瑞都食用地中海飲食（Mediterranean diet），這種飲食充滿了增進血管新生防禦的食材，而且不是嚴格的素食主義者。瞭解血管新生是你健康防禦系統的關鍵，將成為解開你體內健康長壽，以及遠離醫療保健系統的秘密鑰匙。

血管新生防禦被破壞的情況

過多的血管新生	不足的血管新生
老年性黃斑部病變（Age-related macular degeneration）	脫毛症（Alopecia）
阿茲海默氏症（Alzheimer' s disease）	糖尿病足潰瘍（Diabetic fcot ulcers）
腦癌（Brain cancer）	勃起功能障礙（Erectile dysfunction）

過多的血管新生	不足的血管新生
乳癌（Breast cancer）	缺血性心臟病（Ischemic heart disease）
子宮頸癌（Cervical cancer）	心臟衰竭（Heart failure）
大腸癌（Colorectal cancer）	神經病變（Neuropathy）
糖尿病相關視力受損（Diabetes-related vision loss）	周邊動脈疾病（Peripheral arterial disease）
子宮內膜異位症（Endometriosis）	周邊神經病變（Peripheral neuropathy）
腎臟癌（Kidney cancer）	壓迫性潰瘍（Pressure ulcers）
白血病（Leukemia）	下肢靜脈潰瘍（Venous leg ulcers）
肝癌（Liver cancer）	
肺癌（Lung cancer）	
淋巴瘤（Lymphoma）	
多發性骨髓瘤（Multiple myeloma）	
肥胖（Obesity）	
卵巢癌（Ovarian cancer）	

過多的血管新生	不足的血管新生
攝護腺癌（Prostate cancer）	
牛皮癬（Psoriasis）	
類風溼性關節炎（Rheumatoid arthritis）	
甲狀腺癌（Thyroid cancer）	

第二章

再生

做為一種健康防禦的方式，血管新生負責生長新血管以餵養你的器官，那麼什麼負責器官的發育和維持呢？答案是：幹細胞。幹細胞對你的健康是如此重要，如果它們突然停止工作，你就會在一星期內死亡。從你受精的那刻起，幹細胞就在生育和維護你的身體及健康上扮演著關鍵的角色。我們實際上是由幹細胞製成的。在你父親的精子遇到母親的卵子約五天後，你在子宮中以一個由五〇至一〇〇個胚胎幹細胞（embryonic stem cells，ESC）構成的小球開始生長。關於這些幹細胞的非凡特點是它們具有多功能性（pluripotent），代表它們可以形成體內的任何細胞或組織，從肌肉、神經、皮膚、腦到眼球。當你這個「胚胎」經過十二週成熟為「胎兒」時，所有的基礎器官皆從幹細胞產生，幹細胞會轉變成更特定的細胞以表現出每種器官的功能。很快地，隨著身體的建立，你特定的器官細胞開始在數量上超越非特定的幹細胞。

胎兒中的幹細胞不僅可以建造有機體，也可以提供健康防禦——甚至對於母親。紐約西奈山醫學院（Mount Sinai School of Medicine）的科學家進行了一個劃時代的實驗，他們研究懷孕時遭受心臟病發的母鼠。其心臟病發的嚴重程度足以損壞心臟五〇％的主要血腔室（pumping chamber）。在人類身上，這種程度的損害如果沒有造成死亡，也足以導致心臟衰竭[1]。研究發現，心臟病發幾週後，存活下來的母鼠其胎兒體內的幹細胞會從子宮移往母親的血液。從那時起，神奇的事發生了，胎兒的幹細胞會定居在母親心臟的受損區域，然後開始再生和修復它。心臟病發一個月後，五〇％移居到母親心臟的胎兒幹細胞會轉變為成鼠的心臟細胞，並且可以自主跳動。這項研究首次顯示胎兒的幹細胞可以幫助捍衛母親的健康。

我們要出生時，大部分的細胞都已經轉變為它們最終的器官形式，只有一小部分的幹細胞被保留下來。我們出生後，一些幹細胞會擱淺在臍帶和胎盤之中。臍帶中的幹細胞可用臍帶血的形式被收集起來，這可以被送去幹細胞銀行，在那裡這些幹細胞會被冷凍和保存，以備將來的醫療需求。在未來某天，這些臍帶血可能可以用於你的孩子，或甚至是你和你的家人去幫助再生或治癒受損的器官。你只有一次機會，而我當然建議蒐集並儲存臍帶血。

儘管幹細胞的數量很少，但是它們在成人的生命中仍持續扮演著重要的角色。隨著年齡增長，它們默默地躲在幕後幫助我們大部分的器官再生。這個過程每個器官需要的時間都不同，每個器官都有自己的再生步調[2]：

- 你的小腸每二至四天再生一次。
- 你的肺和胃，每八天。
- 你的皮膚，每兩星期。
- 你的紅血球，每四個月。
- 你的脂肪細胞，每八年。
- 你的骨骼，每十年。

再生的速率也隨著年齡而改變。當你二十五歲時，你的心臟每年有將近一%的細胞會更新，並且隨著年齡增長而趨緩。當你七五歲時，每年只有〇・四五%的心臟細胞會被更新[3]。

你的免疫細胞每七天會再生一次，所以如果你的幹細胞消失，你很快就會死於感染。如果你以某種方式倖免於難，那麼你會死於大出血，因為稱作血小板（platelets），負責凝血的血液元素每十天替換一次。如果你撐過去了，你的皮膚會在六週內脫落。然後你的肺將塌陷，導致你窒息。幹細胞捍衛著我們的健康，同時也是我們的生命線之一。

幹細胞的治癒力量

我們對於身體幹細胞的瞭解可以追溯回原子彈。一九四五年，丟在廣島和長崎的兩顆原子彈估計殺死了二十萬人，並且結束了第二次世界大戰。醫生們觀察到在最初爆炸中倖存的人們，卻喪生於之後的死亡潮，因為暴露於輻射之下摧毀了他們身體更新骨髓細胞的能力。隨著各國政府為了之後的核戰做準備，科學家們開始尋找幹細胞，目的是用來治療和保護遭受致命輻射性落塵的倖存者。一九六一年，兩位加拿大的研究者，詹姆斯・蒂爾（James Till）與歐內斯特・麥卡洛克（Ernest McCullough）證實幹細胞存在於骨髓和脾臟之中，而且它們可以再生血液細胞。蒂爾和麥卡洛克發現如果及時注射，這些幹細胞可以挽救暴露於致命輻射量之下的實驗室動物[4]。

蒂爾和麥卡洛克的成果導致骨髓移植的發展，這是一種救命的程序，現在被施行於全世界以挽救經歷最嚴酷的化療和最高劑量放射治療的癌症患者。雖然化療和放射治療的確可以殺死癌細胞，但它們也破壞了骨髓中健康的幹細胞。失去了幹細胞，癌症病患的免疫系統會崩潰，然後他們可能死於壓倒性的感染。然而，藉由從捐贈者的骨髓移植幹細胞到癌症病人身上，可以拯救患者免於這種死亡。捐贈者的幹細胞循環在患者的骨髓中並且運作。然後它們會重建免疫系統。利用捐贈者的幹細胞進行骨髓移植被視為醫療上的重大突破。它的先驅者，愛德華・唐納爾・湯瑪斯（E. Donnall Thomas）與腎臟移植的先驅者約瑟夫・默里（Joseph Murray）一同獲得了一九九〇年的諾貝爾醫學或生理學獎。不過即使沒有遭受化療或輻射暴露的傷害，你的身體仍然需要幹細胞，因為它們會不斷從內到外重建你的身體。

你體內三七・二兆個細胞之中，幹細胞是少數但強大的組別，它只佔了〇・〇〇二%，卻有恢復你健康的能力[5]。幹細胞根據需要去修復、替換和再生死亡及老舊的細胞。就像是你體內具有特殊力量的士兵，它們收集情報、進行偵查並執行任務以確保器官維持在最佳狀態。無論何時，當你受傷或罹患一種疾病，你的幹細胞會立刻行動：產生新組織去癒合或協助身體克服這個狀況。這是你再生的健康防禦系統。正如血管新生系統一樣，最新的研究告訴我們，你的幹細胞深受飲食的影響。

不論你是一名鍛鍊肌肉的運動員、一位孕育胎兒的婦女或正與衰老作戰的某人，正確的食物可以幫助促進幹細胞的數量和表現，以及它們再生你身體的能力。你可以靠吃去保護心臟、維持心智靈敏（大腦再生）、癒合傷口和保持身體年輕。在第二部分，我將會告訴你關於可以促進幹細胞健康防禦系統的食物，但是首先，我要提供你再生的基礎課程，這樣你才會明白為什麼食用正確的食物可能會拯救你的生命。

幹細胞與傷害

再生防禦系統是與生俱來的，隨時準備好去應對傷害或創傷。成人的幹細胞仍是非特定的狀態，它們處於等待的位置，直到身體有需要才展開行動。它們可以透過細胞分裂進行更新和複製，而且仍舊維持著多功能性。當它們處在任務模式時會去感知環境，然後利用周遭的線索作為指示去轉變成那個需要被再生的細胞類型。如果它們發現自己在肺臟，就會變成肺；如果發現自己在肝臟，就會變成肝。

幹細胞如何實現這些保護功能的故事始於它們居住的地方，在那裡它們處於未活動（inactive）、未分化（undifferentiated）和可再生（renewable）的狀態。它們居住的特殊藏身處稱為利基（niches）。利基可在皮膚中、腸壁上、毛囊根部、睪丸和卵巢內、脂肪中、心臟和大腦內，特別是在我們骨頭裡面的海綿狀物質——骨髓中找到。

骨髓是至少三種不同幹細胞類型的儲存單位。造血幹細胞（hematopoietic stem cells，HSC）會轉變為形成血球的細胞。間質幹細胞（Mesenchymal stromal cell，MSC）前驅形成肌肉、脂肪、軟骨、骨頭和其他非血液的元素。內皮前驅細胞（Endothelial progenitor cells，EPC）幫助建立再生器官內的新血管。因為它們都居住在骨髓內，所以一起被列為骨髓衍生的單核細胞（bone-marrow-derived mononuclear cells，BM-MNC）。

當幹細胞被身體需要再生的部分召喚時，一連串的事件會就此展開，將幹細胞從它們的利基帶入你的循環系統。骨髓中的幹細胞會被處於危難中的器官所釋放出的生長因子訊號喚醒。一種特別的生長因子——血管內皮生長因子是強力的幹細胞活化劑。這個危難訊號經由穿過骨頭的血管抵達骨髓。接著，這些訊號會進入骨髓內稱為竇樣通道（sinusoidal channels）的微血管系統，並且漂浮到附著在通道壁上的幹細胞。幹細胞會把訊號解釋為一種化學警告，然後依此進行反應。一開始的危難呼叫，使一大群幹細胞像是飛出蜂窩的蜜蜂般從骨髓進入身體的循環系統[6]。這個讓一個身體受傷部位再生的重要步驟被稱作幹細胞動員（stem cell mobilization）。

接下來發生的事情是幹細胞被設計得多麼巧妙的有力證據。無論意外何時發生，幹細胞都會快速抵達傷害的前線。透過心臟的搏動，幹細胞快速地在血流中前進，它們使用一種生物自動導向的裝置去定位傳送出危難訊號器官的確切位置。就像導彈集中精力在目標上一樣，幹細胞會找到它的落點。幹細胞上的蛋白質，稱為受體，會與著陸區的蛋白質結合。它們就像是細胞的魔鬼氈，確保幹細胞只固定在受傷的地方[7]。危難訊號送出後，所有這一切都發生的非常快速。研究已經顯示，因為傷口癒合的需要，在外科醫師進行手術後的四十八小時，與手術前相比，病患的循環系統中，內皮前驅細胞的數量增加了十四倍[8]。

一旦幹細胞與著陸區結合後，它們會開始評估該器官的環境，然後根據環境給予的指示去執行任務。如果它們在皮膚中就會變成皮膚細胞，並且以符合皮膚需要的方式進行反應。如果是在心臟，它們會變成心臟肌肉細胞（心肌細胞，cardiomyocytes）並且回應心臟的需求。每次受傷之後，幹細胞只是以團隊其中一部分的身份去完成工作。整個災難反應團隊包括發炎和其他免疫細胞、血管細胞和血液凝結細胞都會挺身而出去執行它們自己的獨特任務。

幹細胞嵌入受傷組織後確切做了什麼事仍然是個謎，我們知道它們分化和再生成局部的組織。但是，幹細胞不會長久待在那邊，最多只持續幾天。科學家正努力找出它們究竟發生了什麼事。有幾種理論：幹細胞改變外觀，消失於背景之中，變得與它們修復的正常組織無法區分。或者可能它們扮演著重要但短命的角色，任務完成後就會死亡。

我們知道的是幹細胞為生長因子、細胞激素（cytokines）和存活因子（survival factors）這些蛋白質的工廠，它們皆是器官成長或修復所需的蛋白質。幹細胞也可以釋放充滿著一堆蛋白質和基因資訊的特別分子容器，其被稱為胞外泌體（exosomes）與微囊泡（microvesicles）。當這些東西被釋放到器官中時，它們會指示其他細胞接下來該做什麼以修復損害[9]。幹細胞釋放出這些物質以鼓勵其他細胞協助在著陸區周圍打造一個更健康的環境。這個過程被稱為旁分泌效果（paracrine effect）。一個實驗骨頭再生的研究顯示幹細胞至少可以釋放四十三種生長因子，用來幫助促進受傷骨骼的鄰近區域[10]。

有些參與在幹細胞反應的生長因子與引發血管新生的一模一樣，因此使得這兩種健康防禦系統有所關聯。例如：當血管內皮生長因子因為受傷或氧氣缺乏（缺氧）而被細胞釋出時，它會引發局部的血管新生，同時在遙遠的骨髓利基內，幹細胞會被這種因子喚醒。如果要再生一團新的組織，那麼將需要新鮮的血液供應。血管新生會在此時介入，並且藉由形成新的血管去提供再生組織所需的營養。反之亦然，幹細胞也有助於建立新的血管，所以這是一種雙贏的關係。任何地方的新血管中，都有二到二五%的細胞是來自幹細胞。

導致幹細胞受損的原因

我們的再生防禦系統對於良好的健康和治癒是如此的重要，但是幹細胞卻非常容易受到會侵襲我們身體的常見因素的影響。危害最大的其中之一就是吸菸。當吸菸者吸入香菸煙霧導致缺氧時，身體就開始徵召幹細胞進入血液，因此習慣性的吸菸最終會耗盡骨髓中的幹細胞，隨著時間的推移，整體可用於再生和修復的細胞就會更少[11]。更糟糕的是，吸菸者體內剩餘的幹細胞無法適當地運作——它們自我增殖（multiply）的能力降低了八〇％，而它們參與再生的能力幾乎減少了四〇％[12]。幹細胞在數量和功能上的受損有助於解釋吸菸除了對血管造成的直接損害之外，吸菸者罹患心血管和肺部疾病的風險也較高。

即使你自己不吸菸，但是若你靠近某個吸菸的人，你也不安全。二手菸幾乎一樣糟糕。即使只接觸二手菸三十分鐘也足以重重打擊你的幹細胞[13]。空氣汙染當然也會造成相同的傷害。研究人員發現居住的社區存在重大空氣汙染問題的人們，在污染排放期間暴露於懸浮微粒底下時，他們血液中的內皮前驅細胞數量就會減少[14]。

大量飲酒會殺死幹細胞。酒精以多種方式影響著幹細胞。研究人員讓一群猴子每天飲用少量的酒精，然後進行研究，值得注意的是相較於沒有飲酒的猴子，它們的循環系統中含有更多幹細胞。然而，飲酒猴子的幹細胞是受損的，而且參與再生的能力也較差[15]。把這些幹細胞想成是喝醉的人，在走直線上會遇到困難。胎兒酒精症候群（Fetal alcohol syndrome）就是懷孕婦女攝取大量酒精造成的災難性後果。發育中的胎兒遭受永久的大腦損傷還有生長異常。酒精對胎兒的幹細胞有毒，所以胎兒酒精症候群的破壞可能有部分是因為幹細胞的受損，這點確實在路易斯安那州立大學（Louisiana State University）的研究人員研究老鼠胎兒發展時被發現[16]。狂飲會對幹細胞的健康造成另一個打擊。肯塔基大學（University of Kentucky）的研究人員發現狂飲會降低大腦幹細胞的活動，大腦幹細胞被稱為寡突前驅膠細胞（oligodendrocyte progenitors），對於製造新的神經元來說是必要的。其造成的影響在大腦的海馬迴（hippocampus）區域尤其顯著，那裡是大腦負責建立長、短期記憶的部分[17]。好消息是一旦停止狂飲，這種損害就能夠逆轉。

我們可以透過減少暴露於空氣汙染、菸草和酒精下去避免一些幹細胞受損的風險，但是有些因素則難以避免。以老化為例，它會無情地損耗我們再生的能力。隨著年紀愈大，我們骨髓中的幹細胞自然會變少。我們保留下來的幹細胞不僅會隨著時間耗盡，剩下來的幹細胞也比我們年輕時更少活動[18]。高血脂（High blood cholesterol）也會損害幹細胞的功能，雖然不是所有的膽固醇皆如此[19]。高密度脂蛋白（High-density lipoprotein，HDL），也就是「好」膽固醇會減緩內皮前驅細胞的程序性死亡。提高ＨＤＬ的飲食策略可用來保護這些細胞[20]，同時也為我們的健康帶來額外的報酬，因為內皮前驅細胞可以幫助預防動脈硬化、防止血管壁上堆積脂肪斑塊而使血流減少，並且可以修復血管內襯。這類經由幹細胞達成的血管保護是為何ＨＤＬ被認為是「好」膽固醇的另一個原因。

慢性疾病也會對幹細胞帶來有害的影響。糖尿病是幹細胞殺手。糖尿病患者擁有較少的幹細胞，而那些幹細胞也無法適當地執行任務。高血糖是個問題。幹細胞暴露在高血糖的環境中較無法再生組織。它們不能正常增殖以製造更多的自己，而且也不能在身體中非常順利地四處移動。因此，它們無法適當地參與建立新的組織。最重要的是，它們分泌的存活因子比起正常的幹細胞更少[21]。研究人員發現，高血糖甚至會影響沒有糖尿病的健康成人的幹細胞[22]。這就是要注意糖類攝取的另一個原因。

幹細胞受損在第一型和第二型糖尿病（type 1 and type 2 diabetes）患者身上皆可看到。第一型糖尿病是身體的免疫系統摧毀了適當控制血糖代謝必要的胰島素製造細胞。第二型糖尿病同樣是血糖代謝的問題，但不是由於自體免疫（autoimmune）的攻擊。它是因為基因、不活動的生活型態，或肥胖所導致，身體可能會停止對胰島素進行適當的反應或製造的胰島素不足。紐約大學（New York University）的研究顯示內皮前驅細胞生長的能力在第二型糖尿病患者身上幾乎減弱了五〇%，如果患者的血糖沒有獲得控制，那麼造成的損害會更大[23]。當研究人員測試糖尿病患者其內皮前驅細胞在幫助形成血管上的表現時，相較於無糖尿病的幹細胞，它們參與過程的可能性少了二・五倍。紐西蘭研究第一型糖尿病患者的幹細胞損傷也發現了相同的缺陷[24]。

幹細胞受損是一個大規模的問題，若你知道糖尿病是一種影響全世界超過四・二二億人口的流行病，而且導致每年一六〇萬人死亡。糖尿病是造成心臟病發、中風、失明、腎臟衰竭、慢性傷口和下肢截肢導致失能的主要原因。這些全部都是與幹細胞功能障礙有關的醫療併發症。任何可以保護或改善糖尿病、高血脂患者的幹細胞及老化幹細胞效能的方法皆可以挽救生命[25]。

周邊血管疾病是一種伴隨動脈粥樣硬化的嚴重症狀，而且通常發生在長期糖尿病之後。這種情況下，嚴重的動脈粥樣硬化會使動脈狹窄，停止氧氣供應到腿部。隨著時間，這種症狀會益加糟糕，流向腿部肌肉、神經和皮膚的血液會變得愈來愈少。腿部的細胞會缺氧，最終死亡，導致皮膚破裂和開放性傷口，這種情況稱為缺血性腿部潰瘍（ischemic leg ulcers）。因為糖尿病患者的傷口癒合原本就緩慢，所以當出現缺血性腿部潰瘍時，患者就很容易因為感染導致壞疽。通常，將腿截肢是拯救患者性命的必要措施。義大利帕多瓦大學（University of Padova）的研究人員對第二型糖尿病患者的幹細胞和周邊血管疾病進行了研究，而且將其與無糖尿病的健康受試者相比[26]。糖尿病血管疾病患者的幹細胞少了四七％，而擁有最少幹細胞的患者也具有缺血性腿部潰瘍的症狀，反映出幹細胞對傷口再生及修復的重要性。

這裡得到的教訓是良好的糖尿病管理絕對是保護你再生防禦系統的關鍵。較好的血糖控制帶來較佳的幹細胞健康。相反地，控制不佳的糖尿病會嚴重損害你的幹細胞功能。改善你的血糖控制可以增加內皮前驅細胞的數量和促進其功能。所以如果你有糖尿病，一定要確保在血糖管理上做得很好它真的可以拯救你的生命[27]。

促進幹細胞的益處

當我們的幹細胞系統衰退，我們的健康也跟著沉淪。但是當我們採取措施去促進幹細胞時，對我們的健康也會造成正面的影響。考慮到心血管疾病，德國洪堡（Homburg）的研究人員在新英格蘭醫學雜誌上發表了一篇五百一十九位個案的研究，顯示透過測量循環的內皮前驅細胞的基線數量可以預測個體在接下來十二個月內是否會心臟病發或中風，而這個基線甚至可以預測個體是否會死於那次重大的疾病攻擊[28]。在這個研究中，擁有較多內皮前驅細胞基線數量的人經歷第一次重大疾病的風險降低了二六％；具有較多內皮前驅細胞基線數量的人死於心血管因素的風險也降低了七〇％。

另一項指標性研究，瑞典的瑪爾默飲食與癌症研究（Malmo Diet and Cancer Study）也檢驗了幹細胞數量和心血管疾病之間的關聯[29]。這項研究始於一九九一年，受試者為一群中年參與者。研究人員藉由定期採集他們的血液樣本，以及給予營養問卷持續追蹤參與者的健康十九年，以探索疾病發生的相關性。研究人員測量了這一組中四千七百四十二位參與者的一種血液標記，稱為幹細胞因子（stem cell factor）。幹細胞因子是骨髓中製造的一種蛋白質，負責養育備用的幹細胞蜂巢。這種蛋白質也可在血液中被找到，它在那裡負責引導幹細胞的行動，像是增殖、遷移和依據需求轉變成特定的組織，一種稱為分化的過程。幹細胞因子對於幹細胞的功能來說是必要的。瑪爾默研究的參與者之中，研究人員發現與幹細胞因子數量最少的參與者相比，幹細胞因子最多的人其心臟衰竭的風險減少了五〇％、中風的風險減少了三四％，而因為任何原因導致死亡的風險則減少了三二％。不出所料，此研究也發現血液中擁有最少幹細胞因子的參與者往往是吸菸者、高酒精攝取或罹患糖尿病的人，清楚地顯示了生活型態、幹細胞功能以及慢性疾病風險之間的緊密關係。

你的新血管系統中，幹細胞有著獨特的保護功能。內皮前驅細胞不只有助於在再生器官內形成新的血管，它們也在修復受損的血管上扮演了重要的角色。動脈粥樣硬化是你的動脈變硬且狹窄的過程，增加了你得到心臟病、中風、周邊血管疾病，甚至是勃起功能障礙的風險。傾向在動脈壁中形成的斑塊，會生長於血管內襯有損壞的任何地方，就像是生長堆積在排水管上的鐵鏽一樣。

如果內襯的受損沒有被修復，愈來愈多斑塊將會堆積，最終積累至窄化血管的直徑，然後阻斷血流。內皮前驅細胞就像是細胞的裁縫師可以修補內襯。因此，幹細胞受損會降低你對抗動脈粥樣硬化的再生防禦力量。維持幹細胞的健康可以減少動脈粥樣硬化的堆積，並且預防你發展出心血管疾病。

大腦幹細胞的減少暗示失智症（dementia）的發展[30]。稱作寡突前驅膠細胞的幹細胞會再生和替換你大腦中的神經元，隨著年齡的增長，對於維持心智功能的敏銳至關重要。這些也是會受狂飲影響的相同幹細胞。研究人員現在正努力尋找支持和增進大腦幹細胞的方法，以治療阿茲海默氏症。另一種專門的大腦細胞類型，是由造血幹細胞（hematopoietic stem cells）發展而成的微膠細胞（microglia）。這些微膠細胞負責清理大腦、移除會造成阿茲海默氏症的大腦殺手——β-澱粉樣蛋白斑（beta amyloid plaques）。在實驗室中，中國華中科技大學（Huazhong University of Science and Technology）的科學家把一種稱為幹細胞招募因子（SDF-1）的蛋白質注射到阿茲海默氏症老鼠的大腦內。他們發現這種蛋白質可以從骨髓中招募造血幹細胞到大腦內，然後轉變成微膠細胞，幫助清理在這個疾病中堆積的澱粉樣蛋白斑的殘骸[31]。

幹細胞用於醫療

幹細胞對於健康的重要性無庸置疑，世界各地都在進行臨床試驗以開發幹細胞的療法。雖然有很多方法可以創造出再生治療，一種常見的方法是將幹細胞注射到體內，增進心臟、大腦、眼睛、腎臟、胰臟和肝臟疾病的器官再生。如果你正在尋找再生治療的臨床試驗，請上clinicaltrials.gov，這是世界上人類研究最完整的資料庫。由美國國家醫學圖書館（U.S. National Library of Medicine）所維護，這個網站對尋覓正在發展中的最新治療的患者或照顧者而言是極寶貴的資源。你可以在搜尋欄位中輸入「BM-MNC」（骨髓衍生的單核細胞縮寫）或「progenitor」（前身）或「regenerative」（再生），加上你感興趣的疾病名稱去尋找再生醫學的臨床試驗。

搜尋之後將提供你具體的試驗、它們在實驗什麼、這個試驗在哪裡進行、是否有招收患者、研究是否完成還有結果。目前與再生有關的試驗超過六千個，使得它成為醫學臨床研究中最火熱的領域。其中最令人感到興奮和吸引人的是那些目標在逆轉多發性硬化症（multiple sclerosis）、帕金森氏症（multiple sclerosis），甚至是自閉症（autism）的試驗[32]。

用於再生治療的幹細胞來自多種來源，而讓你瞭解幹細胞治療在醫學中心是如何運作這一點很重要。這些治療上使用的幹細胞的常見來源是骨髓、血液、脂肪、甚至皮膚。例如：來自骨髓的幹細胞是從髖骨那邊用一根大針頭抽取出一些液狀髓。此外，幹細胞可以經由血液透過稱為血球分離（apheresis）的過程被採集出來，然後經過濃縮再注射到患者體內。一般而言，在醫生將幹細胞注入身體前，那些採集而來的幹細胞會經歷一些處理步驟，以確保它們處於最佳狀態且安全。

想像一下：一位整形外科醫生（plastic surgeon）先進行抽脂手術（liposuction），移除心臟病患者腹部的脂肪組織。移除的組織接著經過處理，將脂肪幹細胞從脂肪中分離，然後幹細胞會交給正在等待的心臟病專科醫生（cardiologist），他再將它們注入患者的心臟中。現在臨床已經在執行這種治療。病患的早期結果顯示兩千萬個源自脂肪的幹細胞可以減少五〇％心臟病發作所造成的傷害[33]。

另一個獨特的幹細胞來源是皮膚，其含有一種稱為誘導性多功能幹細胞（inducible pluripotent stem cell，iPSC）的細胞類型。這些幹細胞並非普通的幹細胞。它們是一種特殊的成熟皮膚細胞，可以逆轉變成幹細胞，然後從那時起，它們會被重新調配成為一種完全不同器官的專門新細胞。

這項發現是二〇〇六年被醫學研究人員——山中伸彌（Shinya Yamanaka）所發現，造成所有生物學的教科書必須改寫。山中因為這個發現與約翰・伯特蘭・格登爵士（Sir John B. Gurdon）一同獲得二〇一二年的諾貝爾生理學或醫學獎。現在科學已經被轉化為實踐。二〇一四年，日本神戶發展生物理研中心（Riken Center for Developmental Biology）的研究團隊治療一位七十七歲的年長女性，其因為新生血管型老年性黃斑部病變（neovascular age-related macular degeneration），一種稱為濕性黃斑部病變（wet AMD）的狀況，導致進行性的視力受損。

針對她的治療，研究人員用手術切除一塊BB大小（直徑〇・四六公分）的皮膚，然後從這個組織中收集iPSCs。之後，研究人員重新編寫她的iPSCs去形成一張眼睛中天然存在的特殊視網膜細胞——視網膜色素上皮層（retinal pigment epithelium，RPE）。研究人員接著把再生的RPE細胞移植到她的視網膜中，他們發現這次的移植不僅安全，耐受性直到兩年後仍很良好，而且那些細胞還阻止了視力進一步惡化，甚至恢復她部分的視力[34]。

雖然幹細胞要廣泛用於再生醫學仍然需要許多年的時間，但是接受臨床試驗和在少數私人中心接受治療的患者已經從中獲得助益。二〇一六年，我首次親眼目睹，當時我參加由梵蒂岡（Vatican）召開的細胞新視野會議（Cellular Horizons），裡面聚集了世界上醫學、科學和慈善事業的領導者，一同分享利用成人幹細胞去防禦健康和治癒疾病的潛力。我受邀提出利用一種飲食方法去再生生病組織的新概念，而其他研究人員則發表自己驚人的發現和結果。

其中令人最記憶深刻的研究是西北大學（Northwestern University）理查・伯特（Richard Burt）

醫生的個案們，他治療的患者因為自體免疫疾病導致只能依賴呼吸器維生。一名女性——葛麗絲・美浩斯（Grace Meihaus）在十七歲時被診斷為硬皮症（scleroderma），一種極度疼痛的疾病，患者的免疫系統會攻擊身體、產生發炎，並且過度製造膠原蛋白。硬皮症最終會使皮膚和器官變成像石頭一樣堅硬。患者可以變得如同雕像般的僵硬。葛麗絲之前會感覺身體變緊且攣縮，而且呼吸短促、容易疲倦。另一名年輕女性——伊莉莎白・考金塔基斯（Elizabeth Cougentakis）則罹患重症肌無力（myasthenia gravis），她的肌肉虛弱到她臥床不起，仰賴呼吸器，只能經由餵食管進食，她的醫生無法提供什麼幫助。伯特認為再生治療可能對她們有益，所以他替每位病人注射了她們自己的幹細胞[35]。經過治療後，病患很快就感覺進步而且迅速恢復功能。她們現在都回歸了日常生活，而且充滿活力，能夠進行一趟梵蒂岡之旅，完好地在現場告訴我們她們的經歷。二〇一八年四月，梵蒂岡召開了另一次的醫學集會「團結療癒研討會」（Unite to Cure），其他卓越的幹細胞應用在那裡被發表，包括腦性麻痺和自閉症的治療，初期結果皆顯示出令人興奮的跡象。

然而，再生癒合（Regenerative healing）不只仰賴幹細胞的注射，還需要一些技術去哄騙患者的幹細胞採取行動。回想一下，胎盤是懷孕期間組織再生所需的細胞及蛋白質儲庫。胎盤上的薄膜——羊膜（amniotic membrane）早就被外科醫生利用來癒合傷口。羊膜包含超過二百五十六種可以吸引幹細胞的生長和再生因子以及細胞激素。當外科醫生把這層膜放在一個癒合緩慢的傷口上時，再生因子會釋放出來，幹細胞會從患者的骨髓中被召喚，然後定居在傷口上面。臨床試驗已經顯示針對糖尿病腿部潰瘍和靜脈潰瘍的病患，使用這種方式其傷口癒合的情況比起使用傳統傷口護理技術的患者有極大的改善[36]。二〇一二年，我識別出這種涉及徵召患者本身幹細胞的機制，並且創造了「幹細胞磁鐵」（stem cell magnet）這個名稱，用以描述任何可以用來吸引患者的幹細胞，抵達需要再生部位的體外技術[37]。

另一個吸引患者自己的幹細胞進行癒合的方法包含傳送超音波給皮膚。一種稱為MIST的特殊設備在一束低頻的超音波前噴灑一陣細水霧。當水霧瞄準傷口時，水滴會汲取聲音的能量，然後降落在病患的傷口處，從那裡被釋放到組織中。如此一來會傳送一種訊號給骨髓中的幹細胞，然後招募它們進入循環系統抵達傷口處。因為這種方法會由內到外去再生組織，所以MIST已經被用來預防褥瘡，又稱壓瘡（pressure ulcers）。這些是當一個人長時間躺在同一種姿勢下——像是醫院或護理之家的病人——而且沒有移動時會形成的傷口。護理之家的病患高達三分之一有這些傷口[38]。隨著感染開始，它們會迅速地變成醫療悲劇，傷口會惡化直到肌肉和骨頭暴露出來。在一處褥瘡顯露前，皮膚下的整個區域已經開始死亡。這就是所謂的深部組織損傷（deep tissue injury）。如果沒有處理，皮膚最終會破裂，然後一個傷口（wound cavity）會打開，暴露出下面的肌肉。MIST已經被用來治療深部組織損傷以預防褥瘡。此治療旨在逆轉已經死亡但是仍完整的皮膚下損傷。具有聲能的水滴碰撞到皮膚，然後，此能量會招募幹細胞定居於受損的深部組織並且改善其血流量，從而防止傷口的出現。

簡言之，再生醫學已經改變了醫學的實踐方式，而且它將引領未來去征服目前被視為傷腦筋又難以忍受的疾病。

食物與幹細胞

再生不僅依賴臨床醫學的先進技術。現在你可以立刻從自家廚房去促進身體的再生防禦。食物和飲料可以活化一個人本身的幹細胞，從內部增進身體再生和治癒自己的能力。這是一個再生的嶄新途徑，而且不需要醫生、醫院或注射。飲食再生會挖掘出自身的幹細胞儲藏庫以恢復你的健康。有些食物會增進幹細胞的活動並促進再生，而有些食物則會傷害幹細胞，使它們虛弱。讓你的幹細胞陷入昏迷顯然不是我們期待的目標——除非它們是癌症幹細胞，在這種情況下，反而可以救命，而有些食物也可以做到這一點。無論你是健康而且希望最佳化自己的力量，或只是想要優雅的老化，抑或你罹患了嚴重的慢性疾病，像是心臟病、阿茲海默氏症、糖尿病，甚至是癌症，都有辦法利用飲食指揮幹細胞幫助你由內而外去恢復健康。在第二部分，我將告訴你所有會影響幹細胞的食物，以及如何使用它們去改善你的健康。

透過幹細胞再生可以復原的疾病列表

急性腦損傷（Acute brain injury）	心臟衰竭（Heart failure）
老年性黃斑部病變（Age-related macular degeneration）	高膽固醇血症（Hypercholesterolemia）
脫毛症（Alopecia）	腎衰竭（Kidney failure）
阿茲海默氏症（Alzheimer's disease）	肝病
動脈粥樣硬化（Atherosclerosis）	多發性硬化症（Multiple sclerosis）
自閉症（Autism）	重症肌無力（Myasthenia gravis）
失明（Blindness）	心肌梗塞（Myocardial infarction）
癌症（all cancer）	骨關節炎（Osteoarthritis）
大腦萎縮（Cerebral atrophy）	骨質疏鬆症（Osteoporosis）
腦性麻痺（Cerebral palsy）	帕金森氏症（Parkinson's disease）
慢性創傷（Chronic wounds）	周邊動脈疾病（Peripheral arterial disease）
深部組織損傷（Deep tissue injury）	硬皮症（Scleroderma）

失智症（Dementia）	脊椎損傷（Spinal cord injury）
抑鬱症（Depression）	中風（Stroke）
糖尿病（Diabetes）	血管型失智症（Vascular dementia）
勃起功能障礙（Erectile dysfunction）	

第三章

微生物體

對一個身分不斷擴展的時代來說，這是一個新的時代。你不單單只是人類——你是一個合生體（holobiont）。合生體一詞描述一個有機體（organism）的功能是由多種互利的物種集合在一起運作而成。你是一個合生體，因為你的身體不是單一的實體，而是一種高度複雜的生態系統，包含三十九兆個細菌（bacteria），大部分是好的，它們充滿你的體內和身體表面。這些細菌的數量幾乎與你本身的細胞（約三十七兆）相當，全部結合起來的重量大約三磅，等同於你的大腦[1]。它們驚人的強壯，可以抵抗胃酸以及小腸的化學槽。

雖然醫療界一度認為微生物是討厭的疾病媒介，應該用抗生素擦洗、消毒和殺死，但是現在我們知道我們體內大多數的細菌都以高度精密的方式在防衛我們的健康，甚至影響我們的行為。健康的細菌，統稱為微生物體，它們絕非被動擅自佔地者，反而形成一種複雜的生物系統，使用多種方式與你的細胞和器官互動。這個系統也包含真菌（fungi）、病毒（viruses）與古菌（archea），但是在這一章，我們會聚焦於談論細菌。

我們每天都從世界各地的研究者那邊學到關於我們的微生物體、它如何促進健康，甚至如何幫助我們戰勝像是癌症的疾病。一些腸道細菌，像是胚芽乳酸桿菌（Lactobacillus plantarum）、鼠李糖乳桿菌（Lactobacillus rhamnosus）以及蕈狀桿菌（Bacillus mycoides）皆具有內分泌或荷爾蒙功能，甚至還可以製造和釋放大腦神經傳導物質，像是催產素（oxytocin）、血清素（serotonin）、GABA（γ-aminobutyric acid，γ-氨基丁酸）和多巴胺（dopamine）。這些化學物質會活化大腦訊號，深深地影響著我們的情緒[2]。有些細菌會釋放代謝產物（metabolites），可以保護我們免受糖尿病的侵害。其他則控制腹部脂肪的生長。有一種腸道細菌——雙歧桿菌（Bifidobacteria）被發現能夠經由一種獨特的腸腦互動（gut-brain interaction）去減輕我們的壓力和焦慮[3]。我們的細菌影響血管新生、幹細胞和免疫。它們甚至可以影響我們的荷爾蒙、性健康和社交行為。它們可以滋養我們人類的細胞，抑或刺激和激怒它們。這些微生物群相（microbiota）可以影響生與死，造成一系列疾病與抵抗疾病的差異。

食物在影響這些微生物體的能力上有著驚人的效果。畢竟，我們吃什麼，細菌就跟著吃什麼。它們代謝我們攝取的食物和飲料，然後產生有益或有害的副產品來影響我們的健康。但是在我們鑽研食物如何影響細菌之前，我想分享目前已知關於這些在我們體內的有益菌。有驚人的新研究顯示，它們從哪裡來，還有它們在做什麼。這一場新興的醫學革命，正利用我們體內微生物體防禦系統尚未開發的力量去預防和治療疾病。

人類與細菌之間的關係——好的與壞的

人類與細菌在這個星球上一起進化。三十萬年前，智人（Homo sapiens）開始出現時，我們狩獵採集的祖先食用他們可以搜尋到的食物：古代的穀物、堅果、豆類和水果，所有這些都包含大量的纖維，使微生物可以茂盛茁壯[4]。食物是用手從充滿細菌的土壤和植物中摘取，所以我們久遠的祖先吞下去的每一口食物都裝載著來自環境中的微生物，然後進入他們的腸道。即使在西元前一萬年的第一次農業革命之後，當人類從狩獵與採集轉變成依賴耕種食物，大多數的主要食材仍是以植物為主。這種飲食模式具有微生物喜愛的高纖維含量，而且充滿了來自環境中的細菌，塑造成我們在演化過程中適合生存的身體[5]。

正如人類的命運彼此交織，綜觀大部分的歷史，人類並不知道細菌的存在，更不用說我們體內健康細菌的相關知識。但是在過去幾個世紀，科學轉變了我們對於細菌是如何導致疾病和促進健康的瞭解。起初始於疾病。微生物學領域的研究初期，我們學到的大部分與「壞的」細菌有關——不過有充分的理由。畢竟綜觀人類歷史，具毀滅性的流行病席捲全球，無差別地殺死它們所經之處的大部分人口。歐洲黑暗時代（Dark Ages）期間，傷寒（typhoid fever）、瘟疫（plague）、痢疾（dysentery）和痲瘋病（leprosy）等可怕疾病猖獗，將痛苦與死亡帶給數百萬的人類。那時的醫生只有關於致病原因的理論，也不知道他們周圍的不衛生條件會讓細菌不斷傳播。在那些年代裡，世界上大多數的社區中，糞便、尿液、腐敗的食物和害蟲無論是在家中還是在街上都混雜在一起，創造出無所不在的化糞池，使得細菌群得以蓬勃發展。

醫學上的一個大發現發生在一八六一年，那時是維也納產婦的高死亡率流行期間。當時在一個特定產科門診進行分娩之後，死於感染的婦女人數高的令人震驚。伊格納茲・塞麥爾維斯（Ignaz Semmelweis）是那個門診的一位產科醫生，他注意到一種模式：產後死亡的母親會被移往太平間，醫生會在那裡對死亡的婦女進行驗屍，然後回到待產室，繼續照顧下一位要分娩的母親。塞麥爾維斯不禁納悶：難道殺死那些產婦的東西會跟隨醫生回來繼續奪走下一位婦女的性命嗎？於是他提出一個新穎的想法：醫生應該在驗屍和接生中間，使用一種「抗菌」的溶液洗刷他們的雙手，以清除那些威脅。這個策略奏效了。產婦因為感染造成的死亡率驟降至個位數[6]。

塞麥爾維斯的發現在衛生醫療程序的發展重要性上無與倫比。下一個重大的里程碑，約瑟夫・李斯特（Joseph Lister，李施德霖漱口水即以他命名）注意到光是洗手並不夠：所有手術器械也必須使用化學溶液進行消毒[7]。結果是手術後壞疽的減少。諸如此類的創新造就了今日理所當然執行的醫院、手術室和醫生診間消毒的高標準——並持續挽救數百萬人的性命。

結果，卻出現意想不到的後果，人們愈瞭解如何控制和消滅會導致感染的細菌，就愈普遍地認為所有細菌皆有害，延續至今，潔癖（germaphobia）時代因此拉開序幕。大多數的我們，成長的過程都被教導要擦拭、消毒和避免任何我們可能接觸到的細菌。關於細菌是壞的且需要使用抗生素去摧毀的資訊，也充斥在公共衛生與公眾意識之中。消毒液、洗手液和抗菌肥皂變成家用品項。在我們的食物系統中，殺蟲劑、加熱殺菌和用於家畜身上的抗生素變得普遍，每個地方都在殺死細菌。事實上，抗生素革命徹底改變了現代醫學——將拯救生命的殺菌力量交到世界各地的醫生、醫院和公共衛生中心的手上，大大消除了過去極具破壞力的流行病。

然而，科學家暗中發現了有悖常理的事實。有些細菌其實可以提供拯救生命的健康益處。早在一九〇七年，一位著名的俄國動物學家——埃黎耶・梅契尼可夫（Ilya Metchnikoff）開始質疑是否「所有細菌都是不好的」，正統說法可能有缺陷。在一八九二年法國流行霍亂（cholera）的期間，梅契尼可夫將細菌混合在一個培養皿中，然後發現有些細菌會刺激霍亂的生長，但是出乎他的意料之外，有些細菌卻可以阻礙它[8]。這使他開始思索是否吞下某些類型的有益菌將有助於預防致命的疾病。他也為一個事實感到驚訝：儘管農村的生活條件惡劣、貧困、衛生條件又差，但是仍然有些人可以很長壽。在保加利亞時，他注意到有些住在高加索山脈（Caucasus Mountains）的農夫活到超過一百歲。他觀察到最年長的村民都會飲用含有保加利亞乳桿菌（Lactobacillus bulgaricus）的發酵優格。梅契尼可夫於是提出長壽的一個秘密在於攝取健康的細菌，後來科學研究證明他是對的，他也因免疫上的開創性研究而贏得一九〇八年的諾貝爾獎。

微生物體的科學

今天，微生物體被視為醫學研究中最令人興奮和最具顛覆性的領域之一。它是一門快速成長的領域。二〇〇〇年，發表微生物體的文章只有七十四篇；二〇一七年，則有超過九千六百篇的研究文章出現。這門科學正在迅速發展，所以我們無法把它歸結為幾個重點。所有的百科全書都將提到與我們有關的細菌，相關的知識將改變我們對健康的瞭解，以及在醫學、公共衛生政策上的實踐，還有影響食物、營養補充品、藥物和診斷測試產業未來製造產品的方式。

我挑選了目前尖端研究的觀點，幫助你為自己做出更好的食物選擇。為了讓事情容易一點，當我描述食物和它們所影響的細菌時，我只會舉出幾種與健康益處有關的細菌，刻意簡化這門高度複雜的領域是為了幫助你慢慢熟悉微生物體，而且不被細菌分類學（bacterial taxonomy）和總體基因體學（metagenomics）的科學所打敗。

如同你第一次參觀動物園一樣，我的建議是專注於特色展示的動物，而不要嘗試記住每種展示動物的細節。細菌的拉丁名稱很難發音又難以記住。但是請習慣它們，因為它們實際上是一部分的你，而且可以確定的是，未來有益菌的名字將變得如此熟悉，小學生都會認識他們。

放線菌門（Actinobacteria）、擬桿菌門（Bacteroidetes）、厚壁菌門（Firmicutes）、乳酸菌屬（Lactobacillus）、變形菌門（Proteobacteria）……這些是你會在本書中看到的一些名字，但是它們只是開始。全世界的細菌種類估計超過十億種。絕大多數與人類沒有直接的關係，但是許多品種已經進化到在我們的體內成長茁壯。已知的腸道細菌超過一千種。人類嘴巴中已發現的細菌則超過五百種，任何人的嘴裡通常都包含二十五種以上的細菌品種。一毫升的唾液中（大約是五分之一茶匙）包含高達一億個口腔細菌[9]，這個數目幾乎是東京大都會地區人口數（三千七百萬）的三倍。

為了解開人類微生物體的奧秘，美國國家衛生研究院（National Institutes of Health）於2008年積極投入人類微生物組計劃（Human Microbiome Project），靈感來自人類基因體計劃（Human Genome Project）[10]。這個計劃於二〇一二年在享譽盛名的科學期刊《自然》（*Nature*）上發表了一篇指標性的研究，其中記錄了二百四十二位受試者身上微生物體包含的細菌。這篇研究在多種場合檢驗了每位自願者身體的多個部位。被探測的身體部位包括嘴巴、鼻子、皮膚、腸道和生殖道。研究人員發現微生物的巨大多樣性。每個人不僅在微生物體的數量和品種多樣性上差異很大以外，同一位受試者身上不同部位所含的細菌也差異極大。每個人身上的菌群都是獨一無二的，即使是健康的人體也不盡相同[11]。

微生物體的多樣性是健康的特點。如同人類社會，我們細菌生態系統的多樣性可以帶來力量，並且以更有效率的合作去保護我們的健康。我們擁有愈多和愈多樣化的細菌，我們就愈健康。就像是令人眼花撩亂的珊瑚礁，它與生活在附近的許多生物共同繁衍生息，微生物體是一種生態系統，依賴社區成員間的微妙平衡，它們為了我們健康的利益彼此容忍並且一同努力。

我們的微生物體以許多方式影響著我們的健康，包含透過處理我們腸道中的食物時所製造的物質。最知名但其實卻是細菌代謝物的就是短鏈脂肪酸（short-chain fatty acids，SCFAs）。這些是細菌消化植物纖維的副產品。（順便提一下，益生原（prebiotic）這個名詞通常指的是用來餵養細菌，供其製造短鏈脂肪酸的膳食纖維。）短鏈脂肪酸已被發現具有驚人的健康功效。它們藉由本身抗發炎的特性去保護你的腸道以及全身健康，而且它們擁有改善我們身體代謝葡萄糖（glucose）和脂質（lipids）的能力[12]。短鏈脂肪酸也可以促進免疫、引導血管新生和幫助幹細胞，作為你四種健康防禦系統之間的聯繫。乳酸菌屬與雙歧桿菌屬（Bifidobacteria）皆被認為對人體有益的原因就是因為它們會製造短鏈脂肪酸。

三種主要的短鏈脂肪酸——丙酸（propionate）、丁酸（butyrate）與乙酸（acetate）——皆在體內扮演著獨一無二的角色。舉例來說，丙酸可以降低膽固醇、減少發炎、阻止動脈粥樣硬化斑塊堆積於動脈，並且促進消化健康[13]。它也可以活化免疫細胞[14]。丁酸是結腸腸細胞的主要能量形式，它會促進結腸的健康，也具有抗發炎的功用。此外，它還會刺激血管新生以滋養傷口的癒合，而且它會引導幹細胞轉變成不同類型的器官[15]。乙酸會被釋放到周邊組織，在那邊它會刺激瘦素（leptin）的分泌，因而抑制飢餓感[16]。

其他微生物體的代謝物也可以增進健康。以胚芽乳酸桿菌（Lactobacillus plantarum）為例，它產生的代謝物會刺激小腸幹細胞（intestinal stem cells）的抗發炎反應[17]。這可以沉默地刺激腸道，為腸道的癒合奠定基礎。韓式泡菜的研究中，辛辣發酵的韓國佐料包含了胚芽乳酸桿菌，它被發現會製造一種可以對抗 A 型流感的細菌產物[18]。木酚素（Lignans）是一種植物多酚，可做為益生原。它們被腸道的微生物體代謝後產生的生物活性物質，稱為腸內酯（enterodiol）與腸內二酯（enterolactone）。兩者被發現可以抑制乳癌的發展[19]。對甲酚（P-cresol）和馬尿酸（hippurate）也是腸道內產生的代謝物，可以減少壓力和焦慮（吃巧克力可以增強它們）[20]。東芬蘭大學（University of Eastern Finland）的研究人員發現，富含全穀類和纖維的飲食，會使細菌製造吲哚丙酸（indolepropionic acid），另一種可以防止第二型糖尿病的代謝物[21]。

事情當然有相反的一面。我們的微生物體製造的一些物質是有毒的。所以我們的目標應該是限制它們的製造。例如：脫硫弧菌屬（Desulfovibrio）這類的細菌會製造硫化氫（hydrogen sulfide），這是一種聞起來像是腐敗雞蛋的化合物，一般可以在火山和溫泉區找到。硫化氫對我們的腸道具高度毒性。當它被脫硫弧菌屬製造後，會破壞腸道內襯，其通常可以密封食物和身體其他部分的廢物。這種破壞使得腸子滲漏，像是一件破洞的潛水衣，讓食物粒子和廢物得以從腸內滲漏出來。滲漏出來的食物粒子會導致腸道周圍的發炎反應，進而對食物產生過敏反應，甚至引發結腸炎（colitis）。

不令人意外地，製造硫化氫的細菌可以在發炎性腸道疾病（inflammatory bowel disease）患者的糞便中發現[22]。

地點、地點、地點

你的微生物體分布於全身，特別是在皮膚和體內腔室，促進健康的細菌生活在你的牙齒、牙齦、舌頭、扁桃腺、鼻子、肺臟、耳朵、陰道，尤其是腸道內。

腸道是一條長長的管子，將近三〇英呎，大約是兩輛皮卡車（pickup trucks）的長度。它始於你的嘴巴，結束在肛門。兩端之間是你的胃、小腸和結腸。結腸是你的微生物體的人口中心之一。它的內部從頭到尾都有一層黏液保護著腸道。這層黏液內襯形成了一道屏障，確保任何你吃下去或由微生物體消化產生的有毒物質可以留在腸道內襯之中。黏液和內襯都可以被腸道細菌影響。有些細菌可以在黏液中茂盛成長，腸道遠不只是一個簡單的消化容器，它其實是由微生物體掌控的健康指揮中心。

居住於我們腸道的健康細菌在你尚未出生前就已經就定位。當我還在念醫學院時，我們被教導懷孕母親的子宮是無菌的，所以健康的細菌只有在寶寶通過產道時才會接觸。陰道細菌會接觸到寶寶的嘴唇，然後被吞下去移居至腸道中。然而，子宮無菌的概念已經被推翻。我們現在知道健康的細菌在懷孕期間就已經從母體轉移到胎兒身上[23]。胎盤和寶寶漂浮於其中九個月的羊水都含有細菌，它們會在發展中的胎兒體內生長，有助於胎兒的微生物體和其未來的健康[24]。當然，自然產的過程中，細菌也會移交給寶寶。

即使在寶寶出生後，母親仍還沒完成塑造微生物體的工作，新生兒會被立刻交到母親手上以建立肌膚接觸和親密感。這短暫的肌膚碰觸就會使嬰兒接觸到細菌，接著的母乳哺育會進一步讓寶寶獲得滿滿的微生物[25]。再次重申，現代的瞭解顛覆了醫生們在醫學院的所學，當時他們被教導母乳是無菌的液體。錯！我們現在知道來自母親免疫系統的特殊細胞——樹狀細胞（dendritic cells）會載著她的腸道細菌，透過乳房乳管的淋巴通道傳送給寶寶，意味母乳充滿著要提供給嬰兒腸道的健康細菌。事實上，科學家們預估將近三〇％的嬰兒腸道細菌是來自母親的母乳；一〇％來自吸吮乳頭和吞下的皮膚細菌，然後剩下的來自環境之中[26]。因為一個嬰兒每天需攝取大約二十七盎司的牛奶，我們可以預估他們每二十四小時就會吞下高達一千萬個細菌。關於使用抗生素對於母親或寶寶在分娩期間的可能影響，可能減少母親體內的重要健康細菌或干擾它們在分娩和哺乳期間的移居，目前一般使用配方奶哺育的嬰兒，他們的微生物體與在出生後至少接受母乳哺育六週的嬰兒相比，有很大的差異[27]。

當一個嬰兒開始吃副食品後，隨著食物中的細菌和益生原進入腸道，腸道菌叢會再次改變。小孩成長到三歲時，身體就建立好了未來可以幫助他們防衛健康的腸道居民。有一份關於一千零九十五名「不可思議的健康人們」的研究，研究參與者皆沒有健康問題或沒有嚴重的家族病史，受試者年齡橫跨所有年齡群（從三歲到一百歲以上），結果顯示年輕和年老受試者間的共通點是幾乎相同的微生物體[28]。

現在醫學界正面臨如何使用抗生素的困境。身為一名醫生，我知道抗生素的價值也瞭解明智使用它們的益處。但是隨著我們對微生物體認識的增加，使我們開始思考殺死「好人」的後果。每位醫生在接受訓練期間都會看到一種稱為困難梭狀芽孢桿菌（C. difficile）的感染。C代表梭菌屬（Clostridium），它事實上不是一個外來的入侵者，而是正常微生物體的一部分。它是一種腸道細菌，不過，它的生長需要受到其他細菌的控制。當一個生病的患者被施予抗生素，例如：克林達黴素（Clindamycin）時，困難梭狀芽孢桿菌有時候就會過度生長，因而導致腸內暴亂，伴隨嚴重腹瀉、發燒、痙攣以及威脅生命的併發症，像是腸穿孔和出血。隨著我們瞭解微生物體如何捍衛我們的健康，我們也正在重新思考怎樣的腸道細菌改變可能會導致食物過敏、糖尿病、肥胖、心血管疾病、癌症、阿茲海默氏症甚至是憂鬱症比率的上升。要解開這個難題還需要很長的時間，但是它應該可以讓我們所有人對於使用抗生素，甚至是殺蟲劑的時機更加謹慎。此外，它提醒我們，為了我們的整體健康，我們必須更認真地去思考如何保持腸道細菌的良好狀態。你吃什麼就是一種辦法。

你的飲食如何影響微生物體

腸道微生物體的功能會受到我們飲食的強烈影響。你的一生中，六噸的食物會通過你的消化道[29]。你吃的食物也餵養了體內的細菌。含益生原的食物可以促進細菌的功能。我們也可以藉由食用天然且含有健康微生物的食物將新細菌帶入我們的生態系統。這可以透過食用一些常見的發酵食品輕易地達到，我們將會在第八章介紹這些含益生菌的食物。其他食物則會改變腸道的環境，使其成為更適合某些細菌生長的場所。

我們的一生中會不斷介紹新的細菌給我們的身體，甚至會與朋友及家人交換細菌，然後使其變成我們部分的微生物體。每次的摟抱親吻可以得到多達八千萬個細菌[30]。但是最常見的方式為透過飲食。影響微生物體的食物不是含有益生菌就是益生原。益生菌食物包括像是優格、德國酸菜（sauerkraut）、韓式泡菜（kimchi）與起司，這些食物皆含有活的細菌，因此可以貢獻自己的細菌給我們的內部生態系統。有種知名的起司說明了這個效果：卡蒙貝爾起司（Camembert），這是一種法國製造的柔軟、綿密又帶點辛辣的牛奶起司。法國國家農業研究院（French National Institute for Agricultural Research）與巴黎第五大學（Paris Descartes University）的研究人員研究了卡蒙貝爾起司在十二位健康受試者身上的效用，這些受試者每天要食用三顆骰子大小的起司（來自同一批起司）兩次，持續四個星期[31]。實驗開始之前，研究人員收集一次受試者的糞便樣本，研究期間收集兩次，實驗結束後一個月的追蹤期又收集一次。他們檢驗了起司樣本的微生物，然後也檢查受試者糞便的細菌改變。研究人員發現了幾種重要的生物。一個是稱為白地絲黴菌（Geotrichum candidum）的真菌，它通常不會存在於人體，但可以在卡蒙貝爾起司的發酵菌種中發現，這證明一個源於起司的有機體可以一路通過腸道。一種存在於發酵菌種中的細菌——腸膜明串珠菌（Leuconostoc mesenteroides）也在糞便中發現。此外，胚芽乳酸桿菌這種存在於卡蒙貝爾起司和健康人類微生物體中的細菌，在每天食用卡蒙貝爾起司之後，受試者體內的數量也有增加，因此，食用起司不僅引進新的細菌給腸道，還影響了已經存在的細菌。

益生原是無法消化的食物，它們可以用來餵養我們腸內的健康細菌。它們並不是微生物，但是可以透過提供細菌成長茁壯所需的食物，提升腸道健康細菌的功能，因為如此，健康的細菌得以產生健康的代謝物或影響我們的免疫系統。一般來說，益生原是膳食纖維，會被微生物叢（microbiota）代謝以形成一些有益的代謝物，特別是前面提過的短鏈脂肪酸。我們將在第二部分針對不同的益生菌和益生原做更詳細的討論。

我們的食物可以影響微生物體的另一種方式是藉由改變腸道環境，使其適合健康細菌的生長。將腸道中的細菌品種想成是彼此競爭的運動隊伍。每一隊都接受訓練和準備相互競爭以取得統治地位。提供一種品種其喜愛的食物，可以幫助它們的成長勝過另一支隊伍，使它們處於優勢地位。研究人員發現微生物體營養有一個完整的子領域，其中食物的糖、脂肪和纖維的比例可以決定腸道中哪些細菌會成為主宰。

環境裡的小改變也可能有利於一個品種的細菌。在腸道內，腸壁上覆蓋的黏液是一些細菌的家。黏液含有一種凝膠狀的碳水化合物，使它維持著覆蓋的特性。這種碳水化合物也被腸道細菌用來代謝食物。某些食物可以影響這種黏膜內襯，並且透過提升環境去幫助這些細菌。艾克曼菌（Akkermansia）是我們微生物體中一種重要的有益菌，它生活並生長於小腸的黏膜內襯。食用可以增加腸道黏液的食物，像是蔓越莓或石榴，可以幫助艾克曼菌的生長。這些食物將在第二部分介紹。

微生物體與後代子孫

在我們學習體內細菌如何影響人體的健康時，其它研究揭示你的微生物體會如何延續給後代子孫，就好像是一種你生活型態的遺產。如同先前提到的，我們腸道生態系統中的細菌愈多樣化，我們就愈健康。然而，史丹佛、哈佛和普林斯頓大學的科學家研究飲食和微生物體顯示，如果我們不小心，我們飲食的方式會迫使一些腸道細菌滅絕，如此會影響到我們後代子孫的健康。科學家們對無菌的老鼠進行實驗，他們將取自健康人體的腸道細菌植入老鼠體內。這個實驗涉及將來自健康受試者的糞便物質引入老鼠的腸道，如此一來，細菌將會居住在老鼠體內，並且複製在健康人類腸道中發現的生態系統。

在一個研究中，科學家將其中一組老鼠的飲食從低脂、高纖維，類似對人體和有益菌皆健康的植物性飲食，轉換成不健康的高脂和低纖維飲食（類似西方飲食）七個禮拜。飲食的轉變改變了整個微生物體，原本存在於健康人體中的多樣細菌接觸到不健康的飲食後，高達六〇%的細菌品種數量減為一半。情況甚至更糟，當科學家將老鼠的飲食換回較健康的植物性飲食後，數量減半的細菌中，只有三〇%回到它們先前的水準。事實上，後來整個微生物體概況的改變至少持續了十五個星期（大約佔了老鼠壽命的一〇%）。科學家推斷出一些健康的細菌是有恢復力的，可以從不佳的飲食刺激中復原，但是其他則不行。他們稱這種持久性缺陷是由於飲食導致微生物體留下了「疤痕」。

這裡就是研究開始變得有趣的地方。當研究人員開始繁殖老鼠並且以高脂、低纖維的西方飲食餵養每一代的老鼠脂後，微生物體的疤痕一代一代變得愈來愈顯著。隨著世代交替，愈來愈多來自健康人體的原始細菌從牠們的微生物體中消失。到了第四代（第一代老鼠的曾孫），最初健康老鼠中發現的七二%微生物已經完全不見蹤影。世代攝取相同高脂、低纖維的不健康飲食永久殺死了健康的腸道微生物[32]。它們被滅絕而且無法像之前一樣藉由較健康的植物性飲食復原。

就算只是短期，不健康的飲食仍然會對你的微生物體造成嚴重的破壞，留下需要時間才能恢復的疤痕，即使在你回去攝取較健康的飲食之後。這些疤痕可能會對你的健康造成嚴重的不平衡。因為微生物體與其他健康防禦系統緊密連結，不健康的飲食可以延伸去破壞你的血管新生防禦、摧毀你的幹細胞功能、使你的身體更難保護其DNA，並且損害你的免疫系統[33]。這很嚴重，因為有些細菌會活化你的免疫防禦以對抗癌症和感染。其他有益菌會關閉免疫反應，預防對進入腸道的食物產生過敏反應。當我們於第五章討論到免疫系統時，我會提供更多細節。

微生物體與疾病

雖然二十世紀的文明社會大部分的焦點，仍專注在打擊微生物所導致的疾病，但是到了二十一世紀，我們可能需要利用細菌去打擊疾病。當我聽完蘇珊．厄爾德曼（Susan Erdman）的演講後，我開始察覺這種潛力，她領導波士頓麻省理工學院（Massachusetts Institute of Technology）的比較醫學部門（Division of Comparative Medicine）。作為年度傷口癒合會議的聯合主席，我邀請她來介紹她在羅伊氏乳酸桿菌（Lactobacillus reuteri，L. reuteri）上的研究發現，這個品種是人類微生物體的一部分。厄爾德曼敘述她的研究顯示這種細菌如何使傷口癒合更快速的方法。她的演說引人入勝。她呈現了羅伊氏乳酸桿菌令人信服的數據，這種細菌可以在一些優格和膳食補充品中發現，如果將其放在老鼠的飲水中，可以加速其傷口癒合。當提供給人類作為益生菌服用也有相同的效果。後來，厄爾德曼和我合作研究以瞭解這些細菌為何能幫助加速傷口癒合。答案是：羅伊氏乳酸桿菌被吞下肚子後，可以加速傷口皮膚處的血管新生，而這是健康防禦系統之間的另一種連結。

不過傷口癒合只是開始。在實驗室裡面，羅伊氏乳酸桿菌也能減少老鼠的腹部脂肪與肥胖，即使牠們的飲食含有洋芋片等垃圾食物。羅伊氏乳酸桿菌可以刺激濃密、閃亮又健康的頭髮生長、促進皮膚的光澤、增強免疫系統，以及預防結腸和乳房腫瘤的生長。這些還不是全部。研究顯示在雄鼠身上，飲用羅伊氏乳酸桿菌的水可以增加睪丸尺寸、睪固酮製造和交配頻率。一個真正令人感到讚嘆的發現在於羅伊氏乳酸桿菌會刺激大腦釋放催產素，這是一種與社會連結相關的神經化學物質，在擁抱或握手、建立親密友誼、親吻、餵母乳和高潮時會從大腦釋放出來的荷爾蒙。用這種細菌進行的研究令人印象如此深刻，因此導致紐約時報刊載了一篇名為《微生物，一則愛情故事》（*Microbes, a Love Story*）的文章[34]。不用說，因為科學證據顯示出它的作用和潛在益處，這是一種值得服用的益生菌。

微生物體失去平衡

微生態失調（Dysbiosis）意指細菌生態系統的嚴重混亂，這種腸道細菌的不平衡與糖尿病、肥胖、自閉症、發炎性腸道疾病、感染性結腸炎（infectious colitis）、大腸激躁症（irritable bowel syndrome）、癌症、氣喘、乾癬（psoriasis）、多發性硬化症、帕金森氏症、阿茲海默氏症、動脈粥樣硬化、心臟衰竭、乳糜瀉（celiac disease）、肝臟疾病、慢性疲勞症候群（chronic fatigue syndrome）、齲齒、精神分裂症和憂鬱症等廣泛的疾病有關[35]。微生物失衡所導致這些疾病的確切微生物或機制，以及它們是原因抑或結果，目前都在一些未來科研之星的調查之下。同時，醫療機構開始注意到三氯沙（Triclosan），一種曾經被廣泛使用於牙膏、肥皂、清潔劑以及兩千種以上的消費性產品，現在則被禁止的抗菌化學品——會干擾嬰兒體內的微生物體，並且增加老鼠發展出結腸炎和腫瘤的機會[36]。

生技產業渴望利用微生物體的力量。一種稱作糞便移植（fecal microbial transplantation，FMT）的程序已經被發展出來，用以治療微生態失調，透過使用健康捐贈者糞便中的有益腸道菌去取代不健康的腸道菌。這個程序已經被用來治療患有困難梭狀芽孢桿菌結腸炎（Clostridium difficile colitis）的病人，這種結腸炎通常是使用抗生素的併發症，如同之前的討論。雖然標準的療法是使用更多抗生素以殺死困難梭狀芽孢桿菌，但是多達六〇%的人會再次感染。在那些情況下，醫生會尋求糞便移植的協助。一位健康的捐贈者會被詢問是否願意提供糞便樣本，將其與水混合，然後由一個醫生利用結腸鏡（colonoscope）噴灑於整段節腸內部。儘管糞便移植聽起來噁心，但是它的支持者宣稱只要經過一次治療，約九〇%的患者可以痊癒。臨床試驗正在進行以確定糞便移植是否可以幫助預防或治療不斷復發的泌尿道感染（urinary tract infections）、慢性便秘、糖尿病、潰瘍性結腸炎（ulcerative colitis），甚至是肥胖等疾病。

一些生技公司正在發展由益生菌、膳食纖維和植物生物活性物質組成的特殊配方，作為補充品去促進健康細菌重新在腸道內生長，以治療糖尿病、肥胖和其他疾病的方法。其他公司則採取診斷的方式，幫忙分析你的糞便，並且提供你一份體內微生物相（microbiota）的報告書。一種稱為 SmartGut 的糞便檢驗會排序出糞便中細菌的 DNA，並且告訴你其中是否有任何壞的參與者以及可以採取的措施。一種稱做 SmartJane 陰道微生物相的檢測不僅可以診斷性病，還可以識別出二三種健康的陰道細菌類型。

益生菌補充品被吹捧為一種將健康細菌引入我們腸道的簡單方式，儘管存在大規模的產業——二〇一六年達到三百六十億美元，二〇二四年預期會成長到六百五十億美元——但是我們仍無法確認其功效[37]。例如：雖然你可以在雜貨店、藥局和網路購物買到包含乳酸菌屬和雙歧桿菌的益生菌產品，但是困難處在於相較我們將在第八章介紹的食物，大多數市售的益生菌皆尚未被完整研究。然而，一般來說，它們對擁有健康免疫系統的人體而言是安全的，而且可能有助於改善腹瀉和其他消化不良的問題。

飲食可以說是影響我們微生物體的最強大工具。天然食物提供了更多樣化的來源，像是優格、發酵食品，或是飲用滿載細菌的飲品。但是即使你沒有直接攝取益生菌，我們的日常飲食對於我們的微生物體防禦系統具有最深切的影響。我們的飲食可以時時刻刻減少或擴增腸道微生物的不同居民。你攝取的食物有時候會以令人驚訝的方式影響腸道治癒的能力。在第二部分，我將告訴你食用不同的食物類型會如何與你的微生物體相互作用和建立更優良的微生物體。例如：你可以影響腸道中一種特別的有益菌，結果顯示它可以幫助一些癌症治療更有效。

但是首先，我想與你分享另一個可以維持健康、你身體所擁有的強大防禦系統：保護DNA的身體機制。

微生態失調造成的疾病

阿茲海默氏症（Alzheimer's disease）	膽囊癌（Gallbladder cancer）
氣喘（Asthma）	心臟衰竭（Heart failure）
動脈粥樣硬化（Atherosclerosis）	大腸激躁症 （Irritable bowel syndrome）
自閉症（Autism）	腸漏症候群（Leaky gut syndrome）
躁鬱症（Bipolar disorder）	肝病
乳癌（Breast cancer）	代謝症候群（Metabolic syndrome）
乳糜瀉（Celiac disease）	多發性硬化症（Multiple sclerosis）
慢性疲勞症候群（Chronic fatigue syndrome）	肥胖（Obesity）
慢性阻塞性肺臟疾病（Chronic obstructive pulmonary disease）	胰腺癌（Pancreatic cancer）
大腸癌（Colorectal cancer）	帕金森氏症（Parkinson's disease）
克隆氏症（Crohn's disease）	牛皮癬（Psoriasis）

憂鬱症（Depression）	類風溼性關節炎（Rheumatoid arthritis）
糖尿病（Diabetes）	精神分裂症（Schizophrenia）
食道癌（Esophageal cancer）	胃癌（Stomach cancer）
食物過敏（Food allergies）	潰瘍性結腸炎（Ulcerative colitis）

微生物體中的關鍵角色

主要細菌門（Major Bacterial Phyla）	
擬桿菌門（Bacteroidetes）	擬桿菌門組成了微生物體的第二大部分。其中許多是製造短鏈脂肪酸的細菌。
厚壁菌門（Firmicutes）	厚壁菌門處成了微生物體最大一部分，而且最多樣化。主要製造有益短鏈脂肪酸的細菌都屬於厚壁菌門；但是有其他菌株（strains）被證明具致病性。
變形菌門（Proteobacteria）	變形菌門若過量通常被視為有害。多篇研究顯示在代謝疾病和發炎性腸道疾病中，變形菌門會大量增加。

放線菌門（Actinobacteria）	放線菌門一般被視為有益。此門包含雙歧桿菌，常見於益生菌補充品內。	
疣微菌門（Verrucomicrobia）	疣微菌門是一種非常小，近來才被發現的一門細菌。值得注意的是它含有艾克曼菌這支有益菌。	
著名的有益菌		
屬（Genus）／菌株（Strain）	**門（Phylum）**	
腸道疣微菌（Akkermansia muciniphila）（菌株）	疣微菌門	有益；透過飲食中的多酚會增加。幫助調節免疫系統、改善血糖代謝、減少腸道發炎和對付肥胖。增進某些癌症治療的效果。
擬桿菌屬（Bacteroides）（屬）	擬桿菌門	中性；與攝取較高蛋白質和動物性脂肪有關。負責多糖的裂解（glycan-cleavage）。
雙歧桿菌屬（Bifidobacteria）（屬）	放線菌門	有益；通常包含在益生菌補充品中。製造短鏈脂肪酸。
乾酪乳桿菌（L. casei）（菌株）	厚壁菌門	有益；通常包含在益生菌補充品中，且可自然地在發酵乳製品中發現。幫助預防腸胃炎（gastroenteritis）、糖尿病、肥胖，甚至是產後憂鬱症（post-partum depression）。

胚芽乳酸桿菌（L. plantarum）（菌株）	厚壁菌門	有益；常見於益生菌補充品。可以在德國酸菜和高達起司（Gouda cheese）等發酵食品中發現。製造核黃素（riboflavin），一種維生素 B。
洛德乳桿菌（L. reuteri）（菌株）	厚壁菌門	有益；可在益生菌補充品、發酵乳製品和酸麵包中找到。對免疫有益、抵抗乳房和結腸腫瘤的發展、影響腸 - 腦軸線（gut-brain axis）分泌社交荷爾蒙 - 催產素、刺激血管新生。
鼠李糖乳桿菌（L. rhamnosus）（菌株）	厚壁菌門	有益；可在益生菌補充品和發酵乳製品中發現。最常見於健康女性的泌尿生殖道，而且在細菌過度生長感染的情況下是有助益的補充品。
普雷沃氏菌屬（Prevotella）（屬）	擬桿菌門	有益；與富含植物的飲食有關。製造短鏈脂肪酸。
瘤胃球菌屬（Ruminococcus）（屬）	厚壁菌門	有益；可在益生菌補充品中找到，與增加豆類攝取有關。製造短鏈脂肪酸。
著名的有害菌		
屬／菌株	**門**	
梭菌屬（Clostridium）（屬）	厚壁菌門	有害；這一屬包含多種致病菌株，例如：困難梭狀芽孢桿菌（導致腹瀉）和肉毒桿菌（C. botulinum，導致肉毒桿菌中毒）。

溶組織梭菌（C. histolyticum）（菌株）	厚壁菌門	有害：致病菌株在梭菌屬內。以引發氣性壞疽（gas gangrene）著名。
脫硫弧菌科（Desulfovibrionaceae）（屬）	變形菌門	有害：硫酸鹽還原菌（sulfate-reducing bacteria）。硫化氫傷害腸道內襯。可以造成腸道通透性和發炎增加。

第四章 DNA防護

想像你的DNA為你個人基因的藍圖，它們扭曲成螺旋形狀，也稱作雙螺旋結構，小到可以適合建置在細胞內。這些螺旋樓梯是由遺傳自父母的基因所構成，是身體健康各個方面仰賴的原始碼，能夠維持你的生命且使功能正常運作。然而，DNA相當脆弱，而且在你的一生中是許多惡意攻擊的目標。

你的DNA每天都要承受超過一萬次自然發生的破壞性事件[1]。有些錯誤是在數以萬計的細胞日復一日的工作和複製下，偶然發生的自發性斷裂。其他錯誤則是體內發生的某些破壞性事件造成的副作用，像是發炎或感染。此外，還有一些錯誤是由於我們吸入空氣中的有毒化學物質、我們吃下去的食物和來自家用品和環境，經由皮膚吸收的有害物質所造成的結果。一旦錯誤發生，它們皆有可能使我們的DNA脫軌，並且嚴重損害我們的健康。有鑑於這種每日DNA破壞的突擊，你可能會納悶為什麼我們沒有更常生病、突變或每天形成致命的癌症。這是因為我們的DNA與生具有防禦和保護自己的裝備，因此我們的健康可以對抗這些破壞造成的後果。

你每天聽到關於DNA的事情大多與祖先有關，但是基因篩檢上有了重大的突破可以幫助檢測你個人遺傳到癌症或其他疾病的風險。基因體（Genomic）檢驗也用於引領個人化醫療（personalized medicine）這個新時代的癌症治療。你可能也曾經聽過關於可以編輯DNA和利用健康基因取代缺陷基因的技術。但是，DNA最令人感到驚奇的故事是我要告訴你的：它如何作為我們其中一個健康防禦系統。

當我們的DNA因為某些因素遭受破壞，錯誤可能發生在我們體內遺傳指示被遵循的方式上。當我們的基因突變被遺傳，就可能導致災難性的疾病。隨著年齡增長，我們的DNA會被損耗。隨著我們的人生、我們所做的決定——住哪裡、吃什麼、我們的生活型態——不是會幫助就是傷害我們的DNA。如果我們希望健康，保護我們的DNA就至關重要。當人類的基因密碼（genetic code）完美運作，我們就可以維持良好的健康；當它失靈或突變，我們的健康就受到威脅。

我們的DNA使用不同的機制去保護自己。我們的細胞發展出強大的修補程序，可以不斷監控DNA的結構異常。如果任何異常被發現，修補團隊會審查由DNA編碼的多組相似資訊。受損的DNA段落會被細胞中的分子剪刀（molecular scissors）剪掉，然後被正確的結構和序列交換。如此一來，當DNA複製並傳給下一代，就可以預防DNA可能發展出來的重大異常。

ＤＮＡ防禦系統的另一個運作方式，是透過一種稱做表觀遺傳改變（epigenetic change）的反應。這可以讓ＤＮＡ對接觸到的環境和生活型態——包括飲食——藉由增強有用的基因和阻斷有害的基因去做出反應。如此一來，根據你所生活的情境，會使得某些基因較常或較少被利用。

端粒是另一個保護ＤＮＡ的關鍵。端粒就像是小金屬扣、固定住鞋帶的尖端，鎮守在染色體（chromosomes）的兩側。隨著年齡增長，它們保護你的ＤＮＡ免受磨損。良好的飲食、足夠的睡眠、規律的運動和其他健康的活動皆可以保護你的端粒。

飲食在幫助這些ＤＮＡ保護系統的力量達到最佳化上面扮演了重要的角色。第二部分，我將分享哪些食物已經被發現可以支持ＤＮＡ的修護；哪些會造成促進健康的表觀遺傳改變；哪些可以保護甚至增進端粒等細節。伴隨著現代基因體檢驗、基因編輯和基因治療的進展，我們也開始破解飲食如何影響ＤＮＡ健康防禦系統的機密。為了瞭解我們已經走了多遠以及飲食的角色，簡短地回顧ＤＮＡ研究的源起將有所幫助。

DNA的歷史

現在即使是小學生也在學習ＤＮＡ的相關知識，雖然我們對ＤＮＡ的認識只有約一百五十年的歷史，而最近五十年才破解了它的密碼。遺傳研究可以回溯到摩拉維亞（Moravia）（現在的捷克共和國）一個名為布爾諾（Brno）小鎮上的一位科學家兼奧古斯丁修道士（Augustinian friar）——格雷戈爾・孟德爾（Gregor Mendel）。孟德爾注意到花園中種植的豌豆可以組合雜交以實現某些特徵，像是顏色和形狀。一八六六年，他發表了他的研究，顯示將特徵從一代傳給下一代的某些規則[2]。這些被稱為孟德爾式遺傳（Mendelian inheritance）規則——孟德爾還推測有些看不見的因素（基因）攜帶著可以決定任何生物特徵的資訊。

DNA的第一個實際物理證據於一八六九年由弗雷德里希・米歇爾（Friedrich Miescher）發現，他是一位在德國杜賓根（Tubingen）進行研究的醫生[3]。米歇爾檢查取自參與克里米亞戰爭（Crimean War）的士兵其繃帶上的傷口膿汁。他發現了一些奇特的物質，他相信是來自於細胞內。他稱之為核素（nuclein）。十二年之後的一八八一年，米歇爾之前的教授——德國生化學家，阿爾布雷希特・柯塞爾（Albrecht Kossel）認為這個發現值得更仔細的檢驗。柯塞爾發現核素是由去氧核醣核酸（deoxyribonucleic acid）所組成，並且創造出DNA一詞。一九一〇年，這項發現使他贏得了首座DNA研究的諾貝爾獎。

然而，DNA的真正本質在接下來的七十一年間仍舊是個謎。一九五二年，羅莎琳・富蘭克林（Rosalind Franklin）拍攝下第一張DNA的高解析圖片，她當時在倫敦的國王學院（King's College）工作。透過這些影像的引導，詹姆斯・華生（James Watson）和弗朗希斯・克里克（Francis

Crick）在隔年於劍橋大學破解了DNA的結構，實際解開了「生命的密碼」，因為這項發現，他們在一九六二年獲得了第二座DNA的諾貝爾獎。從此之後，成千上萬的科學家進入DNA研究的領域，期望解開使我們成為人類的原始碼秘密。

一九九〇年，人類歷史上最具野心的科學任務開始著手進行：人類基因體計劃。這個大規模任務的目標是繪製出人體的每個基因。這項任務包含了二十所以上美國、法國、德國、西班牙、英國、中國和日本的大學，以及美國國家衛生研究院和一個名為塞雷拉基因體（Celera Genomics）的私人公司參與其中。二〇〇三年四月十四日，搶在截止日的兩年前，美國政府宣布整個人類的基因體已經正式被排序出來。這個里程碑成就是由兩位先驅科學家——法蘭西斯·柯林斯（Francis Collins）和克萊格·凡特（Craig Venter）所領導[4]。從那時起，基因體的完整序列就涵蓋了人類以外的其他生物，包括黑猩猩（chimpanzees）、狗、老鼠，甚至青蛙。

DNA的科學

DNA的原始碼是由四種化學物質名稱的第一個字母所寫成：A（腺嘌呤，adenine），T（胸腺嘧啶，thymine），C（胞嘧啶，cytosine），或G（鳥嘌呤，guanine）。螺旋階梯的台階是由這些字母配對形成（A-T 和 C-G）的不同組合。這些配對的序列編碼出來的一個完整蛋白質指令就是我們知道的一種基因，類似於螺旋階梯上的一組台階。整體來說，你的基因拼出組成你的身體維持生命所需的一萬個蛋白質指令。

驚人的是，你體內的每個細胞都知道如何解讀這種原始碼。細胞藉由下載這些密碼到像是縮小版3D列印機的細胞機械裝置中去利用它們，根據這些密碼去製造蛋白質。這些蛋白質的製造是在幕後悄悄發生，你生命中的每一秒都在發生——從你受精的那一刻直到死亡。當你聽到人類基因體（human genome）這個術語時，它意指完整的基因集合，由DNA組成，是你的生命中身體所必需的編碼。

為了替維持健康的基因體作好準備，首先要考慮到你體內驚人的DNA總量。每個細胞都含有約六英呎長的DNA，纏繞成圈狀，形成名為染色體（chromosomes）的緊密包裹，每個細胞的細胞核內都具有四十六對染色體（其中二十三對來自你的母親、二十三對來自你的父親）。如果你將體內所有細胞（目前估計有三十七・二兆個）的DNA拉出並且拉直，然後一條接著一條排好，你將會造出一條長達四百二十萬英哩的基因超級公路[5]。那是地球到冥王星的距離乘上十倍！這裡是真正有趣的地方：這條DNA超級公路實際上組成我們基因的只有三%，其他九七%的DNA是作為飛航管制人員，引導身體如何使用基因。

如同在一個忙碌的機場之中，經過嚴格訓練的飛航管制員會確保飛機安全起飛和降落一樣，DNA功能運作的精準度絕對必要，只要出錯就可能造成致命的後果。當原始碼被破壞，你細胞中的

3D列印機就可能製造過多有害的蛋白質或過少有用的蛋白質，甚至製造出完全錯誤或有缺陷的蛋白質。這些錯誤可能會導致可怕的後果，就像是飛航管制的指示錯誤可能會導致飛機及其乘客的微小事故或是完全毀滅。

破壞DNA的威脅

不幸的是，我們的世界對DNA來說充滿了危險。許多外在因素會造成威脅，因為它們會干擾和破壞我們的原始碼。雖然許多危險是工業所產生，但不是所有的威脅都是人為導致。對DNA最有害的因素之一，事實上就是紫外線輻射——陽光。當你外出時，你總是記得擦上防曬乳嗎？研究已經顯示來自太陽的有害紫外線輻射會穿透皮膚，如果沒有保護，每小時能夠造成我們的DNA產生十萬個病變[6]。在沙灘上做完日光浴回到室內後，不代表對DNA進行的攻擊已經結束。耶魯大學（Yale University）的科學家已經證實即使在經過陽光曝曬後，損傷仍持續發生。皮膚中的黑色素（melanin）可以使你變黑和吸收輻射，它實際上會透過一種稱作化學激發作用（chemiexcitation）的過程去儲存能量。一旦你在室內，被抑制的能量就會釋放出來，然後繼續在皮膚細胞中引起DNA的突變損害長達三個小時以上，縱使你不再接受太陽照射而且室內涼爽[7]。

當然，在沙灘上曬黑可能對健康有害，但是還有其他陰險的方式可以讓你的DNA受到太陽的破壞。如果你曾經在早上通勤時，陽光穿透擋風玻璃照在你身上，紫外線輻射就在整趟車程中損害著你的DNA。甚至是更不會引人注意，當你搭飛機的時候。你每次搭飛機前會先擦防曬乳嗎？你應該這麼做。加州大學舊金山分校（University of California, San Francisco）的研究人員於二〇一五年在《美國皮膚醫學》（*JAMA Dermatology*）期刊上發表了一篇文章，顯示在三萬英呎高空飛行一小時的飛行員，其透過駕駛艙窗口接受到的紫外線輻射量與在日光浴沙龍進行二十分鐘的時段相當[8]。與我們預期相反的，陰天反而使情況更為糟糕。對於飛行員和乘客來說，雲層會從頂端反射輻射到飛機上，增加了DNA損傷和黑色素瘤（melanoma）的風險。

太陽不僅是唯一的威脅。破壞性的輻射也會自地面散發出來。這是以氡（radon）的形式——一種無臭的氣體——經由地下室進到家中。不同的土地部分會產生不同濃度的氡，但是它是一個隱形且會破壞DNA的住家入侵者。事實上，氡是導致不吸菸者罹患肺癌的首要因素[9]。如果你有吸菸（你不應該），你在家中所吸入的氡會增加因為香菸導致肺癌的風險。

吸菸會毒害DNA。據估計，吸入的香菸煙霧中含有四千種化學物質，其中七十種已經被證實為致癌物，包括了苯（benzene）、砷（arsenic）和甲醛（formaldehyde）[10]。吸入這些化學物質並不是一種娛樂，也無法為你帶來平靜。它們會引起你全身的發炎反應。就算你不是個吸菸者，但是壞消息是二手菸對於無辜的朋友、家人、同事，甚至是寵物的DNA也具有相同的破壞作用。

從地毯、新車到普通家用品，像是去光水、洗髮乳和顏料所排放出來的氣體也會傷害DNA。如果你開的是使用汽油的汽車，當你加油時，你就在吸入含有苯的煙，這也會破壞DNA[11]。當你在加油站時，站在煙霧的上風處是明智的作法。

研究顯示暴露於這些毒物中會破壞DNA，甚至會影響未來子孫。例如：父親精子中的DNA會受到有毒化學物質，像是雙酚A（bisphenol A，用來製造塑膠）、鄰苯二甲酸二乙酯（diethyl phthalate，用來製造螢光棒）和鎘（cadmium，可在陶瓷釉料和香菸煙霧中發現）的影響。這些接觸經由表觀遺傳機制改變了精子中的基因，而這種改變會傳給他的後代[12]。同樣地，苯（存在於石油中）、四氯乙烯（perchloroethylene，用於衣物乾洗）以及吸菸等一位母親在懷孕期間可能會接觸到的有毒化學物質也可能會在胎兒的DNA上留下印記，且將會跟隨孩子一生[13]。

DNA的損害可以令你生病，甚至死亡。但是DNA有一個基本的方向：盡可能完整地從一代傳給下一代。為了實現這個命運，DNA擁有防護機制以對抗有害的接觸。讓我們來檢視它們，因為在第九章我們將會讀到這些防護機制可以透過什麼食物去增強力量。

第一個DNA健康防護：DNA修復

ＤＮＡ每天發生的損傷數量高的令人難以相信，但是我們ＤＮＡ固有的裝備可以讓大多數的損傷在轉變成一個問題前就將其修復。每一千個ＤＮＡ錯誤中，估計會變成永久突變的只有少於一個，這全都要感謝內建的自我修復酵素（self-repair enzymes）。這些酵素工作時是在分子層級上跳著錯綜複雜的舞步。它們的修補能力是經過完美設計才能適合ＤＮＡ的獨特結構。

回想一下，在每一條正常的ＤＮＡ股鏈中，組成雙螺旋的扭曲階梯的每一層台階都含有兩個分子。ＤＮＡ對於分子該如何配對有著嚴格的規則。腺嘌呤永遠與胸腺嘧啶配對；胞嘧啶則永遠與鳥嘌呤配對，這稱為鹼基配對（base pairing）。一些常見的ＤＮＡ損傷形式會破壞這些配對。每天的每個細胞中，大約會發生一百次胞嘧啶自動轉變為一個不同的化學化合物，造成配對無法遵循此規則。暴露於太陽輻射下是另一個可以導致兩個胸腺嘧啶分子相黏的刺激物，因而產生一組不能正常運作的異常化學結合雙胞胎。自由基（free radicals）也可以造成ＤＮＡ的嚴重破壞。這些天然的化學物質含有高度不穩定的氧原子，它們可以釋放能量到周圍環境中，像是個化學手榴彈，所以可能破壞正常ＤＮＡ的有序配對。

你的細胞含有修復酵素可以鎖定位置並且修補這種類型的損傷。當酵素看見ＤＮＡ雙螺旋的有序結構出現偏差，它們就會迅速行動。一旦缺失或受損的ＤＮＡ片段被辨識出來，它們就會被正常的片段所取代。正如裁縫師修補一件受損的衣物般，這種修復酵素會配對材料，然後盡可能將損壞處縫補到完美無瑕。ＤＮＡ修復的配對材料是從核苷Ａ、Ｔ、Ｃ或Ｇ中提取，並且它們會在雙螺旋上的所屬位置以正確的順序被替換。

科學和臨床研究已經證實攝取某些食物可以減少DNA的損傷，一些食物可以在DNA受到破壞後，提高修復過程的速度和效率；一些食物則可以在DNA尚未受損前就進行預防。抗氧化劑通常被認為是DNA的保護劑，而且補充品產業已經大量銷售它們的益處。沒錯，抗氧化劑可以透過中和在我們血液中四處飄浮的自由基去幫助預防損傷，但是DNA一旦遭受破壞，它們就無能為力。當那時候，就需要DNA修復機制採取行動。我們將在第九章探索可以影響DNA防護和修復的食物，包括使用抗氧化劑促進健康的新方法。

當DNA修復系統開始行動，細胞就知道它必須限制已經發生的任何損傷產生連鎖反應。所以它會暫停複製週期（在此週期中，細胞通常會複製自己，包括它們的DNA）。如此一來，可以確保受損的DNA不太可能傳遞下去。如果有太多的損傷必須修補，一個細胞可以透過稱為細胞凋亡（apoptosis）的過程殺死自己，這是一種特別的自我毀滅計劃，可以使身體裡面一個無法再執行功能的細胞死亡。

值得一提的是，生技公司正在探索利用細菌DNA修復過程的方法，期望發明出可用於人類、植物，甚至是昆蟲一系列疾病的新基因療法。這就是已知的CRISPR（發音同crisper），代表規律成簇的間隔短迴文重複（clustered regularly interspaced short palindromic repeats）。CRISPR天然存在於大約五〇%的細菌中，可用來刪剪和移除外來的基因因素，作為細菌自身防禦系統的一部分。科學家已經發現這種切割機制可以適用於「編輯」人類的基因——換句話說，它可以手術切除生病的基因，使它們的異常功能無法活化，所以正常的健康基因就可以透過生物技術插入它們的位置。當 CRISPR 系統在二〇一二年被發表時，它立刻改變了基因工業，因為它比起任何已知的基因修改系統來說是如此準確、適應性強且靈活。雖然使用 CRISPR 去治療人類疾病的目標才正要開始，但是它已經成為研究基因工程的一個強大工具[14]。

第二個 DNA 健康防護：表觀遺傳改變

與大眾的認知相反，你的遺傳命運並非自出生那刻起就固定了。其實跟好相反。雖然你的 DNA 密碼本身不會改變，但是特定的基因會根據你所接觸到的環境影響而開啟或關閉。這些影響就包括了你一生中呼吸、碰觸和吃到什麼東西。根據這個現象，DNA 另一種可以保護健康的方式應運而生：表觀遺傳學（epigenetics）。「epi」這個希臘字首代表上面或附近，因此你可以將環境影響視為凌駕基因之上，控制其表達或蛋白質製造功能的因素。

表觀遺傳學解釋了為什麼我們體內的每個細胞都具有相同的 DNA，但是我們卻有那麼多不同種類的細胞可以執行不同的功能。不同器官內的細胞，其周圍的組織環境都是獨特的。舉例來說，心臟細胞表現出可以讓它們產生電流的基因，電流產生心跳，並且將血液運送到全身。心臟的基因受到心臟細胞周遭微環境（microenvironment）的影響。人類視網膜中的細胞，位於眼睛的後方，利用它們的DNA去製造可識別光線的蛋白質，然後傳遞出我們大腦解釋為視覺的訊號。視網膜細胞受到它們即時環境的引導以及光線本身的影響。值得注意的是，心臟和視網膜細胞的DNA原始碼完全相同，但是它們使用的部分不同，而這就取決於它們器官的微環境以及DNA需要完成的任務。

即使是在一個單一器官內，表觀遺傳的表達也非固定。你的DNA對身體內外的外在影響作出反應並視情況而定。壓力、冥想、睡眠、運動和懷孕都是會影響表觀遺傳的幾種內在情況。一些外在影響可以表觀遺傳改變你的DNA活動，無論好壞，那些就是你吃的食物和你喝的飲品。植物性食物中發現的生物活性物質，還有茶或咖啡可以用正向的方式去影響DNA的表觀遺傳。高度加工過的食物其中包含的化學物質也可以影響你的DNA，只是用負向的方式。因為表觀遺傳學，有助益的基因會被增強，而有害的基因會被封鎖。

表觀遺傳改變的形式

飲食和環境可以造成表觀遺傳改變，但是要瞭解這如何運作有點棘手。甲基化（Methylation）和組織蛋白（histone）修飾是兩種表觀遺傳改變的形式。透過這些機制，DNA在面對刺激時，藉由活化正確基因或不活化錯誤基因來保護我們的健康。我們先來看看甲基化。

謹記關於螺旋階梯的描述：形成兩條平行階梯邊緣的是DNA的骨幹，而「台階」則是由A-T或C-G的字母配對所組成，可以連接兩條平行階梯的邊沿。這些配對就像是拉鍊的鍊齒，沿著整條DNA排列。當DNA被使用時，特殊的細胞機器會解開DNA並且讀取鍊齒，其中含有製造蛋白質的原始碼指令。甲基（methyl，-CH3）是一種化學簇（chemical cluster）可以在DNA被讀取時投身於拉鍊之中，這個過程就稱為甲基化。甲基化改變了細胞讀取DNA指令的方式。當許多甲基投身鍊齒之中時會產生干擾，或造成一種DNA破壞的形式，這就是高甲基化（Hypermethylation）的發生。此時，那個區域的拉鍊將無法再被讀取，所以任何那個片段的DNA所負責的蛋白質將不會被製造。在該蛋白質為有害的情況下，表觀遺傳改變會停止蛋白質的製造，因此是件好事。與生物學中大多數的事物一樣，也可能會發生相反的低甲基化（hypomethylation）。這是指一團通常確保一個基因受到約束的甲基被移除。突然間，那部分的拉鍊變得自由，而那個基因開始可以製造大量的蛋白質。如果被解開束縛的蛋白質是有益的，如：負責抑制癌症的蛋白質，那麼就是件好事。

組織蛋白修飾（Histone modification）是科學家們正在討論的另一種表觀遺傳改變形式。如同甲基化，這種修飾使得某些基因較常或較少使用。組織蛋白是細胞內摺疊成球狀構造的蛋白質。DNA將自己盤繞在這些組織蛋白周圍。一股DNA具有多個組織蛋白，所以就像是一條攀爬繩，從頭到尾都綁著密集的組織蛋白結。特殊的酵素會幫忙DNA自組織蛋白結解開，因此蛋白質製造機器可以讀取原始碼。乙醯基（acetyl groups）可以加入（乙醯化，acetylation）或自組織蛋白移除（去乙醯化，deacetylation）以改變它們的形狀。

結果是不同的基因可以被揭露或隱藏，因此細胞會製造更多或更少的蛋白質。基因的隱藏或揭露本質上來說對你的健康並沒有幫助或傷害。對健康的影響是取決於特定的基因，以及它們是產生有益還是有害的蛋白質。如果一個基因會產生有益的蛋白質，像是腫瘤抑制，解開該DNA可以保護你的健康。如果一個基因會產生有害的影響，那麼將該DNA盤繞回去才會帶來好處。

第三種表觀遺傳改變涉及微型核糖核酸（microRNA）。雖然DNA含有蛋白質的實際原始碼，不過在產生蛋白質的過程中，密碼（DNA）會先轉換為稱作RNA（核糖核酸，ribonucleic acid）的模板。RNA執行了製作蛋白質的實際工作。有一組特別的RNA，其被稱為微型核糖核酸，它們會漂浮在周圍，並且與主要的RNA模板互動以控制有用蛋白質的製造。微型核糖核酸被認為控制至少三〇％製造這些蛋白質的基因[15]。

我們盡可能簡單地總結一下表觀遺傳學：

1. 甲基化讓基因沉默，阻撓蛋白質的製造；去甲基化幫助基因製造蛋白質。
2. 乙醯化解開DNA，允許基因製造蛋白質；去乙醯化則拉緊線圈然後隱藏DNA，所以較少蛋白質被製造。

3.微型核糖核酸可以藉由干擾RNA模板，選擇性地關閉特定蛋白質的製造。

表觀遺傳對於DNA的影響是研究的熱門領域，尤其是涉及到飲食的時候，但是在我告訴你與飲食有什麼關係前，先瞭解其他生活型態活動會如何透過這些改變去影響我們的基因是有益處的。

大部分的健康活動會產生正面的表觀遺傳改變，而我們現在明白它們把益處帶來給我們的方式就是藉由我們的基因。舉運動為例，表觀遺傳改變會釋放製作有用蛋白質的基因去建造肌肉、提升心臟幫浦的能力、生成新血管以支持肌肉的擴張，並且降低血脂[16]。因為運動造成的表觀遺傳改變也可以阻斷有害的基因。這些益處可以在游泳、衝刺、間歇訓練和高強度競走後看到[17]。

實驗室老鼠的研究顯示運動會提高腦中DNA的活動。這是因為組織蛋白乙醯化的表觀遺傳改變會解開DNA，所以更多蛋白質可以被製造以維持大腦健康[18]。運動對DNA的影響遠不僅止於運動者的健康。對於男性，健身會影響他們的精子，進而影響他們的後代。哥本哈根大學（University of Copenhagen）針對表觀遺傳的結果進行了臨床研究，受試者每週五天在合格教練的指導下從事一小時的飛輪運動，持續六週。研究人員檢視運動對於二十出頭男性健康受試者的精子影響。研究人員分別在研究開始前、六週飛輪課程後以及沒有運動三個月之後，採集受試者的精子。飛輪課程造成一個基因體熱點維持著表觀遺傳改變，該熱點是精子DNA負責未來胎兒的大腦功能和神經系統發展的特別區域[19]。因此，一名男性養成的健身習慣可能對他孩子的大腦健康有所助益，早在他們被創造出來之前。

一夜好眠與整夜不睡皆會造成DNA的表觀遺傳改變，只是一個造成好的，另一個造成壞的影響。冰島大學（University of Iceland）和瑞典烏普薩拉大學（Uppsala University）的研究人員研究了十六位二十多歲的年輕男性，分別在他們睡飽八個鐘頭（一夜好眠）和隔天整夜不睡後檢驗他們的DNA。研究人員採集這些受試者在這兩種實驗條件下的夜晚睡前和早上吃早餐前的血液。

這項研究顯示八小時的睡眠會啟動代謝脂肪和預防肥胖的基因，而睡眠剝奪則會干擾這些基因[20]。睡眠時間不足或太短會使兒童肥胖的風險增加四五%[21]。睡眠造成的表觀遺傳影響很深遠。一個晚上的睡眠剝奪造成的表觀遺傳干擾可多達二六九個基因，阻止它們被用來製造蛋白質，其中一個是腫瘤抑制基因。這是一個壞消息，當你壓制一個阻擋腫瘤的基因，就可能增加你發展出腫瘤的風險[22]。

冥想可以導致有益的表觀遺傳改變，降低與發炎有關的基因活動[23]；另一方面，壓力造成的表觀遺傳改變為釋放出與發炎有關的DNA[24]。曾經經歷過嚴重創傷的人，或是罹患創傷後壓力症候群（post-traumatic stress disorder，PTSD）的人，他們的DNA皆顯示出許多有害的表觀遺傳改變[25]。

環境危害造成的表觀遺傳改變已經顯示與癌症、自閉症、憂鬱症、精神分裂症、阿茲海默氏症、自體免疫疾病、糖尿病、大腸激躁症、肥胖和許許多多嚴重健康問題的患者有關。理所當然地，減少自己接觸到任何會危害表觀遺傳學的事物很重要。同時，飲食介入可以挖掘出身體展現正向表觀遺傳改變的能力，讓身體可以活化有益於健康的基因。

第三種DNA健康防護：端粒

端粒是DNA防禦裝備的第三部分。它們是染色體DNA兩端的防護帽，可以幫助維持染色體的結構，並且防止它們相黏。端粒對於保護我們的DNA非常重要，一種名為端粒酶（telomerase）的酵素會不斷地工作，修復隨著我們年齡增長而自然縮短的端粒。二〇〇九年，加州大學舊金山分校的伊莉莎白．布雷克本（Elizabeth Blackburn）因為其在端粒上的成果贏得了諾貝爾獎，這是第三個與DNA有關的諾貝爾獎項。布雷克本發現若沒有端粒酶，端粒就會快速變短，DNA就不會受到保護，細胞就會快速老化且死亡[26]。她在二〇一七年的TED演講中精彩地描述了她的研究。

然而，想在我們的生命中維持夠長且健康的端粒的地基需於我們兒童階段的早期建立。加州大學舊金山分校的研究人員進行的研究顯示母乳哺餵可以增加孩子的端粒長度。在一群一百二十一個孩子中，嬰兒時期完全只有母乳哺育的孩子相較於配方奶哺育的孩子來說，其在學齡前（四到五歲）的端粒長度較長[27]。這顯示了端粒作用的持久性母乳哺育的益處在小孩斷奶且攝取固體食物後仍可持續多年。

另一方面，端粒將無法避免地隨著老化而縮短。六十五歲以上的人口研究顯示端粒較短相較於端粒較長的人會死亡較早，所以研究正在調查哪些行為會加速端粒變短[28]。吸菸、高壓力、睡眠差和缺乏運動都會加速端粒的磨損並且減少端粒酶的活動。

令人著迷的是百歲以上的人瑞其端粒的長度異常的長[29]。這項二〇〇八年的發現促使人們研究生活型態和飲食會如何延長端粒，而結果很明確。在生活型態方面，規律運動與較長的端粒有關[30]。放鬆會增加端粒酶的活動，並且保護身處於壓力之中的人們的端粒，甚至也比較了不同的放鬆模式。例如：淨化瑜珈（Kriya yoga）相較於聆聽放鬆音樂，在保護端粒上具有更大的效果[31]。迪恩・奧尼西（Dean Ornish）與布雷克本合作，二〇〇八年在《刺胳針腫瘤學》（*The Lancet Oncology*）期刊上發表了他們的里程碑研究，該篇文章顯示患有前列腺癌（prostate cancer）的男性，若生活型態完全改變就可以增進端粒酶對端粒的保護作用，而且這個益處可以持續到五年後的追蹤研究[32]。除了端粒酶的效用外，在我與迪恩・奧尼西共同研究的這群患者身上，也發現生活型態改變在血管新生蛋白質（angiogenesis proteins）中產生了一種表觀遺傳影響，有利於抑制癌症。再次證明，健康防禦系統的正向改變是互有關聯的。

影響端粒的因素之中，飲食是一種最強而有力的方法。回憶一下兒童因為母乳哺餵而擁有較長端粒的研究。當檢視其他的飲食影響，研究人員發現飲食也可能縮短端粒，這是一種負向的影響。他們發現從四歲就開始喝汽水的兒童其端粒會縮短，而且那些一週喝汽水四次以上的兒童與較少喝或完全不喝汽水的兒童相比，端粒更短[33]。母乳哺育和汽水的影響只是飲食如何影響我們ＤＮＡ健康防禦系統的初始發現。當我們進入第九章時，真正有趣的地方在於揭露某些食物，像是大豆、薑黃（turmeric）和咖啡可以解開具保護性的基因，同時削弱有害基因的影響。一些飲食模式幫助保護和延長我們的端粒，包括地中海飲食（Mediterranean diet）以及基於它的類似模式。然而，在我們深度探索這些食物前，我還需要再向你介紹一種健康防禦系統：免疫系統。

DNA防禦被破壞造成的一些疾病

阿茲海默氏症（Alzheimers disease）
毛細血管擴張性失調（Ataxia telangiectasia）
動脈粥樣硬化（Atherosclerosis）
自閉症（Autism）
癌症（所有的）
乳糜瀉（Celiac disease）
囊腫纖維化（Cystic fibrosis）
抑鬱症（Depression）
糖尿病（Diabetes）
發炎性腸道疾病（Inflammatory bowel disease）
李－佛美尼症候群（Li-Fraumeni syndrome）

遺傳性非瘜肉結直腸癌症候群（Lynch syrdrome）
肥胖（Obesity）
帕金森氏症（Parkinsons disease）
創傷後壓力症候群（Post-traumatic stress disorder）
類風溼性關節炎（Rheumatoid arthritis）
精神分裂症（Schizophrenia）
全身性紅斑狼瘡（Systemic lupus erythematosus）

第五章

免疫

每個人都知道擁有強健的免疫系統可以幫助你預防普通感冒。但是你知道免疫可以強大到保護你免於癌症嗎？而且如果你罹患癌症，你的免疫系統能夠將它完全消滅，即使它出現轉移嗎？癌症常被歸咎於基因、抽菸、環境、不佳的飲食習慣和其他因素。但是真相是無論它的致病原因為何，癌症會變成疾病的唯一理由是惡性細胞逃離我們免疫系統的摧毀。的確，我們的免疫系統是最知名的健康防禦系統之一。它確保我們在割傷後不會演變成感染、抵禦病毒和預防我們因為公車上一名路人的咳嗽，就遭受有害微生物的入侵而導致感冒。隨著研究人員研究如何增進我們的免疫去對抗癌症，免疫的真正力量才被揭露。癌症患者在使用免疫增強治療（immune-boosting treatments）後，開始有極大的存活機率，同時所有的疾病徵象也消失無蹤。

如同我在第一章提到的，我們體內無時無刻都在形成我們看不見的微腫瘤，而且大部分永遠不會變成一個問題。一個原因是癌細胞需要血液供應才能成長到足以造成傷害。功能運作適當的血管新生防禦系統會阻止其發生。但是免疫系統其實才是第一線的防禦。我們的免疫細胞專門設計用來區分朋友和敵人，包括癌細胞。當第一組免疫細胞發現了癌細胞生長的早期跡象，它們會召集一次細胞攻擊。特殊的癌症殺手免疫細胞會突襲並且在異常細胞造成問題前就將其徹底消滅。

有時候，癌細胞會偽裝自己，巧妙地躲避我們的免疫系統。它們會將自己包裹在「友善的」蛋白質中，以愚弄免疫細胞，使其認為它們是正常的細胞。透過這種方式可以有效地讓癌細胞隱形，如此一來，它們就可以逃避偵測。就像致命的恐怖份子混雜在一群熱鬧的平民百姓中一樣，這些被掩護的癌細胞就有機會成長和變得危險。

其他時候，如果免疫系統衰弱，無法適當地執行它的工作，被遺漏的癌細胞就能夠成長。罹患免疫缺乏疾病（immunodeficiency diseases），像是AIDS的患者；或是因為接受器官移植，而必須終身服用免疫抑制類固醇以避免器官排斥的人都是發展出癌症的高危險群，因為它們的免疫防禦受到很大的損害。

新的免疫癌症治療可以幫助你的免疫系統執行消滅危險癌細胞的工作。這是種非凡的方法，因為它不是仰賴有毒或標靶藥物去殺死癌細胞。相反地，它鼓勵我們自己的身體去擺脫癌症。德州安德森癌症中心（Anderson Cancer Center）的詹姆士．艾利遜（James Allison）和京都的本庶佑（Tasuku Honjo）因為發現如何利用我們的免疫系統取打擊癌症的開創性成果，獲得了二〇一八年諾貝爾生理學或醫學獎。

一種免疫治療的類型會阻擋癌症用來躲避免疫系統的掩飾蛋白質，有效使癌症現形。這種療法被稱為檢查點抑制劑（checkpoint inhibitors），這些治療可以喚醒病人本身的免疫防禦，使其「看見」癌症然後摧毀。

前任美國總統——吉米．卡特（Jimmy Carter）在九十歲時被診斷罹患了致命的惡性黑色素瘤（malignant melanoma）。它已經擴散至他的肝臟和腦部，這是一種癒後不佳且通常無法存活的情況。除了接受針對腫瘤的精準放射治療外，卡特也接受一種藥名為吉舒達（Keytruda），學名為pembrolizumab的檢查點抑制劑治療，它可以幫助他的免疫系統找出腫瘤。這些治療很快出現成效。他腦中的腫瘤消失，不需要接受化療。我的母親，一位音樂家和鋼琴教授，她在八十二歲被診斷出子宮內膜癌（endometrial cancer）。這種癌症在子宮內膜中發展，雖然她的癌症被手術移除，但是一年後又在她體內多處復發，而且來勢洶洶。我們對她的腫瘤進行基因體分析，發現存在著一個腫瘤標記物——MSI-H（microsatellite instability-high，高度微小衛星體不穩定）。這就表示她很可能可以獲益於吉舒達注射劑。就像卡特一樣，使用免疫治療搭配少量的放射劑量，她的免疫防禦系統完全消滅了所有癌症蹤跡。

還有其他的免疫療法改變了癌症病患和腫瘤科醫生的遊戲規則。透過血球分離（apheresis）的過程，類似於捐血，可以收集患者本身的免疫細胞。血液被收集後，T細胞（T cells）會被移除，然後剩餘的血液會重新輸送回患者身上。T 細胞接著會被送到一個特殊的中心，在那裡經過基因工程轉變成嵌合抗原受體 T 細胞（CAR-T cells）。這個過程會改編 T 細胞，指引它們瞄準癌症，像是個免疫自動導向飛彈。嵌合抗原受體 T 細胞療法在治療淋巴癌（lymphoma）和白血病（leukemia）上很有成效。我一位親近的朋友被診斷出罹患瀰漫性 B 細胞淋巴瘤（diffuse B cell lymphoma）。儘管接受了標準的治療，但是癌症仍持續成長並且擴散。她注入由自己的免疫細胞製成的嵌合抗原受體 T 細胞。幾週後，她的身體顯示出免疫細胞增強的跡象，接著在兩個月內，癌症的所有徵象都被她的免疫系統消滅。雖然不是所有接受免疫治療的患者，其癌細胞都會被消除，但是那些成功的案例皆維持了數年不再復發的證據。

特定的食物以及存在於其中的成分也可以有效地影響我們的免疫防禦。義大利羅馬大學（University of Rome）的科學家發現鞣花酸（ellagic acid），一種在栗子、黑莓、核桃、石榴和草莓中含量高的生物活性物質，可以阻止膀胱癌中被檢查點抑制劑藥物（如：吉舒達）所瞄準的相同免疫掩飾蛋白質的製造[1]。我們將在第十章對這個研究做更多說明。

很明顯地，免疫系統是健康防禦的支柱之一。它被設計以一種巧妙的識別系統去保護身體免受病毒、細菌和寄生蟲的侵略。免疫細胞可以辨識和摧毀威脅，同時識別出健康的細胞。健康的人體在正常情況下，免疫系統總是在一旁待命，像是消防部門，當警鈴一旦響起就準備好出動。你的身體會自主知道何時開啟和關閉它的免疫反應。既不會不活動也不會過度活躍，恰好運作在所有力量都平穩且平衡的點上，但又維持著警戒的狀態。

在你的一生中，你可以採取許多步驟去保護你的免疫防禦系統。運動、適當睡眠以及減少和管理壓力都可以幫助你的免疫系統維持健康。同樣地，你的飲食選擇也可以做到。某些食物會增強你的免疫系統，協助它對抗老化產生的疾病。其他食物則可以幫助過度活躍的免疫系統冷靜，像是自體免疫的疾病。然而，在我們討論到這些食物前，我想告訴你們關於增進我們的免疫可以如何在人類這個物種的進步中發揮作用，以及它如何提供我們強大的優勢去面對可怕的疾病。

早期在提高免疫上的努力

天花（smallpox）這種疾病一度是地球上最致命的傳染病之。這種疾病造成的苦難可以回溯至遠古時代。埃及木乃伊的身上就發現了天花的證據，包括法老拉美西斯五世（Pharaoh Ramses V）的頭上。

天花是由天花病毒（variola）所傳染的疾病。最初的感染始於病毒被吸入或接觸。一週內，病毒開始感染全身的細胞。患者會出現發燒、全身性的皮膚膿包以及內出血等症狀。歷史上，這種傳染病的致死率是三〇％。存活下來的患者身上都會留下恐怖、難看的疤痕，而且如果感染到眼睛可能導致失明。單單二十世紀，天花就在全世界殺死了超過三億人，相當於全美國的人口。不過在一九八〇年，世界衛生組織發布了一個歷史性的聲明：天花正式被消滅，而且不再是一個威脅[2]。這項成就是透過針對天花制定的全球疫苗接種計劃才得以達成，使得世界上每個人的免疫系統都認識且可在病毒尚未造成疾病前就將其摧毀。

首次有人提出啟動身體的防禦機制去對抗天花的概念並非二十世紀。清朝康熙年間（Emperor Kangxi，一六六一～一七二二），致命的天花疫情重挫社會。所以康熙決定要保護他住在紫京城的家庭成員和軍隊免於罹患這種致命的流行病[3]。他命令太醫從死亡的患者身上取出乾痘中的結痂，將結痂搗成粉末，然後撒在他的家人和士兵的鼻腔中。接觸到痘痂後，免疫系統開始防禦天花病毒，給予接受者抵抗這個病毒的免疫力。這種粗糙的技術就是已知的天花接種（variolation），之後造就了今日的疫苗接種（vaccination）[4]。英國家庭醫生和外科醫生愛德華・金納（Edward Jenner）在一七九六年開發出首支對抗天花的疫苗，他也被認為是疫苗之父。

之後二百年，醫學研究人員們成功發展出對抗諸如小兒痲痺（polio）、破傷風（tetanus）、狂犬病（rabies）、水痘（chicken pox）、腮腺炎（mumps）、霍亂（cholera）、白喉（diphtheria）和肝炎（hepatitis）的疫苗來保護大眾抵抗曾經致命的威脅。每個例子中，免疫系統都被指引釋放出體內可能用來對抗外來侵略者的防衛，因此保護了我們的健康同時阻礙了疾病。

二〇〇六年，Gardasil 疫苗成功被開發出來，用以保護女性在被人類乳突病毒（human

papillomavirus，HPV）感染後發展出的子宮頸癌（cervical cancer）。二〇一〇年，第一個治療癌症的疫苗Provenge（sipuleucel-T）在對抗前列腺癌方面得到FDA的認可。同年，癌症免疫治療，檢查點抑制劑Yervoy（ipilimumab）也被承認可用於治療黑色素瘤。這為其他突破性的免疫刺激癌症藥物，如Keytruda（使我母親與吉米・卡特受益）奠定了基礎。

此外，雖然仍在初期，但是現在甚至可以發展出個人化的癌症疫苗，過程是先分析一個腫瘤的DNA，以確定它獨特的突變，然後製造一種特殊的蛋白質，將其注射到患者的皮膚下。注入的蛋白質接著會訓練免疫系統尋找和摧毀癌症。所以癌症患者被注射疫苗去對抗自身的癌症可以成為治療的一部分。

儘管歷史上有這些進展，但是不論你相信與否，我們目前對於免疫系統的瞭解大部分都是過去五十年間才發現的。所以，現在讓我們來看看免疫系統實際上如何運作，就從它位於我們身體解剖學上的位置開始！

免疫防禦的解剖學

我們免疫系統的力量仰賴其軍人般的能力。與軍隊類似，你的免疫系統擁有不同的部門。每個部門都有不同類型的士兵，它們經過特殊的訓練、擁有特定的武器和技巧以防衛它們的國土。免疫的核心指揮中心位在身體的四個部分：你的骨髓、胸腺（thymus gland）、脾臟與淋巴結，最後是腸道。

骨髓是骨頭空心區域內的海綿物質（你可能會回憶起第二章，骨髓也是你幹細胞的基地）。你的骨髓幾乎利用造血幹細胞製造了你體內所有的免疫細胞。

胸腺是一個位在胸骨後方的器官。它是T細胞這種特殊免疫細胞的家。這個腺體是骨髓中形成的年輕T細胞長大成熟的地方。這個器官真的活躍的時間只有從你出生到青春期。在你生命的早期，免疫系統的T細胞會被製造且儲存。隨著你年齡增長，這個器官會萎縮，被脂肪細胞所取代[5]。

你的脾臟是拳頭大小的海綿袋，位於胃的後方，在身體左側。它儲存並過濾血液。身為免疫系統的一部分，脾臟扮演像是一個巨人淋巴結的角色，在那裡特殊的B細胞（B cells）會製造抗體，同時辨識侵入身體的細菌和病毒。有些人會因為外傷導致脾臟破裂或因為疾病造成的異常擴大而摘除脾臟。這種情況下，他們面對感染會較脆弱，而且對疫苗效果的反應較弱，因為他們無法在沒有脾臟的情況下產生足夠的抗體。

第四個免疫總部的位置是腸道，所以瞭解飲食和免疫之間的關聯非常重要。腸道也是微生物體的家，它們就如你在第三章學到的那樣，可以影響我們的免疫系統。腸道對於免疫防禦的重要性近來才因為它在維持健康的角色上獲得認可。事實上，腸道的免疫功能當我還在念書時是大大地被忽略。醫學生時代，我們在組織學課（histology class）被教導小腸中有一個小斑塊，稱為派氏結（Peyer's patches），它與免疫功能相關。當我們檢視小腸玻片時，幾乎難以在顯微鏡底下找到它們。我們的課程也告訴我們闌尾（appendix）可能有一些功能，但是它是痕跡器官或沒有必要。那是當時的知識狀態，明顯低估了腸道的功能。

我們現在知道整個腸道就是一個免疫器官，其表面積大小橫跨了兩個停車格（三十二平方公尺）。除了真正的免疫細胞可以調節免疫防禦外，腸道的指揮中心允許住在裡面的健康細菌發送訊號給身體各處的免疫細胞。其他免疫的指揮站分別位在你的扁桃體、淋巴管和淋巴結。

免疫的士兵

如同我說明過的其他健康防禦系統，免疫系統是由多位選手所組成，每位都具有保護你身體的功能。我將告訴你主要的細胞和功能，這樣你將能夠體會和更加瞭解我在第二部分會提供的關於食物和免疫方面的研究。

免疫系統的細胞就是白血球（white blood cells 或 leukocytes，希臘文的「白」是 leuko）。一共有五種白血球，每一種都有不同的職責：嗜中性白血球（neutrophils）、淋巴球（lymphocytes）、單核白血球（monocytes）、嗜酸性白血球（eosinophils）和嗜鹼性白血球（basophils）。我根據它們在你血液中的普遍程度，依數量最多到最少的順序排列。醫學院的學生透過助記符號「never let monkeys eat bananas」的方式去記憶它們。

淋巴球其實是一群多種類型的免疫細胞。三種主要的淋巴球為T細胞、B細胞和自然殺手細胞（natural killer cells）。T細胞有三種亞型：輔助型T細胞（helper Ts）、細胞毒性T細胞（cytotoxic Ts）和抑制型T細胞（suppressor T cells）。其他免疫細胞包括巨噬細胞、肥大細胞（mast cells）與樹突細胞（dendritic cells）。這些都是防衛你健康的免疫選手們。

所有這些細胞都源於你骨髓中的造血幹細胞。這就是為什麼像化療的藥物會破壞骨髓細胞以及循環的白血球，使你的免疫力降低的原因。另一方面，飲食可以影響骨髓中免疫細胞的製造。南加州大學（University of Southern California）的科學家發現禁食週期（fasting cycles）可以用來建立新的免疫系統。他們指出連續禁食二至四天會強迫人體進入一種回收模式（recycling mode），如此一來身體可以扔掉較老舊的免疫細胞。然後當重新攝取食物後，身體會立刻啟動骨髓中的造血幹細胞去生成新鮮的免疫細胞，因此重建了免疫系統[6]。

兩部分的免疫系統：快與慢

你的免疫力其實是由兩種不同的免疫系統所組成，分別被設計以自己的方式去阻擋外來的入侵者，無論它們是細菌、病毒、寄生蟲或癌細胞。一種是快速行動，一旦身體遭受入侵者的攻擊就會立刻反應。它是一個直截了當的工具，被設定為每次皆使用完全相同的武器去對抗所有的入侵者。這就是我們的先天免疫系統（innate immune system）。當你出現過敏反應或發炎，就是這個先天系統去處理。九〇%的動物都只有這類型的免疫反應[7]。

第二種免疫系統行動較緩慢，但是卻更精密。這個系統會花大約一個星期去組裝其防禦，不過一旦組裝完畢，它可以非常準確地擊中身體內的特定入侵者。這就是後天（adaptive）（或獲得性（acquired））免疫系統。它以兩種主要方式工作：它可以使用被設計進行殺戮的特殊細胞；抑或產生抗體，像大黃蜂一樣圍繞並攻擊敵人。每種系統皆對健康很重要，我之後將會告訴你什麼食物可以對它們產生影響。

先天免疫系統：發炎的專家

試著回想一下，當你割傷自己後，傷口部位幾乎會立刻腫起來，那時候你就是看到先天免疫系統在執行它的工作。先天系統是第一個對所有身體入侵者的反應者。它就像一隻看門狗，隨時準備好在一位陌生人踏入你家院子的那刻就採取行動。這個系統是非選擇性的，它會阻擋和對付任何在它路徑上的東西。天生防禦包括了物理、化學和細胞成分。你的皮膚就是針對入侵者的物理性屏障。你的嘴巴、鼻子和呼吸道的分泌物含有酵素，可以進行化學戰去殺死任何你吸入或進入嘴巴的入侵者。如果你吞下任何微生物，你的胃酸會將其溶解。咳嗽和打噴嚏會迫使爬進你鼻孔和肺部的外來入侵者被驅逐體外。

天生系統的細胞會產生發炎，這是身體針對組織受傷或外來侵犯表現出的反應。發炎會將特殊的免疫細胞帶到受傷的部位，確保敵人被隔開並且受限於一個特定區域內、殺死入侵者然後處理它們的遺骸。在這個現場奔走的特殊細胞稱為吞噬細胞（phagocytes）（希臘文的「phago」代表「狼吞虎嚥」；這些細胞包含嗜中性白血球、單核白血球、巨噬細胞和肥大細胞），它們會透過吃掉有害粒子和微生物去移除可能的危害。此外，吞噬細胞會吃掉受損組織的細胞殘骸。它們也在受感染的傷口部位產生膿汁，引導其他免疫細胞抵達有問題的區域。

腫脹、疼痛、發紅和發熱就是正在發炎的基本症狀，這時有一種吞噬細胞叫肥大細胞，會來到現場並且釋放組織胺（histamine）。這種化學物質可以導致血管擴張，使得那塊區域發紅和發熱。同時使得擴張血管滲漏的化學信號也被釋出。所以液體和蛋白質會從滲漏的血管沖出、流到發熱的區域，導致組織腫脹。如果你曾經歷過花粉熱（hay fever），這就是導致你當時雙眼紅腫和鼻涕直流的相同過程（你服用的抗組織胺平定了此過程）。滲漏出血管的蛋白質幫助血液和現場任何可能發生的出血凝結成塊。但是腫脹和化學信號會刺激神經，造成疼痛的感覺。如果你氣喘發作或對一個食物過敏，那就是呼吸道或腸道正在發生類似的發炎反應。

白血球釋放的化學信號稱作細胞激素，它可以控制發炎反應的強度。這些信號中最重要的一種是干擾素（interferon）。這種化學物質會干擾（因此得名）病毒感染，並且引發其他免疫細胞開始衝鋒陷陣，包括自然殺手細胞。自然殺手細胞具有分辨正常和異常細胞的能力。如果一個異常細胞被發現，它就會與特殊的蛋白質合作使該細胞失能然後殺死它。任務完成後，吞噬細胞的清理團隊就會吃掉所有的殘骸。

正常情況下，天生免疫的反應時間很短，幾天內就會平息。當該關閉發炎反應的時候到了，一種由免疫系統製造、稱為介白素 -10（interleukin-10）的信號就會終止整個行動，使免疫防禦回到健康的平衡狀態。然而，如果發炎沒有平靜，免疫反應會處在一種慢性的狀態，正常細胞反而會受損。

現在你應該明白了引起發炎的能力是如何幫助我們的身體擊退細菌入侵者。這是一個重點，因為當你聽到被稱作「抗發炎飲食（anti-inflammatory diets）」的時候，請謹記在心，正常情況下，你不會希望完全消滅身體開啟發炎的能力。

另一方面，慢性發炎（chronic inflammation）是一個完全不同的情況，而且是個問題。當外來入侵者不願離開，或是自體免疫反應轉而使身體對付自己，持續性的發炎反應會造成極大的破壞性。慢性發炎就像是沒有被撲滅的營火，蔓延到周遭森林，引發一場失控的野火，可以摧毀它所經之路的所有東西。這章後面我們將會進行更詳細地討論。

後天免疫系統

當你接種疫苗以預防一種疾病時，例如小兒麻痺疫苗，你的後天免疫系統就會負責產生保護力去對抗疾病。後天（或獲得性）免疫系統是你免疫系統中更為聰明、更複雜的分支。不像先天系統是一種直接的工具，後天系統對於它要殺死什麼非常挑剔。此外，它可以永遠記得自己摧毀過的入侵者。當敵人，無論是細菌、病毒或癌症未來又再次出現時，這個記憶有助於觸發免疫系統去部屬一組迅速的反應團隊。你可以為了所有只會得到一次（如：水痘）或永遠不會得到的疾病（如：接種疫苗去預防的疾病）感謝你的後天免疫。一旦後天免疫反應學會如何打擊某種疾病，它就可以保護你接下來的人生。

作為其複雜性的一部分，後天免疫存在兩個策略。第一，它可以利用細胞去攻擊入侵者以殺死它們。這就稱作細胞媒介免疫（cell-mediated immunity）。第二，它可以使用抗體作為武器去攻擊一個入侵者致死。當一個入侵者首次被發現時，後天免疫製造抗體需要七到十天，所以後天免疫防禦的反應時間較慢。

後天免疫仰賴T細胞和B細胞，它們皆由骨髓中的幹細胞（造血幹細胞）所形成。B細胞會待在骨髓中直到成熟。它們成熟後就會離開骨髓，移動到淋巴器官內，像是脾臟、腸道和扁桃腺。在那裡，它們維持服現役的狀態，等待一個入侵者的出現。當一次侵略發生，需要免疫防禦時，B細胞就會從淋巴器官湧出，抵達受侵犯的部位，執行防衛身體的工作。

另一方面，T細胞會提早離開巢穴。它們離開骨髓時仍然很年輕、尚未成熟。它們會旅行到胸腺，那裡是T細胞的集訓營。在胸腺中，T細胞被訓練從本身的細胞（好人）中區辨出非本身的細胞（外來入侵者——壞人）。在資格考試中，可以區分並殺死非本身細胞的T細胞就可以畢業。它們會循環到周邊淋巴組織（peripheral lymph tissues），駐紮在那邊待命。在資格考試時，友善之火是不被允許的，所以任何誤殺本身細胞的T細胞就會不及格且被摧毀，只有能夠消滅入侵者又不傷害自己正常細胞的T細胞才能離開胸腺。

T細胞和B細胞是老練的情報員。它們學習關於外來入侵者的資訊，然後相對調整自己的反應。一旦取得某個入侵者的資訊，它們就會發動反擊，而有關敵人的資料將被儲存供未來使用。我們每個人體內都有一個免疫檔案系統，包含了所有我們曾經接觸過的細菌或感染過的資料。從敵人開始入侵的前線，稱為樹突細胞的特殊細胞會轉播有關後天免疫系統正在發生什麼事情的資訊。樹突細胞記錄關於細菌、病毒和癌細胞的獨特蛋白質（像是它們的指紋）資料。一經要求，它們就會提供這些指紋給可以找到、標記然後殺死入侵者的適當免疫細胞。一旦前線收集到足夠的情報，T細胞和B細胞就會調整它們的防禦策略。當涉及整合數百萬個細胞參與作戰去保衛身體時，尤其適合用軍事來比喻。它就如保護一座堡壘般。如果部隊軟弱或懶惰，敵人將會接管城堡。如果它們不協調、無紀律或無約束地行動則一定會產生混亂。如果部隊反過來對抗指揮官，那麼這場叛變可能會摧毀它們本來應該保護的人體。幸好，我們的免疫防禦通常都訓練良好、高度自律而且致力於維護和平。

細胞媒介免疫

為了瞭解食物如何活化免疫系統，你需要知道更多與免疫力量的指揮鏈有關的資訊。不同食物影響免疫系統的不同部分。有些會提高防禦；有些會關閉防禦。飲食傾向影響細胞媒介免疫，這就涉及了T細胞。記住有三種主要的T細胞類型：輔助型T細胞、細胞毒性T細胞和抑制型T細胞（也稱作Tregs（調節性T細胞），因為它們會抑制免疫系統）。

輔助型T細胞具有一個特殊的任務：它們提供輔助。它們透過釋放告訴其他細胞該怎麼作的信號去協調免疫對入侵者進行攻擊。當它們收到已經在戰鬥的其他免疫系統傳送出的緊急警報，它們就會開始行動[8]。輔助型T細胞釋放出的一些化學信號會喚來其他免疫細胞的空襲，而它們釋放的其他信號則指示B細胞製作抗體去對抗入侵者。T細胞領導細胞部隊進行攻擊，而且它們也可以帶來需要的增強和新武器。

細胞毒性T細胞是戰鬥機，它們直接追蹤和摧毀細菌、受感染的細胞或癌細胞。它們親自與入侵者接觸並且將其殲滅。如同殭屍獵人，細胞毒性T細胞辨識並消滅受到感染變成威脅的前健康細胞[9]。正如我之後會提到的，某些食物可以活化和增加你血液中輔助型T細胞與細胞毒性T細胞的數量，這可以作為一種提升免疫防禦力量的方法。

抑制型T細胞，或是Tregs，是另一種非常重要的免疫調節者。這些細胞有個非常重要的職責，就是當戰鬥結束，它們必須平息免疫系統。它們會釋放化學信號去關閉輔助型T細胞與細胞毒性T細胞，如此一來，免疫系統可以回歸它正常、健康的基線狀態，所有的系統都處在待命位置。若免疫系統沒有平息，它就會過度活躍。這可以在自體免疫疾病的患者身上看到。有些食物可以增加Tregs在你血液中的數量，這將有助於預防自體免疫的火苗爆發。

抗體和冗長的記憶

大多數人想到免疫，就會想到抗體。抗體就像是警犬，知道如何發覺和找出潛伏在體內的作惡者。你的B細胞賦予抗體生命。B細胞不斷在體內巡邏，正如士兵在街上巡邏一樣。即使體內那時沒有感染肆虐，B 細胞也會移除悄悄漂浮在你血液中，尚未感染細胞的細菌和病毒。它們藉由徒手衝浪行經你的血液，並且檢查是否可以發現任何漂浮於其中的外來入侵者。B 細胞是透過它們的外表面上展露的抗體受器（antibody receptors）——就像豪豬身上的刺一樣去達成這個任務。每個 B 細胞都豎立著多達二十萬個抗體受器。這些受器被用來與細菌和病毒身上的異常抗原（antigen）配對。抗原是外來入侵者的海盜旗[10]。任何入侵者的抗原（旗子）與抗體受器（刺）配對後，它們就會被 B 細胞捕獲並對付。

B 細胞也可以回應正在處理問題的輔助型 T 細胞所釋放出的信號。B 細胞可以漂浮於正在戰鬥的區域，將其受器附著在入侵者的抗原上。抗原（antigen）的名字是「抗體產生器（antibody generator）」的縮寫。這種附著會活化 B 細胞，使它開始不斷複製自己以產生更多 B 細胞，它們可以製造出更多用於攻擊特定入侵者的抗體。令人驚訝地，每個 B 細胞每一秒鐘可以大量製造兩百種抗體，此速度是迷你砲機槍（Minigun，電動旋轉機槍）的兩倍射速[11]。抗體擊中入侵者，將其標記為死亡，接著吞噬細胞會過來將其摧毀。大部分的 B 細胞都會在戰鬥中死亡，但是少數可以存活並轉變為記憶細胞（memory cells）。這些細胞會記住入侵者的特徵，然後隱藏起來。下次當相同的入侵者侵犯身體時，記憶 B 細胞會馬上開始行動，帶著知道如何再次產生正確抗體的知識，以更快的速度去消滅敵人。我稍後將告訴你關於可以活化和增加你體內 B 細胞數量的食物，如：辣椒（chile peppers）和甘草（licorice）。

免疫下降與疾病

當你的免疫系統失敗時，你的生命就面臨嚴重的危險。的確，入侵的細菌和病毒偶爾可以逃避我們的防禦，那就是你得到感冒或流感的原因。大規模的攻擊可能來自體外或體內。以有害的微生物為例，它們可以經由我們的鼻子、嘴巴、眼睛、耳朵、陰道或肛門，任何暴露於外面的洞口，進入我們體內。當你有個裂傷，皮膚傷口就是一扇敞開的大門，讓微生物可以大量爬進身體。在消毒技術被發明前，在醫院分娩孩子的婦女會因醫生未消毒過的雙手和其他產婦用過的產科器具受感染而死亡[12]。如果我們的免疫防禦下降，外來的入侵者將可能帶來災難性的後果。

免疫崩潰導致生命受到威脅的最著名例子，當屬後天免疫缺乏症候群（acquired immune deficiency syndrome，AIDS），也就是俗稱的愛滋病。愛滋病是被人類免疫缺乏病毒（human immunodeficiency virus，HIV）所感染，它會邪惡地剝奪內在的免疫力。這就導致了災難性的感染以及癌症成長的高風險。ＨＩＶ是一種稱為逆轉錄病毒（retrovirus）的生物，源自西非洲的黑猩猩，然後傳播給人類。逆轉錄病毒改編自己以入侵和破壞健康人體的Ｔ細胞[13]。沒有足夠的Ｔ細胞，我們身體偵測和殺死任何入侵者（不僅是ＨＩＶ）的能力會陡然下降。成功控制受感染患者體內的ＨＩＶ是現代醫學最卓越的成就之一。有效的治療可以將這種致命病毒在血液中的濃度降至無法被檢測到的程度，使一個受ＨＩＶ感染的人可以過上正常的生活。

也有一些遺傳的免疫缺乏疾病，可能是患者的T細胞、B細胞或吞噬細胞的功能有缺陷，或是幫助活化免疫細胞的補體蛋白（complement proteins）有缺陷。這些被稱為原發性免疫缺乏疾病（primary immunodeficiency conditions），它們很罕見。你可能有看過一個男孩在一個透明圓形罩中的代表性照片，他患有嚴重複合型免疫缺乏症（severe combined immunodeficiency），也就是SCID。他天生就毫無免疫力，所以接觸到外在世界就無法存活。

你的免疫系統也會因為一些情況而變得虛弱，包括癌症，像是多發性骨髓瘤和白血病；感染，例如：HPV和B型與C型肝炎；醫療，如化療和放射線治療；糖尿病；營養不良和酗酒。肥胖會抑制免疫系統。研究顯示肥胖的人在外傷或住過加護病房之後，相較於沒有肥胖的人較容易發展出感染的問題。這是因為他們的代謝狀態（肥胖）降低了他們的免疫力[14]。事實上，單就肥胖這個問題就增加了患者死於醫院的風險多達七倍，無論其住院的原因為何[15]。因為肥胖導致的免疫力下降也會增加一個人牙齦（牙周炎，periodontitis）、膀胱、皮膚和肺部的感染機率[16]。

我們的免疫防禦受到腸道菌叢的影響，這也是一個重要的研究領域。我們腸道表面的正下方是一個巨大的免疫指揮中心，稱作腸道相關淋巴組織（gut associated lymphoid tissue，GALT）。居住在這一層的免疫細胞會接受來自我們腸道細菌的信號去「開啟」或「關閉」免疫防禦。某些特定細菌已經被確認——如：乳酸桿菌（屬）、雙歧桿菌（屬）、艾克曼菌屬、腸球菌（屬）（Enterococcus）、Alistipes和柔嫩梭菌（屬）（Faecalibacterium）——皆有益於我們的免疫力。如果它們不足或缺少，我們的免疫防禦就會受到傷害。西方飲食可能會削弱免疫反應，因為不健康的食物干擾了微生物體的生態系統，而且可以造成腸道和我們免疫細胞之間的溝通不良。

光譜的另一端，當免疫軍隊走上歧途就會轉而對抗我們的健康。自體免疫（autoimmunity）這個名詞是用來描述一個過於活躍的免疫系統，在那個情況下，正常細胞和器官會被攻擊，且它們的功能會被破壞。超過四十種重大疾病是屬於自體免疫疾病，包括第一型糖尿病、全身性紅斑狼瘡、多發性硬化症、乾癬、類風溼性關節炎和系統性硬皮症（systemic sclerosis）。這些疾病的共通特性皆是慢性發炎與會傷害器官的自我免疫。

自體免疫疾病的發生並非單一原因造成，而是由多個因素所引發。基因、環境、感染、藥物反應和微生物體的改變都與自體免疫疾病有關。自體免疫疾病的共同特徵是平息免疫防禦的正常控制出現故障。當疾病爆發，免疫攻擊可能只限於特定的器官，抑或全面攻擊整個身體。

第一型糖尿病就是攻擊特定器官的例子。B 細胞產生抗體，瞄準胰臟中製造胰島素的 β 細胞（beta cells）。當 T 細胞摧毀那些細胞，身體就缺乏了胰島素，所以變得無法代謝血液中的葡萄糖。這種代謝出錯不僅導致高血糖，也造成許多不同細胞和器官的機能失常，因此需要規律注射胰島素以維持健康的功能運作。

多發性硬化症則是你自己的抗體攻擊包裹在你神經外面的髓鞘（myelin）。這種攻擊會影響你的大腦、脊椎和肌肉，類似家中的白蟻吃掉了牆壁中的電器絕緣。由於神經受到嚴重損傷，多發性硬化症的病人會出現肌肉無力、協調不佳、視力受損、大腦缺失以及其他神經功能方面的嚴重問題。

另一個例子是乳糜瀉。患有乳糜瀉的人會對麩質（gluten）產生免疫反應。麩質是一組蛋白質，存在於小麥（wheat）、大麥（barley）和黑麥（rye）中。身體對麩質的強烈免疫反應導致腸壁跟著損傷，使得腸壁「滲漏」。雖然乳糜瀉的確切機制仍舊是個謎，但是已經知道自體抗體（autoantibodies）會破壞小腸和其他器官，引起嚴重的抽筋疼痛[17]。幸好，一旦避免麩質，抗體就會減少，症狀通常會消失。

另一方面，自體免疫攻擊可以是全身性的，實際上影響身體的各個部位，一種真正可怕的情況。狼瘡（全身性紅斑狼瘡）這種疾病會針對你的DNA發動全面的抗體攻擊，導致你全身發炎。關節、皮膚、心臟、腎臟，甚至是大腦都會發炎。典型狼瘡患者的血液中會存在著攻擊雙鏈DNA的抗體。這些狼瘡自體抗體傾向群聚在一起，然後形成本質上是微型毛球的免疫複合物（immune complexes），沉積在你的器官中，導致它們運作失能。

現代社會中的自體免疫疾病正在增加。雖然確切原因仍然未知，但是這個現象與不健康的飲食有關。此外，也可能與腸道微生物體的生態失調相關，它們會干擾免疫系統的正常控制[18]。

其他免疫反應過強的情況可見於過敏反應，像是氣喘和食物過敏。在嚴重的過敏反應中，免疫系統對經由黏膜進入身體的無害過敏原（花粉、食物）產生過度的反應。瘋狂的免疫系統視它們為外來的入侵者。導致抗體被製造用來對抗過敏原，同時活化T細胞釋放出細胞激素。這些抗體和細胞激素吸引其他免疫細胞去摧毀「入侵者」。在氣喘發作的情況下，細胞激素被氣管內的T細胞釋放，引起過度的發炎反應。因為如此，氣喘患者會發出喘息聲，且難以將空氣排出肺部。如果沒有控制，發炎會收縮氣管的平滑肌，如果沒有治療，可能因為窒息導致死亡。

如同我所描述過的其他身體防禦，免疫系統會受到你飲食的強烈影響。在第二部分，你將學習可以影響每種健康防禦系統的食物，從血管新生、再生、微生物體、DNA防護到免疫。

與不良免疫系統有關的疾病

使免疫系統衰弱的疾病	起因於衰弱免疫系統的疾病	免疫過度反應造成的疾病
後天免疫缺乏症候群（Acquired immune deficiency syndrome, AIDS）	所有的癌症	過敏（Allergies）
酒精中毒（Alcoholism）	AIDS 相關疾病	氣喘（Asthma）
毛細血管擴張性失調（Ataxia telangiectasia）		乳糜瀉（Celiac disease）
東氏症候群（Chédiak-Higashi syndrome）		克隆氏症（Crohn's disease）

使免疫系統衰弱的疾病	起因於衰弱免疫系統的疾病	免疫過度反應造成的疾病
糖尿病（Diabetes）		突眼性甲狀腺腫（Graves' disease）
B 型肝炎（Hepatitis B）		橋本氏甲狀腺炎（Hashimoto's thyroiditis）
C 型肝炎（Hepatitis C）		多發性硬化症（Multiple sclerosis）
人類乳突病毒（human papillomavirus, HPV）		牛皮癬（Psoriasis）
人類免疫缺乏病（Human immunodeficiency Virus, HIV）		類風溼性關節炎（Rheumatoid arthritis）
白血病（Leukemia）		全身性紅斑狼瘡（Systemic lupus erythematosus）
營養不良（Malnutrition）		系統性硬皮症（Systemic sclerosis）

使免疫系統衰弱的疾病	起因於衰弱免疫系統的疾病	免疫過度反應造成的疾病
多發性骨髓瘤（Multiple myeloma）		潰瘍性結腸炎（Ulcerative colitis）
肥胖（Obesity）		第一型糖尿病（Type 1 diabetes）
嚴重複合型免疫缺乏症（Severe combined immunodeficiency disorder）		

免疫系統中的關鍵角色

先天免疫系統	
肥大細胞	藉由釋放組織胺，調節過敏反應。防禦寄生蟲。
自然殺手細胞	可以透過注射一種酵素去溶解異常細胞的外層以殺死它們。可以區辨正常、健康與受感染或癌症細胞。
嗜中性白血球	在受傷部位積聚，並在周圍形成團簇（cluster），吸引巨噬細胞和單核白血球去清理傷口及細胞殘骸。

巨噬細胞	圍繞並吞沒入侵的細胞以消滅它們。召集許多類型的免疫反應。
樹狀細胞	認出並顯示入侵者的抗原，引發 T 細胞的反應，並且分泌細胞激素去吸引免疫細胞抵達問題處。扮演先天和後天免疫系統之間使者的角色。
後天免疫系統	
輔助型 T 細胞（Th）	調節免疫反應，透過釋放細胞激素去徵召其他免疫細胞。
細胞毒性 T 細胞（Tc）	辨識出受病毒感染的細胞與癌細胞。啟動程序性的細胞死亡，藉由釋放毒素去殺死不良細胞。
調節性 T 細胞（Treg）	監控和抑制其他 T 細胞的活動。維持健康細胞的免疫耐受性（immune tolerance）。平靜免疫系統以恢復正常的健康平衡。
記憶 T 細胞	蒐集入侵細胞的資料並且建檔供未來參考，它可以促進身體對抗未來感染的防禦能力。
自然殺手 T 細胞	識別外來脂質分子上的抗原呈現分子（antigen-presenting molecules）。活化後，它們會使發炎加劇。
$\gamma\delta$ T 細胞（Gamma delta T cells）	存在於腸道和黏膜內襯。
B 細胞	產生抗體去標記入侵細胞。認出和顯示抗原以引發 T 細胞的反應。有些會變成記憶 B 細胞，可以記得抗原供未來抗體的製造。

第二部分

靠吃打敗疾病

食物即藥物的證明

「讓食物成為你的藥物，讓藥物來自你的食物」
——希波克拉底（Hippocrates）

你體內的五種健康防禦系統皆與你的飲食密切相關。研究揭露了愈來愈多證據，關於我們吃的食物對這些系統會產生多麼強大的影響力，要麼活化它們的能力使我們維持良好健康，要麼就是摧毀它們。在第二部分，我將帶領你踏上一段發現的旅程，透過健康防禦的角度去學習有關食物對健康的影響。

研究以國際性的規模進行中，所以你將學到由歐洲、亞洲、拉丁美洲和北美洲的科學家和實驗室們所發現的食物和健康的證據。我主要會聚焦來自人體臨床試驗和流行病學研究的證據，因為重要的是食物如何影響人體健康；但是我也會分享一些令人興奮的實驗室發現，因為它們顯示出隱藏的見解，可以幫助我們瞭解當人們吃下某些食物後會發生什麼事。這些資料大部分是在科學和醫療機構的迴廊中被討論，但是我希望你注意到，因為食物具有即時性。一旦你學習後，你可以馬上運用這些資訊。你不需要等待他人的允許或醫生的處方箋。我要告訴你的一些發現將會令你驚訝；一些將會令你高興（如果你是一位美食家），但是所有的訊息都會改變你對食物的認識和選擇食物的方法。準備好打開雙眼面對一個全新的食物世界，透過你身體的健康防禦稜鏡去看。

第六章

餓死你的疾病，餵養你的健康

每個人都希望不要被診斷出癌症、心臟病和其他致命的疾病。規律運動、減少紅肉和糖分攝取，還有不要抽煙都是預防疾病的具體辦法，但是它們只是解答的一部分。利用飲食去支持和強化你身體的血管新生防禦系統可以降低你得到所有可怕疾病的風險。

大豆（黃豆）是第一個被發現可以影響血管新生的食物。一九九三年，西奧多·福特西斯（Theodore Fotsis），是一位希臘科學家，在德國海德堡大學（University of Heidelberg）工作，發表了一篇開創性的論文。他發現攝取大豆食物的健康日本男性和女性的尿液中含有一種天然物質，稱為金雀異黃素（genistein），這種物質具有效的抗癌效果[1]。在實驗室中，福特西斯發現金雀異黃素會抑制被腫瘤引發的血管。之後，金雀異黃素更顯示可以直接停止四種不同類型的癌細胞生長（神經母細胞瘤（neuroblastoma）、伊文氏肉瘤（Ewing's sarcoma）、橫紋肌肉瘤（rhabdomyosarcoma）與視網膜母細胞瘤（retinoblastoma））。我們的身體無法製造金雀異黃素，所以它只能來自於飲食。尿液是從鄉村居民蒐集得來，大部分的居民都是種植茶葉和稻米的農民。他們都是素食者，而且吃的是以大豆為基礎的飲食，這在亞洲很常見。這些農民尿液中的金雀異黃素相較於攝取西方飲食的人們多了三十倍。福特西斯的研究是關於食物中包含的膳食因子清楚被身體吸收且經由尿液排出，而且可以抑制血管新生的第一份報告。研究人員暗示這種大豆特性可能可以解釋人們攝取亞洲植物性的飲食，相較於以西方飲食為主的人在罹患致命癌症的比率上較低的原因。

另一位卓越的研究者，亞卓安娜・阿爾比尼（Adriana Albini），在二〇〇二年時於義大利熱那亞（Genova）的國家癌症研究機構（National Cancer Research Institute）工作，提出血管預防（angioprevention）一詞。阿爾比尼推想血管預防可以達到疾病預防的功效，特別是癌症，透過使用對健康人體安全且耐受性良好的複合物去妨礙異常的血管新生[2]。雖然有些藥物的確符合要求，但是食物是最安全的方法。今天，血管預防意味廣泛的健康途徑，包括利用食物、藥物和膳食補充品。阿爾比尼和我與其他科學界的同事合著了一篇關於血管預防的現代文獻回顧，其中包括刊登於著名期刊《自然綜述：臨床腫瘤學》（*Nature Reviews Clinical Oncology*）內的飲食[3]。血管新生和疾病預防的架構仍由血管新生基金會和國際間的科學家及臨床醫生組織持續發展之中。

血管預防飲食的目標是希望維持身體的血管新生防禦系統處在一個平衡的健康狀態。有時候這一點會讓西醫出生的醫生們感到困惑，因為平衡通常不是他們用於疾病治療的語彙。平衡是阿育吠陀

（Ayurvedic）和傳統中醫裡面較熟悉的概念，這兩者的重點皆擺在預防性健康的平衡[4]。在這些醫學系統中，健康被視為身心平衡系統的存在。平衡是一種你希望隨時保持的狀態。適居帶（Goldilocks zone）是太空生物學家使用的術語，他們使用強大的望遠鏡去搜索與太陽之間存在完美距離以維護生命的星球：不能太近否則會燒焦；不能太遠否則會結凍。血管新生的適居帶是有足夠的血管以確保我們體內的每個細胞都獲得充分的營養，但又不會滋養疾病。不能太多也不能太少，只能剛剛好。

當涉及健康的人體預防疾病時，沒有什麼比起飲食更安全。雖然有些藥物可以預防特殊疾病，像是結腸息肉（colon polyps），但是藥物總是會伴隨著潛在的副作用，因為藥物從來就不是關於平衡。藥物被製造用來執行黑白分明的工作，通常是打敗或加強某件事情。例如：癌症藥物癌思停對治療很有效，但不能用來預防，因為注射後的幾天內，它就會使身體血管新生的訊號減少到幾乎消失。消除這個訊號雖然有利於癌症治療，但是癌思停可以干擾血管新生的正常平衡，因為維持健康器官的功能也需要少量的相同訊號。這種平衡的干擾也會導致副作用，傷口癒合變慢，這是一個需要正常血管新生的過程。

相反地，飲食因素並非如此全能且缺乏破壞力，飲食中的抗血管新生因子只能將過多的血管修剪回基線的水準，這就表示一個使癌症挨餓的食物不會餓到心臟，不會令心臟無法獲得需要的血液供應，因為所有一切都是為了讓身體維持在健康的基線水準。方程式的另一端，促進血管新生的食物也不會造成血管過度生長，超越其在循環系統中的正常界線。促血管新生的食物（Proangiogenic foods）和飲料不會過度驅使整個系統導致癌症。與體內恆定的原則一致，血管新生飲食可以幫助維持身體處於協調和平衡的狀態。

過度血管新生導致的疾病

回想一下，血管新生是疾病的共通點。在第一章，我討論過關節炎、失明和阿茲海默氏症。我們現在來看看如何利用飲食去促進你的血管新生防禦系統，以預防其他重大疾病或使其更能夠被忍受。

血管新生和冠狀動脈疾病之間有個鮮為人知卻重要的關聯。心臟是一塊肌肉，無論何時當它的冠狀動脈被滿載類固醇的斑塊所堵塞時，它就需要強健的血管新生，然而，這些斑塊不只是將自己結塊在血管壁上的厚厚爛泥層，其實會像腫瘤般生長，並需要仰賴新的血管，冠狀斑塊新生血管（Coronary plaque neovascularization）是令人致命的。不僅僅是因為這些微血管（microvessels）會使斑塊變厚並阻塞冠狀動脈，也因為像是路面上的裂縫一樣，血管還會讓斑塊更脆弱和更容易破裂[5]。當一個冠狀斑塊破裂，就如同隧道坍塌，使隧道突然堵住一般：沒有任何東西可以通過。當在冠狀動脈中發生這個情況，血流會被阻斷，造成可能致命的心臟病發作。防止斑塊發展出這些危險的血管與生長新的血管去支持心肌本身同等重要[6]。

我已經說明過癌症，但是它值得再提，畢竟癌症一直以來都是最令人感到害怕的疾病。任何一種實質固態瘤（solid tumor），從乳房到前列腺到肺臟到結腸，其血管新生的生長必定都超越了精確的尺寸。沒有血管新生，癌細胞也無法擴散。即使是稱為血源性惡性腫瘤（hematogenous malignancies）的液態腫瘤（liquid tumors），像是白血病、淋巴癌和多發性骨髓瘤都依賴血管新生。這些狀況下，癌細胞團塊在骨髓、淋巴結或脾臟中以成長的血管為食，它們提供癌細胞生長所需的生存因子。

你可以要求醫生幫你做一組檢驗，看看自己是否屬於其中一種遺傳性癌症的高危險群。你的唾液或血液樣本可以經由分析得知你的細胞是否帶著突變，如果有可能預示著遺傳性癌症的來臨，像是乳癌、結腸癌、卵巢癌、前列腺癌、胃癌、黑色素瘤、胰臟癌或子宮體癌。如果你的檢查結果顯示有突變，你應該尋求遺傳諮詢師的建議，瞭解如何管理你的風險。除了定期回診檢查癌症是否存在或以外科手術移除一些可能發展出癌症的器官（如：乳房和卵巢）以外，醫學界無法提供你太多關於降低風險的建議。採取諸如運動、睡眠和壓力管理等策略當然重要，但是抗血管新生飲食是一個可以幫助你戰勝疾病機率的關鍵機會。

高達九〇～九五％的癌症都與環境接觸及我們的生活型態有關。所有癌症造成的死亡之中，估計三〇％與飲食有關[7]。大多數癌症研究員和抗癌鬥士都指出應該要避免有害的飲食因素，以降低你罹患癌症的風險。不過血管新生基金會著重的目標完全不同：利用食物、飲料和可以加入在飲食中的天然食材去減少你罹患癌症的機率。如同心血管疾病，關於需要避免的食物存在大量資訊。不過血管新生基金會也針對可以幫助賦予生命的血管生長以促進癒合的食物進行研究和資料分析。

這裡是最棒的部分：一些世界上最美味的食物就可以維持血管新生的平衡。現在就讓我們來看看這些食物和支持它們益處的證據吧！美食愛好者請打起精神：你將會發現許多令你感到驚訝和喜悅的項目。

抗血管新生食物

大豆

在福特西斯發表日本農民的尿液研究之後，研究人員證實大豆食品含有有效的抗血管新生特性，而且可以被人體吸收。大型公共研究支持這項益處：攝取愈多大豆食品的人，其罹患依賴血管新生的疾病，從乳癌、前列腺癌到冠狀動脈疾病等風險會降低[8]。

大豆食品代表數十種由大豆製成的不同食物，大豆是三千年前源於中國東部的一種古代豆科植物。從新鮮的大豆產品，例如：毛豆（edamame）、豆漿和大豆仁（soy nuts）到發酵過的大豆食品，如醬油、豆腐、味噌、納豆、天貝（tempeh）還有更多，大豆以多種形式存在。亞洲超市通常會販賣新鮮的大豆，但是你也可以在雜貨店的冷凍櫃中找到它們。新鮮豆腐很萬用而且是亞洲常見的食物。

在西方國家，找到多種豆腐的最佳來源是亞洲超市。看看中國、日本、韓國、泰國或越南餐廳的菜單，你將會發現許多含有大豆的料理。

大豆含有抗血管新生的生物活性物質大豆異黃酮（isoflavones），具體來說是金雀異黃素、大豆異黃酮苷素（daidzein）、雌馬酚（equol）和大豆素（glyceollins），它們的濃度在發酵後的大豆產品中又更高[9]。一種稱為GCP（genistein concentrated polysaccharide）的膳食補充品是高濃縮的金雀異黃素與大豆異黃酮苷素。在血管新生基金會，我們在實驗室中測試GCP對抗人類的血管細胞，發現它具有強大的抗血管新生活性。GCP可以直接殺死前列腺癌和淋巴癌細胞[10]。大豆生物活性不僅抑制癌症生長，它們也可以透過抗血管新生活動去預防動脈粥樣硬化斑塊的發展[11]。亞洲的研究人員已經證實攝取大豆可以將罹患心血管疾病的風險降低一六％[12]。

人們普遍存在誤解，認為女性應該避免食用大豆，因為相信天然植物的植物性雌激素（phytoestrogens）會導致乳癌。是時候推翻這則都市傳說了。以下是科學真相：人類研究指出大豆中的植物性雌激素不會增加乳癌的發生率。反而恰好相反，大豆的植物性雌激素其實在人體中具有抗雌激素（antiestrogens）的作用，會妨礙雌激素引發某些癌症的能力[13]。此外，正如你現在知道的，金雀異黃素是一種植物性雌激素，但它卻具有抗血管新生和餓死癌症的功效。

關於大豆的益處，最令人信服的流行病學研究當屬上海乳癌存活者研究（Shanghai Breast Cancer Survival Study），這個研究包含了五千零四十二名乳癌存活者[14]。四年的研究期間，來自范德堡大學

（Vanderbilt University）的研究人員記錄並分析這群婦女攝取的大豆量與乳癌復發和死亡率之間的相關性。如果大豆真實存在危險，那麼將會顯示在這群婦女身上。然而，結果顯示大豆攝取量最高的女性其癌症復發的風險減少了三二%、死亡率也降低了二九%。此外，無論受試婦女罹患的是雌激素受體陽性（estrogen-receptor-positive）還是陰性（negative）乳癌，在她們身上都可以看見這個與大豆有關的益處。

攝取大豆是你擁有的另一個機會。人類研究中可以帶來健康益處的量是每天十克大豆蛋白，差不多是一杯豆漿。人體證據顯示飲食中包含大豆食品與減少乳癌風險有關。攝取愈多大豆，降低愈多風險。大豆還有其他好處，如同素食者知道的，它可以做為極佳的蛋白質來源。大豆在許多調理食品中也很常見，但是我們尚不清楚大豆作為一種填料是否與新鮮或發酵的大豆製品具有相同的益處，所以我不建議只因為其中一種食材是大豆就選擇高度加工過的食品，而是應該選擇亞洲超市和餐廳中可以看到的大豆、豆漿、豆腐或傳統大豆製品。如果你從未嘗試過亞洲菜單上與大豆相關的菜餚，像是豆腐，現在你有了充分的理由：大豆可以餓死你的癌症並餵養你的健康。

番茄

通常被視為烹飪蔬菜，但實際上是一種水果，番茄源自中美洲，它被用於墨西哥的傳統烹調。西班牙征服者把番茄帶回歐洲，同時也把它們帶到西班牙所屬的亞洲殖民地。義大利文的「pomodoro」

代表金色蘋果（pomo d'oro），所以最初歐洲可以看到的番茄顏色很可能是黃色和橘色，非紅色。植物學家的選擇性育種產生了後來鮮紅色、圓潤又表面光滑的番茄品種。早年，歐洲人只把番茄當成裝飾品，他們錯誤地相信這種水果有毒，因為其與會致人於死的茄科植物（茄屬 Solanum）有關。在義大利，農夫把番茄用於他們的烹調中，使番茄最終變成義大利菜餚的必要食材之一。當南歐人移居到北美時，番茄也被引進了他們的新家。今天番茄可以在任何地方的超市中找到。你可以買到新鮮、罐裝、濃縮、乾的、粉末狀和做成醬料及飲料的番茄形式。番茄也在全世界的菜餚中被大家享用，從地中海到美國到亞洲。

番茄非但不是一種有毒的水果，它還含有有用的生物活性，尤其是類胡蘿蔔素（carotenoids），像是茄紅素（lycopene）、芸香苷（rutin）和 β - 隱黃質（beta-cryptoxanthin）。其中茄紅素是最重要的物質，因為它已經被證實能夠有效地抑制血管新生。雖然所有番茄都含有茄紅素，但是表皮的含量是果肉的三到五倍[15]，所以烹煮帶皮番茄是最健康的方式。事實上，烹煮是充分利用番茄的最重要因素。新鮮番茄中的茄紅素，其天然狀態是以反式（trans）的化學形態存在。很不幸地，身體吸收反式茄紅素（trans-lycopene）的能力非常差。不過透過烹煮，熱源會將茄紅素的結構從反式轉變為順式（cis），它就可以輕易被身體吸收[16]。烹煮也可以使番茄細胞釋放出更多茄紅素，因此增加了番茄醬（tomato sauce）或番茄膏（tomato paste）中的茄紅素濃度。茄紅素是脂溶性的，這就表示它可以輕易溶解在油脂中。如果你用橄欖油烹煮番茄，血液可以吸收的茄紅素含量會增加三倍。

流行病學的研究證實了番茄的健康益處。超過三十篇研究顯示食用番茄在前列腺癌上的保護作用[17]。哈佛醫護人員追蹤研究（Harvard Health Professionals Follow-Up Study）調查了四萬六千七百一十九位男性的茄紅素攝取量，研究發現每週食用二～三杯番茄醬與前列腺癌的風險降低三〇%相關，這與茄紅素對癌症的抗血管新生效用相符[18]。針對罹患前列腺癌的男性中，那些食用較多番茄醬的人被發現較少血管新生，癌症也較不嚴重[19]。

超過一千種番茄品種，而且每個品種所含的茄紅素量差異很大。所以哪一種擁有最大的抗血管新生活性呢？一份研究一百一十九種不同番茄類型的報告指出小番茄（cherry tomatoes）的茄紅素量比起其他種類的番茄高出二四%[20]。聖馬札諾番茄（San Marzano tomato），源自義大利維蘇威火山（Mount Vesuvius）山坡上的聖馬札諾在番茄之中也具有最高的茄紅素含量。它也擁有強烈的獨特氣味，所以非常適合用於烹飪，不論是以新鮮、罐頭，甚至是膏狀的形式。一種黃橘色稱為柑橘色番茄（Tangerine tomato）的品種值得注意，因為它天生就含有高濃度的順式茄紅素，更容易被腸道所吸收。一個由俄亥俄州立大學（Ohio State University）的研究員進行的臨床試驗發現柑橘色番茄製成的番茄汁在血液中的吸收效果比起普通的紅色番茄高出8.5倍[21]。柑橘色番茄的濃郁甜味使它們值得美食家和追求健康者的喜愛[22]。紅黑色的番茄相較於紅色番茄的茄紅素含量更高，而且又比黃色番茄高出一千倍[23]。

成熟的番茄捧在手中會感覺到重量，輕壓時會感受到其堅實。它們應該具有甜甜的氣味。將新鮮的番茄保存在室溫下，遠離陽光的直接照射，並且應該在買回家或摘下它的幾天內吃完。

抗血管新生蔬菜

青花菜是一種十字花科（cruciferous）的蔬菜，同時也是蕓薹屬（Brassica）家族的一員。這個家族還包含球花甘藍（broccoli rabe）、小白菜、（bok choy）、花椰菜（cauliflower）和羅馬花椰菜（romanesco）。青花菜源於義大利。它具有強大的抗血管新生生物活性，像是蕓薹抗毒素（brassinin）和蘿蔔硫素（sulforaphanes）。每週食用一到兩杯的青花菜與降低許多癌症風險有關。芝加哥大學（University of Chicago）、明尼蘇達大學（University of Minnesota）、哈佛大學（Harvard University）和美國衛生研究院的研究顯示食用青花菜可以減少下列癌症風險：非何杰金氏淋巴瘤（Non-Hodgkin's lymphoma）四〇％、肺癌二八％、乳癌一七％、卵巢癌三三％、食道癌三一％、前列腺癌五九％以及黑色素瘤二八％[24]。

羽衣甘藍（kale）可能是世界上最被吹捧過度的健康蔬菜，但是它的確值得健康的美譽。它至少含有六種抗血管新生生物活性：蕓薹抗毒素、吲哚-3-甲醇（indole-3-carbinol）、槲皮素（quercetin）、葉黃素（lutein）、蘿蔔硫素和山奈酚（kaempferol）。多種甘藍之中，在北美和歐洲的晚秋與冬季可以買到一種無敵美味的品種。它被稱為黑葉甘藍（cavolo nero或black cabbage）或恐龍羽衣甘藍（lacinato、Tuscan kale或dinosaur kale）。黑葉甘藍生長於托斯卡尼（Tuscany），是一種葉子呈深綠又帶點藍黑色的品種，在許多傳統的義大利食譜中可以發現其蹤跡。它是原始義大利蔬菜湯

（minestrone soup）和托斯卡尼蔬菜湯（ribollita soup）的關鍵食材，這兩種湯都充滿了營養豐富又能促進健康防禦的成份。

購買甘藍時，挑選訣竅是看完整的葉子和堅實的莖。將葉子自不可食用的纖維莖上摘下，然後切段或切絲，接著可以蒸煮、燙、煎炒、用於湯或燉菜中，或是混合在義大利麵或米飯之中。經過適當烹煮，黑葉甘藍會變得非常柔軟。它幾乎會變成黑色，具有濃郁的風味，而且帶著溫和的餘韻甜味。

抗血管新生水果

核果（Stone fruit）是夏季的水果，它們以甜美帶著汁液的果肉與中心裝著核的凹洞而著名。你能夠馬上認出它們：桃子（peaches）、李子（plums）、油桃（nectarines）、杏桃（apricots）、櫻桃、芒果甚至是荔枝。許多抗血管新生（以及再生、DNA防護，我們之後將會討論）的生物活性，包括類胡蘿蔔素、山奈酚、花青素（anthocyanin）、槲皮素和綠原酸（chlorogenic acid）都存在於核果中。美國國家癌症研究所（U.S. National Cancer Institute）和芝加哥伊利諾大學（University of Illinois）的兩項研究顯示每天攝取兩顆中等大小的核果與減少男性六六％的食道癌風險和一八％的肺癌風險有關[25]。當涉及選擇核果時，沒有所謂壞的選擇，但是一個有用的訣竅是李子抗癌多酚（cancer-fighting polyphenols）的含量是桃子的三倍。在實驗室中，杏桃成份中一種稱為葉黃素的類胡蘿蔔素，可以預防會損害大腦的 β- 類蛋白澱粉纖維（beta-amyloid fibrils）的形成，這種物質與阿茲海默氏症的異常血管新生有關[26]。雖然食用果乾可以容易彌補不足的水果攝取量，但還是盡可能挑選新鮮的水果，因為乾燥會降低其生物活性的含量[27]。

蘋果對你很好，但是要瞭解選擇哪種類型可能令人困惑。蘋果中含有若干抗血管新生多酚，包括咖啡酸（caffeic acid）和阿魏酸（ferulic acid）。兩項主要的營養流行病學研究，歐洲癌症營養前瞻性調查（European Prospective Investigation into Cancer and Nutrition，EPIC）和退休美國人的飲食與健康研究（NIH-AARP Diet and Health Study），分析食用某些水果和癌症間的相關性。針對蘋果的結果令人印象深刻。每天食用一到兩顆蘋果的人，罹患膀胱癌的風險減少一〇%、結腸癌風險減少二〇%，而肺癌風險減少一八%[28]。

生長於全世界的七千五百種蘋果中，市面上可買到的大約有一百種。除了它們的味道和質地以外，堅實、酥脆、甜、酸、溫和，很難知道它們對於健康有何不同的影響。研究提供了答案，眾多品種中，擁有最高防禦促進多酚含量的前三名分別是：翠玉蘋果（Granny Smith）、五爪蘋果（Red Delicious）和小皇后蘋果（Reinette 或 Little Queen）。

每當蘋果季節來臨，一定就會有蘋果酒（apple cider）。濁蘋果酒（Cloudy apple cider）對健康尤其有益，因為它保留更多生物活性[29]。清蘋果汁（Clear apple juices）已經被過濾，雖然不是全部，但是這麼做會移除許多的健康複合物。梅約診所（Mayo Clinic）一份針對三萬五千一百五十九人的研究顯示每個月飲用兩份蘋果酒或蘋果汁與減少三五%非何杰金氏淋巴瘤相關[30]。

季節性的莓果，如草莓、覆盆莓（raspberries）、黑莓（blackberries）、藍莓（blackberries）和蔓越莓（cranberries）都可以增強你身體的血管新生防禦。它們強烈的色彩和酸度是有效生物活性存在的暗示，包括花青素和鞣花酸（ellagic acid），兩者皆具有抗血管新生的活性。在歐洲癌症營養前瞻性調查中，跨越十個歐洲國家，共四十七萬八千五百三十五人的飲食和健康模式持續被調查超過二十年，以取得它們與癌症和其他慢性疾病，包含心血管疾病之間的相關性。一個關鍵的結論：攝取莓果與較低的癌症風險有關。每天食用五分之一杯莓果（berries）的人發展出肺癌的風險降低了二二%[31]。

黑覆盆莓（black raspberry）是一種特殊的覆盆莓品種。深色反映出它生物活性的高濃度。黑覆盆莓的臨床試驗已經在巴瑞特氏食道（Barrett’s esophagus）患者身上進行去檢視它們的效用，這個症狀是一種癌前病變。結果顯示黑覆盆莓可以使病變較不具侵略性，減少預示癌症進展的細胞變化。相同的結果也在癌前大腸息肉上看到，黑覆盆莓同樣減緩了它們的成長[32]。藍莓天然的深藍色反映出它們具抗血管新生生物活性的飛燕草素（delphinidin）[33]。七萬五千九百二十九名女性的研究顯示每週食用一杯新鮮藍莓的人，罹患乳癌的風險減少了三一%[34]。如同我之後會告訴你們的，藍莓在活化多種健康防禦系統上擁有卓越的能力。

草莓是鞣花酸的良好來源，具有有效的抗血管新生活性[35]。草莓的酸度反映出這種酸。高濃度的鞣花酸可以在三種品種中發現：紅寶石（Rubygem，源於紐西蘭）、卡姆羅莎（Camarosa，來自俄亥俄州河谷）和奧斯曼（Osmanli，源自土耳其）[36]。這些品種值得你在市場中搜尋。儘管蔓越莓非常酸，但是它們其實只有低含量的鞣花酸。不過它們具有高濃度的原花青素（proanthocyanins），這種生物活性也具有抗癌和抗血管新生的效用[37]。

海鮮

食用海鮮的人們較長壽[38]。食用魚類和貝類對血管新生的影響有一個解釋。許多海鮮的肉含有健康的多元不飽和脂肪酸（polyunsaturated fatty acids，稱為 PUFAs）。這些健康的脂肪來自魚類攝取海洋中的浮游植物（phytoplankton）。大部分人們知道 omega-3 脂肪酸很健康，但是實際上這種脂肪有三種主要形式與健康益處相關：二十碳五烯酸（EPA，eicosapentaenoic acid）、二十二碳六烯酸（DHA，docosahexaenoic acid）和 α- 亞麻油酸（ALA，alpha linolenic acid）。EPA 和 DHA 存在於海鮮中；ALA 主要存在於植物性食物。抗血管新生活性存在於 omega-3 多元不飽和脂肪酸中[39]。然而，不是只有 omega-3 多元不飽和脂肪酸對於健康很重要，omega-3 和另一組稱為 omega-6 脂肪酸間的比例也很重要。數字 3 和 6 指的是脂肪酸的「不飽和」部分在分子上的位置。針對癌症防護，研究員發現整體飲食上攝取愈高的海洋omega-3，益處就愈大。然而，相較於omega-3多元不飽和脂肪酸，omega-6多元不飽和脂肪酸（來自蔬菜油）的攝取量愈高（omega-6 : omega-3），反而與不健康的發炎和疾病風險增加有關[40]。

大量人口研究，例如新加坡中國健康研究（Singapore Chinese Health Study）和歐洲癌症營養前瞻性調查均發現海鮮攝取與降低癌症風險相關。新加坡研究檢視了三萬五千二百九十八位女性的健康，發現每天食用三盎司的魚或貝類，罹患乳癌的風險降低了二六%[41]。歐洲癌症營養前瞻性調查的研究也顯示每天食用三盎司或更多的魚，罹患結腸癌的風險降低了三一%[42]。

魚類的益處遠超過預防癌症。婦女健康研究（Women's Health Study）的參與者包含三萬八千零二十二位中年婦女，哈佛研究人員發現每週食用一份或多份脂肪魚持續十年以上，發展出老年黃斑部病變的風險減少四二%，這種病變是造成老年人視力受損最常見的原因，與眼睛後方破壞性的血管新生引起的血管滲漏有關[43]。中國常熟第二人民醫院（Changshu No. 2 People's Hospital）進行的一次大規模後設分析（meta-analysis），跨越冰島、荷蘭、美國和澳洲的八篇不同研究，參與者多達十二萬八千九百八十八人。分析顯示食用魚類的頻率範圍從一個月少於一次到每週三到四次，與減少二四%的老年黃斑部病變風險相關[44]。研究發現保護程度上的差異是根據攝取的魚類類型。鯖魚、鮭魚、沙丁魚、蘭勃舵魚（bluefish）和劍旗魚（swordfish）皆有益且與減少三二%的老年黃斑部病變有關。食用鮪魚可以減少四二%的風險。不過儘管它們很美味，但是食用鮪魚、劍旗魚、蘭勃舵魚和其他位在食物鏈頂端的大型魚類的危險在於它們通常含有高濃度的汞，所以食用這些魚類要小心，而且只能適量。

如果你的目標是追求更好的健康，那麼飲食中包含脂肪魚是必需的。如果你住在沿岸，很可能已經有在食用新鮮的海鮮。但是，即使是內陸居民也可以買到在海洋上就被急速冷凍的海鮮。急速冷凍可以留存有益的 omega-3 脂肪酸，直到魚類在家被解凍時仍存在。如何挑顯最佳的海鮮是個大問題。如果你去拜訪世界上最棒的魚市場，如：日本的築地市場（Tsukiji market）、巴塞隆納的聖約瑟波凱利亞市場（Mercat de Sant Josep de la Boqueria）或威尼斯的里奧多市場（Mercato del Pesce），當你看到琳瑯滿目的魚類，下巴會震驚地掉下來，這些每天從海中被捕撈上來的可食用生物——神奇的魚類、甲殼類動物和貝類的多樣性，其他任何地方都無法比擬。

為了幫助你掌握在魚市場中會遇見的各式各樣海鮮，我編製了一份常見的海鮮清單，根據牠們的 omega-3 多元不飽和脂肪酸含量以及在市場和餐廳中出現的樣貌。為了產生這份清單，我調查了世界上最頂級的魚市場、餐廳菜單和漁業永續發展圖表（fisheries sustainability charts），然後與八個國家（丹麥、法國、冰島、義大利、日本、挪威、西班牙、美國）富有聲譽的資料庫進行營養成分的對照，以取得每一百克海鮮中 omega-3 多元不飽和脂肪酸（EPA + DHA）含量最高的產品資訊。美食愛好者應該慶祝（我支持你們）：精美的食品，像是烏魚子（bottarga）、墨魚汁（squid ink）和海參（sea cucumber）都列在含有效抗血管新生活性的海鮮之中。

抗血管新生富含 omega-3s 海鮮的最佳食物選擇

最高含量 **（3-30 克 /100 克海鮮）**	鱈（Hake）、海參、菲律賓花蛤（manila clam）、大目鮪（big eye tuna）、黃尾鰤（yellowtail）、海鱸（sea bass）、藍鰭鮪魚（bluefin tuna）、鳥蛤（Cockles）、烏魚子（烏魚的魚卵）、魚子醬（Caviar）、魚卵（鮭魚）。
高含量 **（＞ 0.5–2.44 克 /100 克海鮮）**	鮭魚、秋姑魚（red mullet）、大比目魚（halibut）、太平洋大牡蠣（Pacific oysters）、烏魚（gray mullet）、沙丁魚、北極紅點鮭（arctic char）、藺勃舵魚、鯛（sea bream）、地中海鱸魚（Mediterranean sea bass）、龍蝦（spiny lobster）、鯷魚（Anchovies）、鰺（Pompano）、紅魚（Redfish）、黑鱸（Black bass）、劍旗魚、魴魚（John Dory）、東部生蠔（Eastern oysters）、烏賊（squid）、虹鱒（Rainbow trout）。
中等含量 **（＞ 0.2–0.5 克 /100 克海鮮）**	螃蟹、淡菜（mussels）、紋鯔（striped mullet）、章魚（octopus）、扇貝（scallops）、花枝（cuttlefish）、蝦子和明蝦（prawns）、沙鮻（whiting）、鹹鱈魚乾（dried cod 或 bacalao）、銀花鱸魚（striped bass）、波士頓龍蝦（Atlantic lobster）。
低含量 **（＞ 0.2 克 /100 克海鮮）**	鱈魚（cod）、石斑魚（grouper）、褐蝦（brown shrimp）、海螺（periwinkle）、蛾螺（whelk）、鮑魚（abalone）、鰩魚（skate）。

關於魚的最後一點說明：小心吳郭魚（tilapia）。這種養殖的淡水魚可以在許多菜單上看到，而且牠的白肉味道溫和，但是卻有個隱藏的威脅。吳郭魚身上omega-6：omega-3多元不飽和脂肪酸的比例高的不健康，所以用健康的觀點來看，牠並不受歡迎。

雞大腿

所有肉之中，雞肉是較健康的選擇之一。我們大部分人都認為雞胸肉是最棒的部分，因為白肉脂肪較少，但是紅肉可以提供其他獨特的健康益處，尤其如果你先將脂肪修剪掉。研究顯示大腿和小腿肉是特別健康的選擇。雞紅肉包含維生素K2或甲萘醌類（menaquinone），一種天然的脂溶性維生素[45]。不像維生素K1是由植物（如：菠菜）產生，K2是由細菌製造。它具有抗血管新生的特性。

日本廣島大學（Hiroshima University）的科學家研究維生素K2，發現它可以有效抑制血管新生和結腸癌細胞的生長[46]。伊利諾大學的研究人員發現維生素K2可以抑制血管新生與前列腺癌的生長[47]。K2的好處也延伸到心臟病。攝取含有較多K2食物的人，死於心臟病的機會減少了五七%以上；因為斑塊堆積導致的嚴重動脈硬化風險也降低了五二%[48]。斑塊生長需要血管新生，所以這個相關性很合理。研究人員並且發現甲萘醌類也會干擾身體製造膽固醇的能力，因此可以預防動脈硬化的發生[49]。

所以即使你可能已經習慣選擇雞胸肉，當涉及健康，毫無疑問地：請選擇美味的腿和大腿。

風乾火腿：好的、壞的、醜陋的

加工過的肉品被世界衛生組織認為具有致癌物質。但是兩種肉類值得一提，因為許多人不知道他們含有益脂肪。分別是義大利的帕瑪森火腿（prosciutto di Parma）和西班牙的橡果伊比利亞火腿（jamon Iberico de bellota）。這兩種火腿的豬隻品種與典型工廠化農場的品種不同。牠們被培育成肌肉內含有脂肪條紋，使牠們的肉特別美味。

帕瑪豬以傳統方式被飼養，牠們年幼時會被餵食帕瑪森乾酪的乳清，賦予牠們的肉有著堅果味道，然後接著牠們吃的飲食含有栗子，其富含 omega-3 多元不飽和脂肪酸。多元不飽和脂肪酸進入肉中形成脂肪條紋，所以最終成品會包含健康的多元不飽和脂肪酸，就像海鮮一樣。西班牙伊比利亞豬是一種黑色蹄的品種，採取放牧的養殖形式[50]。牠們之後吃的飲食為富含 omega-3 多元不飽和脂肪酸的橡實（acorns），橡實提供了高含量的油酸（oleic acid），如同橄欖油中的含量。油酸可以促進好膽固醇 HDL 的生成，同時降低壞膽固醇 LDL。這些火腿經由風乾，沒有添加任何人造防腐劑。根據需要被切成薄片，兩者皆是 omega-3 多元不飽和脂肪酸的來源。事實上，九片帕瑪森火腿或橡果伊比利亞火腿所含的 omega-3 多元不飽和脂肪酸量相當於一塊三盎司的鮭魚。

稱帕瑪森火腿和橡果伊比利亞火腿健康是否過於誇大呢？沒錯，只因為它們含有益的 omega-3 多元不飽和脂肪酸並無法抵銷它們的缺點。曬乾的火腿不是一種健康食物。請謹記在心，這兩種肉品的飽和脂肪含量大約是鮭魚的兩倍。兩者的鈉含量皆非常高，大概是一份鮭魚（實際生活在海水中）的二十五到三十倍。橡果伊比利亞火腿的鈉含量約比帕瑪森火腿少三〇％。高鈉攝取量與高血壓及胃癌的風險增加有關，此外，你將會在下一章看到，鹽會傷害你的幹細胞。相較於鮭魚，帕瑪森火腿也有較高的 omega-6 多元不飽和脂肪酸比例，這具有促發炎的效果，所以絕對要注意。如果你喜歡這些火腿，請記得這些事實。如果你必須食用，請像義大利和西班牙人一樣，只吃一點去享受它們的風味。

飲品

茶是水之後，全世界第二普遍的飲品，而且它已經有超過四千年的歷史。茶葉含有兩千種以上的生物活性複合物，像是兒茶素（catechins，EGCG）、沒食子酸（gallic acid）和茶黃素（theaflavins），當你用熱水沖泡茶葉時，許多這些物質會進入茶杯中。在血管新生基金會，我們開始利用原本用來評估抗血管新生癌症藥物的實驗室分析系統去研究茶的生物活性特性。我們發現茶的萃取物具極其有效的血管新生抑制效果，可以與藥物媲美。有趣地是，不同品種的茶展現出不同的效力。我們發現中國的茉莉香片（jasmine tea）比日本的煎茶（sencha tea）更有效，而伯爵紅茶（Earl Grey tea）又比茉莉香片有效。最顯著的發現是當我們跨文化，混合煎茶（日本）和茉莉香片（中國），結果顯示混合的茶在血管生長上有著協同效用，在對抗血管新生的效果方面是單獨一種茶的兩倍。

當然，綠茶（green tea）是大多數人常會聯想到與健康益處相關的茶。綠茶中的生物活性被研究最透徹的是稱為兒茶素（EGCG，epigallocatechin-3-gallate）的多酚。綠茶的兒茶素含量高於紅茶十六倍。兒茶素可以減少有害的血管新生和癌症生長、降低血壓、改善血脂、恢復免疫細胞的衡定，而且具抗氧化和抗發炎的特性[51]。綠茶技術上來說涵蓋了廣泛的飲品，從煎茶、茉莉香片到烏龍茶。每天飲用二至三倍的綠茶與減少四四％發展出結腸癌的風險有關[52]。

洋甘菊茶（Chamomile tea）是一種流行的花草茶，由乾燥的洋甘菊花瓣所製成。洋甘菊含有像是芹菜素（apigenin）、咖啡酸和綠原酸等具抗血管新生的生物活性。葡萄牙布拉加（Braga）的米尼奧大學（University of Minho），研究人員發現洋甘菊茶可以透過干擾活化血管細胞以生成新血管的訊號去抑制血管新生[53]。

品種、收成時間和處理過程皆會影響茶的生物活性含量。白茶（White tea）是在當季早期就摘採下來的綠茶，它只有一點甚至不含咖啡因。茶葉隨著季節成熟，茶葉中的生物活性，包括咖啡因也會隨之增加。為了控制飲用茶的效力，一個方式是購買散裝茶葉（loose-leaf tea），因為這樣你可以控制每個茶杯中裝了多少茶葉。茶包可以讓你重複沖泡，有助於將茶葉的生物活性完全提取到熱水中。只買夠喝一到兩個月的茶，可以讓你之後再次回到茶葉店購買新鮮、當季摘採和製作的茶。如果將茶保存在乾燥、陰暗的地方，茶葉中的生物活性和味道通常可以穩定存在兩年左右。

紅酒

紅酒與心血管益處和抗癌活性有關。雖然葡萄酒含有數百種生物活性複合物，但最為人熟知的是白藜蘆醇（resveratrol）。不過紅酒也包含常見於其他食物中的有益多酚，例如：兒茶素、沒食子酸、芸香苷、槲皮素和咖啡酸，這些已知具有抗血管新生的作用[54]。並非所有葡萄酒都具有相同的功效，因為葡萄品種和品質以及釀造年份的差異，所有這些因素皆會影響其抗血管新生的特性。在血管新生基金會，我們對同一個釀酒廠（Vintage Wine Estates）製造、相同釀造年份、相同葡萄產區，但葡萄品種不同的六瓶葡萄酒進行了抗血管新生活性的研究。六瓶葡萄酒之中，我們確認最具抗血管新生效力的酒是卡本內蘇維濃（Cabernet Sauvignon）、卡本內弗朗（Cabernet Franc）和小維鐸（Petit Verdot）。

流行病學研究支持葡萄酒在癌症上的抗血管新生效用。歐洲癌症及營養前瞻性研究－諾福克區（EPIC-Norfolk）追蹤二萬四千二百四十四人長達十一年，發現每天喝一杯葡萄酒與減少三九％的大腸直腸癌風險有關[55]。北卡羅萊納州結腸癌研究（North Carolina Colon Cancer Study）追蹤了二千零四十四人，發現相似的結果：每天喝少於一杯的紅酒與減少二七％的大腸直腸癌風險有關[56]。注意攝取高濃度的酒精，包括葡萄酒，是有害的且會導致心房顫動（atrial fibrillation）、出血性中風（hemorrhagic stroke）和心肌病（cardiomyopathy），以及食道癌和肝癌。適度的一切是關鍵，因為當涉及葡萄酒時，並非酒精本身賦予健康——益處是來自葡萄酒中的生物活性。

啤酒

啤酒花含有黃腐醇（xanthohumerol），這是一種抗血管新生生物活性[57]。美國國家癌症研究院展開的一項大型研究——前列腺癌、肺癌、大腸直腸癌和卵巢癌的篩檢試驗（Prostate, Lung, Colorectal and Ovarian Cancer Screening Trial），一共招募了十萬七千九百九十八名受試者。其中一項分析是飲用啤酒與腎臟癌，也被稱為腎細胞癌（renal cell carcinoma）間的相關性。研究發現每週飲用將近五罐啤酒顯著與減少三三％的腎臟癌風險相關[58]。二千零四十四位參與者的北卡羅萊納州結腸癌研究發現適度飲用啤酒（每天稍微少於一罐啤酒）與減少二四％的結腸癌風險有關[59]。

啤酒攝取也與心血管益處相關。位於義大利坎波巴索（Campobasso）的聖馬里亞因巴羅和天主教大學（Santa Maria Imbaro and Catholic University）的馬力奧尼格里藥理研究所（Instituto di Recerche Farmacologiche Mario Negri）檢驗了跨越十個國家的十四篇研究，發現每天飲用一罐啤酒與減少二一％的冠狀動脈疾病風險有關[60]。一篇德國的研究提出啤酒有預防失智症的益處。這項研究由曼海姆中央心理健康研究所（Central Institute of Mental Health in Mannheim）主導，跨越了六個德國城市（波昂、杜賽道夫、漢堡、萊比錫、曼海姆和慕尼黑），評估了三千二百零三位年齡超過七五歲的老年人。研究人員將不同類型的酒精飲料攝取量與失智症的發病率進行相關分析[61]。每天飲用一・五到二罐啤酒的人在罹患失智症的風險上減少了六〇％，而在被確診為阿茲海默氏症的風險上也減少了八七％。針對葡萄酒的相同警告也適用於啤酒：酒精的高濃度攝取會有害健康。請做一個輕度或中度的飲酒者。酒精本身會毒害大腦，而且高劑量會增加罹患失智症的風險。

起司

起司作為食物早有歷史上的記錄。有超過九百種不同種類的起司，但是你只會在超市或雜貨店發現一小部分的種類。雖然起司的鈉和飽和脂肪含量很高，但它也含有抗血管新生的維生素 K2，它是製造起司需使用的細菌菌種的副產物。馬斯垂克大學（Maastricht University）的研究對起司的維生素 K2 含量進行分析，並且指出莫恩斯特（Munster）、高達、卡蒙貝爾、愛丹（Edam）、斯蒂爾頓（Stilton）和衣曼塔（Emmenthal）起司的維生素 K2 含量最高。亞爾斯堡起司（Jarlsberg cheese）也有一種高濃度的維生素 K2。起司所含的維生素 K2 含量可與雞大腿相比[62]。

歐洲癌症及營養前瞻性研究 - 海德堡區（EPIC-Heidelberg study）檢驗了維生素 K 攝取量與癌症間的關係。研究人員調查二萬三千三百四十人長達十四年，並且發現起司是這一組參與者中維生素

K2（甲萘醌類）的主要來源。調查發現每天食用一到三片起司與減少六二%的肺癌風險有關。

針對男性進行相似的分析，每天食用兩片起司所含的K2量與減少三五%的前列腺癌風險有關[63]。

起司通常含有飽和脂肪、膽固醇和高鈉，這些都是不健康的因子，所以適量很重要。但是研究證據讓我們可以把起司重新考慮為可為我們帶來一些健康益處的食物，而不是一種應該被完全歸類為不健康的食物。

橄欖油

橄欖油已被人類使用了四千年之久，它的起源來自小亞細亞（Asia Minor）和地中海（Mediterranean）。曾經被用做儀式所需要的燈油，橄欖油最終被用於烹飪。西班牙、義大利和希臘是今天橄欖油的主要製造者，這三個國家所生長的橄欖品種皆含有高濃度的生物活性多酚，包括油酸、橄欖苦苷（oleuropein）、羥基酪醇（hydroxytyrosol）、酪醇（tyrosol）和橄欖油刺激醛（oleocanthal）。這些複合物具有抗血管新生、抗發炎、抗氧化劑還有你在第七章會看到的獨特抗癌特性。特級特級初榨橄欖油（Extra virgin olive oil，EVOO）是壓榨橄欖製成，無添加任何化學物質或精緻，含有最高濃度的生物活性以及最佳的風味。它的保存期限大約是兩年。

馬力奧尼格里藥理研究所和米蘭大學（University of Milan）進行了一份研究，調查義大利二萬七千人攝取特級初榨橄欖油、奶油（butter）、人造奶油（margarine）和種籽油（seed oils）的情況[64]。

這些情況接著被分析，以取得與不同癌症類型間的相關性。他們發現每天食用三到四大匙的橄欖油與降低七〇%的食道癌、六〇%喉癌（laryngeal cancer）風險、六〇%口咽癌（oral and pharyngeal cancer）、三二%卵巢癌、一七%大腸直腸癌和一一%的乳癌風險有關。這些益處無法在食用任何其他脂肪的情況下發現。事實上，奶油與增加兩倍的食道癌、口腔癌和咽癌的風險有關。種籽油則與降低癌症風險無關。

購買橄欖油時，一定選擇特級冷壓初榨的產品。為了找到擁有最高濃度的健康多酚，仔細查看標籤，確定其使用的橄欖類型經過鑑定。藉由挑選只用一種橄欖類型製成的單果橄欖油（monovarietal olive oils），你可以選擇對健康最好的橄欖製成的產品：Koroneiki（希臘）、Moraiolo（義大利）和Picual（西班牙）。這些橄欖壓榨出來的油具有很棒的風味，適用於烹煮、沙拉醬或麵包沾醬。

堅果（核桃、胡桃、杏仁、腰果、開心果、松子、夏威夷火山豆）和豆子

堅果不僅是一種受歡迎的零食，它們也含有效的抗血管新生 omega-3 多元不飽和脂肪酸。因此，堅果是一種抗血管新生的食物。

哈佛醫學院領導的一項多中心研究（multicenter study）檢驗了八百二十六位罹患結腸癌第三期的患者，他們在加入這個臨床試驗前兩個月才動過手術[65]。參與這項研究的中心包括杜克大學（Duke University）、東南臨床腫瘤研究聯盟（Southeast Clinical Oncology Research Consortium）、

紀念斯隆-凱特琳癌症中心（Memorial Sloan Kettering Cancer Center）、托利多社區醫院（Toledo Community Hospital）、蒙特婁聖心醫院（Hopital du Sacre-Coeur de Montreal）、羅耀拉大學（Loyola University）、西北大學（Northwestern University）、芝加哥大學（University of Chicago）、維吉尼亞腫瘤協會（Virginia Oncology Associates）、加州大學舊金山分校和耶魯大學。患者在接受標準的化療照顧後，他們食用的堅果會被測量，並且與他們接受癌症治療後的臨床結果進行相關性分析。結果顯示每週食用二至三份堅果與減少五七％的死亡風險顯著相關。為了達到這個效果所需的一份堅果量為：七顆完整的核桃（walnuts）或十八顆腰果（cashews），或二十三顆杏仁（almonds），或十一顆夏威夷火山豆（macadamias）。

在癌症預防方面，歐洲癌症營養前瞻性調查蒐集了四十七萬八千零四十人的堅果攝取資料，發現女性每天攝取一份半的堅果和種籽與減少三一％的結腸癌風險之間有關係[66]。為了達到這個效果，食用的堅果量必須是以下其中之一：十一顆完整的核桃、二十六顆腰果、十七顆夏威夷火山豆或四大匙的松子。多倫多大學（University of Toronto）的另一項研究，調查了多倫多和魁北克共一千二百五十三名男性並且評估他們食用堅果、種籽和豆類，以及其他食物[67]。關於堅果或豆類，那些每天食用一份的人，罹患前列腺癌的風險降低了三一％。就豆類而言，一份指的是每天兩大湯匙。

黑巧克力（可可）

可可的健康益處因為嗜食巧克力者而顯露。加州大學戴維斯分校（University of California at Davis）證實可可中稱為前花青素（procyanidins）的生物活性具有效的抗血管新生作用，它們有能力停止活化血管的信號[68]。我的團隊曾對可可粉進行研究，發現並非所有巧克力都相同。當我們研究兩間不同供應商的可可粉的抗血管新生效果，其中一種樣本的效用是另一種的兩倍。

香料和香草

雖然流行病學尚未對香料攝取進行研究，大量的實驗室研究已經顯示你廚房中常見的香草和香料含有抗血管新生和抗癌的活性。新鮮和乾燥的產品都具有這些益處。迷迭香（Rosemary）、牛至（Oregano）、薑黃（Turmeric）、甘草（Licorice root）和肉桂（Cinnamon）皆具有抗血管新生的力量[69]。在細胞和實驗室動物研究中，這些植物都顯示在抑制腫瘤血管新生上有效果。在你的食物上灑上抗血管新生的香草和香料是個好主意，而且可以加強任何餐點的味道。

需要更多血管新生的疾病

血管新生防禦方程式的另一端，利用飲食促進血管生長有助於餵養你的器官並且餓死疾病。你可能會納悶「我可否安全地食用會促進血管新生的食物，但又不會引發需要多餘血管的癌症或其他疾病呢？」答案是可以。記得食物無法勝過身體本身正常的血管新生設定點嗎？這表示抗血管新生食物不能減少身體維持器官健康所需的血管數量。同時也代表促進血管新生的食物無法關閉你的身體修剪掉過多血管，使它們無法造成疾病的防禦能力。飲食只能強化平衡的自然狀態。藉由滋養方程式兩端的血管新生健康防禦系統，你可以在進食的同時擊敗許多疾病。

飲食影響的血管新生可以幫助你的器官在許多情況下茁壯成長。你的心血管系統需要血管才能發揮最佳功能。當沒有足夠的血管可以符合你心臟、大腦、雙腿或內在器官的循環需求時，細胞會缺氧並且損壞。最終，它們會死亡。

缺血性心臟病是因為攜帶血液到心肌的冠狀動脈狹窄所導致。血液供應不足時會發生缺血。在你的一生中，富含膽固醇的斑塊會在你的血管壁上成長，它們可以阻礙你部分的循環，造成胸痛，這就是心絞痛（angina）。一些人有遺傳疾病，像是家族性高膽固醇血症（familial hypercholesterolemia），這些人的身體無法移除血液中的有害膽固醇（低密度脂蛋白）。如果你有這個狀況，你心臟病發作的風險是血脂濃度在平均範圍的人的五倍。作為對阻塞的反應，心臟會在打開側支血液通道的同時大膽地嘗試生長新的血管以改善其血流和氧氣濃度。

很不幸地，血管新生通常不足或反應過慢，無法符合受損心臟的高血流量需求。隨著缺血情況加重，最終心肌會衰弱而造成心臟衰竭。心臟病發作是因為一個突然的冠狀斑塊破裂，就像個活板門封鎖了血管，阻斷了血流，也殺死了阻塞處以外的心肌。如果你存活下來，你的心臟將生長出新的血管去修補損壞並且繞過阻塞處以避免進一步的細胞死亡——不過正如我們之前說過的，如果在危機發生前，血管新生的反應更有效率，那麼這場傷害可能永遠不會發生。

你的大腦可能遭遇相同類型的危機。當大腦血管變窄，腦細胞會開始缺氧。這種情況也可能發生在頸動脈（carotid arteries）被阻塞時，那是一條從脖子貫穿到大腦的主要大血管。大腦試圖藉由發動血管新生反應去形成自然的旁路通道。如果這個反應不足以形成旁路通道，腦組織會漸漸死亡。血塊也會被送往大腦，造成缺血性中風（ischemic stroke）。當然也有其他原因會導致中風，例如：腦部出血，但無論是何種情況，都需要強壯的血管新生以避免嚴重的傷害或死亡。

發生於心臟和大腦的動脈狹窄和硬化也可能發生在你的腿部。這種情況稱為周邊動脈疾病（peripheral artery disease），它會導致流往下肢和雙腳的血流不足。血流差會使雙腿難以從事任何種類的運動，包括走路。肌肉缺氧會造成嚴重的痙攣。如果阻塞變得更嚴重，腿部組織最終會開始死亡。不足的血管新生使得雙腿無法在這些情況下得到補償。

慢性傷口始於一直沒有癒合的皮膚潰瘍，通常發生在腿和腳。糖尿病患者尤其容易出現足部潰瘍，因為供應到腳神經的血液不足，神經就會缺血而且可能死亡。許多糖尿病患者的雙腳沒有感覺。所以大腳趾或腳底的小傷口，甚至是鞋內的一顆鵝卵石都可以在此人沒有感覺的情況下將腳磨出一個洞。

因為糖尿病干擾了傷口的血管新生，所以這些傷口難以癒合。沒有癒合的傷口很容易會被感染，而且可能在不知不覺間形成壞疽。

即使是沒有糖尿病的人也會發生傷口問題。腿部的靜脈潰瘍是老年人身上最常見的傷口，因為他們靜脈的瓣膜失去功能。這會造成下肢的血液回流，導致人規模的腫脹。這種返壓（back-pressure）最終將小腿的皮膚延展到起水泡和脹破的程度，導致一個淺層傷口。由於這些類型的傷口其血管新生不足，所以癒合可能極為緩慢。

壓瘡可以發生在任何人身上，只要身體某個部位承受過度和未緩解的壓力。久病臥床的人在他們的臀部和尾骨附近可能會出現這些潰瘍。截肢者穿戴義肢時會對他們的殘肢施加高度壓力。未減輕的壓力會傷害血管新生，加上潰瘍癒合緩慢，通常都會發展成傷口感染。

勃起功能障礙對許多男性而言是個嚴重的問題。它有許多潛在原因，但是不足的血管新生無法幫助血液進入陰部神經（pudendal nerve）絕對會破壞陰莖的功能。勃起功能障礙在糖尿病控制不佳的男性身上很常見，此外，我們在糖尿病足（diabetic foot）上面會看到的血管新生受損症狀也同樣會發生於陰莖。

脫毛症或毛髮脫落可能起因於血管生長不足。毛囊需要新血管供應所需養分。當這一點遭受損害時，頭髮不會被替換，而是從頭皮上自然脫落。頭皮的循環不佳又連累頭髮正常生長的能力，因此造成禿頭。

刺激血管新生食物

直到幾年前都還沒有人知道食物可以刺激血管新生和促進血流。但是科學證據現在已經非常清楚顯示你的飲食可以幫助增加你的循環。以下是一張目前已確認的促血管新生食物清單。

穀物和種籽

大麥（Barley）是一種古代的穀物，常用於製作湯品、燉菜和啤酒。它的膳食纖維含量高，而且被證實可以降低血液中的膽固醇。大麥中的生物活性是 β-D 葡聚醣（beta-D-glucan），它可以活化血管新生和在缺氧器官中生長新的血管[70]。義大利比薩聖安娜高等研究學院的生命科學所（Institute of Life Sciences—Scuola Superiore Sant'Anna in Pisa，Italy）的研究人員研究大麥對於培養中的人類血管細胞以及曾經心臟病發的老鼠心臟的影響[71]。他們開發出一種富含大麥 β-D 葡聚醣的義大利麵並用來餵食老鼠。食用大麥 β- 葡聚醣的老鼠在心臟病發後的存活率是那些沒有食用的老鼠的兩倍。新血管的供應保護了心臟，同時減少了因為心臟病發作造成的傷害。研究人員也發現在老鼠的飲用水中添加大麥 β- 葡聚醣同樣可以保護心臟免於受損。

亞麻仁籽（flaxseed）、葵花籽（Sunflower seeds）、芝麻（Sesame seeds）、南瓜籽（Pumpkin seeds）和奇亞籽（Chia seeds）等種籽都是營養豐富的點心，具有稱為木酚素的生物活性物質。一種木酚素——亞麻木酚素（secoisolariciresinol diglucoside，SDG）已經被證實在心臟病發作後可以刺激血管新生。康乃狄克大學健康中心（University of Connecticut Health Center）分子心臟病學和血管新生實驗室（Molecular Cardiology and Angiogenesis Laboratory）的研究人員餵食實驗室的老鼠高膽固醇飲食，然後誘發一次實驗性的心臟病發作[72]。老鼠被分為兩組，一組另外也餵食含有亞麻木酚素的飲食。心臟病發作後，評估動物的復原和死亡率。餵食含種籽生物活性物質的動物，其血管新生生長因子——VEGF——增加了兩倍。相較於沒有食用種籽生物活性物質的老鼠，這一組的心臟血管增加了三三％，而心臟打出血液的效率也提高了二二％；因為心臟病發導致組織受損的尺寸也較另一組小二〇％。含亞麻木酚素的種籽具有另一個益處：它們富含膳食纖維，可以降低膽固醇以及餵養腸道微生物體。如此一來對你的心臟和健康來說又多了一層保護。

含有熊果酸的食物

熊果酸是一種強大的生物活性物質，因身為一種三萜類（triterpenoid）而著名。三萜類可以在人參（ginseng）、迷迭香、薄荷（peppermint），以及蘋果等水果皮上發現。在實驗室中，熊果酸會刺激有益的血管新生，並且可以幫助腿部循環受損的老鼠們生長新的微血管和增進血流[73]。令人驚訝的是，它也能抑制餵養癌症的有害血管新生[74]。因此，這種生物活性物質是可以同時影響血管新生方程式兩端的獨特因子之一，有助於確保這個健康防禦系統的平衡。一些水果乾，像是水果青葡萄乾

（sultana raisins）、櫻桃乾、蔓越莓乾和藍莓乾皆含有熊果酸，因為它們是連皮被完整地做成果乾[75]。

富含槲皮素的食物

當組織面臨缺氧的情況時，槲皮素是一種可以刺激血管新生的生物活性物質，而且又不會刺激癌症生長[76]。事實上，槲皮素可以抑制患有淋巴癌和乳癌動物的發炎及腫瘤的血管新生，因此它也可以同時影響血管新生方程式的兩端[77]。這種雙管齊下的方式可以抵禦癌症和心臟疾病。含有槲皮素的食物包括酸豆（Capers）、洋蔥、紅葉萵苣（red-leaf lettuce）、青辣椒（hot green chile peppers）、蔓越莓、黑棗（black plums）和蘋果。

總結

特定的食物和飲品可以活化你的血管新生防禦系統，並且幫助維持一個健康的平衡狀態。攝取正確的食物可以擊退和修剪多餘的血管，以阻礙像是癌症、子宮內膜異位症、視力退化、關節炎、阿茲海默氏症，甚至肥胖等疾病，因為這些疾病都涉及體內異常新血管的生長。富含天然抗血管新生物質的食物和飲品可以加強你自身的天然防禦去對抗病理性的血管生長，並且幫助防止這些疾病取得立足點。另一方面，具有天然血管新生刺激因子的食物和飲品可以幫助你的身體在需要的部位保持健康的循環，例如：你的心臟、大腦、皮膚、神經，甚至是毛囊。血管的健康生長可以讓你的器官維持它們的構造和功能。

血管新生飲食策略可以輕易融入每天的生活中。你需要知道的就是你的血管會如何影響健康，還有能夠辨識出可以保持健康循環的蓬勃發展，又不會讓它們失去控制的食物、飲品和食材。愈來愈多食物被發現可以幫助你的身體控制血管新生，也就代表你有許多選擇，你可以依照自己的飲食喜好進行挑選。如果你是一個健康的人，只是想要使防禦系統最佳化，你在家裡可以持續食用新鮮的血管新生影響食物。除了可以在超市找到它們外，在餐廳用餐時，也可以在菜單上找到。另一方面，如果你正與依賴血管新生的疾病作戰，那麼重要的是明白你的飲食是一種你可以自己決定的健康介入方式。

影響血管新生的關鍵食物

抗血管新生（Antiangiogenic）			
杏仁（Almonds）	鱘魚子醬（Caviar, sturgeon）	荔枝（Lychee）	紅黑皮番茄（Red black-skin tomatoes）
鯷魚（Anchovies）	櫻桃（Cherries）	夏威夷火山豆（Macadamia nuts）	紅魚（Redfish）
蘋果酒（Apple Cider）	小番茄（Cherry tomatoes）	鯖魚（Mackerel）	羅馬花椰菜（Romanesco）
蘋果－五爪、翠玉、小皇后（Apples-Red Delicious, Granny Smith, Reinette）	栗子（Chestnuts）	芒果（Mango）	迷迭香（Rosemary）
杏桃（Apricots）	雞（雞腿肉）	菲律賓花蛤（Manila clam）	鮭魚（Salmon）
北極紅點鮭（Arctic char）	肉桂（Cinnamon）	莫恩斯特起司（Muenster cheese）	聖馬扎諾番茄（San Marzano tomatoes）

啤酒（Beer）	烏蛤（Cockles）	海軍豆（Navy beans）	沙丁魚（Sardines）
大目鮪（Big eye tuna）	蔓越莓（Cranberries）	油桃（Nectarines）	鯛（Sea bream）
黑鱸（Black bass）	黑巧克力（Dark chocolate）	特級初榨橄欖油（Olive oil, EVOO）	海參（Sea cucumber）
黑豆（Black beans）	東部生蠔（Eastern oysters）	烏龍茶（Oolong tea）	海鱸（Sea bass）
黑覆盆莓（Black raspberries）	愛丹起司（Edam cheese）	牛至（Oregano）	煎茶（Sencha tea）
紅茶（Black tea）	衣曼塔起司（Emmenthal cheese）	太平洋大牡蠣（Pacific oysters）	大豆（Soy）
黑莓（Blackberries）	魚卵（鮭魚）	桃子（Peaches）	龍蝦（Spiny lobster）
藍莓（Blueberries）	高達起司（Gouda cheese）	胡桃（Pecans）	烏賊（Squid）
藍鰭鮪魚（Bluefin tuna）	綠茶（Green tea）	松子（Pine nuts）	墨魚汁（Squid ink）
藍勃舵魚（Bluefish）	烏魚（Grey mullet）	開心果（Pistachios）	斯蒂爾頓起司（Stilton cheese）

小白菜（Bok choy）	鱈（Hake）	李子（Plums）	草莓（Strawberries）
烏魚子（Bottarga）	大比目魚（Halibut）	石榴（Pomegranates）	劍旗魚（Swordfish）
青花菜（Broccoli）	橡果伊比利亞火腿（Jamón iberico de）	類風溼性關節炎（Rheumatoid arthritis）	類風溼性關節炎（Rheumatoid arthritis）
球花甘藍（Broccoli rabe）	亞爾斯堡起司（Jarlsberg cheese）	帕瑪森火腿（Prosciutto di Parma）	鐵觀音茶（Tieguanyin tea）
卡蒙貝爾起司（Camembert cheese）	茉莉香片（Jasmine tea）	虹鱒（Rainbow trout）	鮪魚（Tuna）
腰果（Cashews）	魴魚（John Dory）	覆盆莓（Raspberries）	薑黃（Turmeric）
花椰菜（Cauliflower）	羽衣甘藍（Kale）	秋姑魚（Red mullet）	核桃（Walnuts）
洋甘菊茶（Chamomile tea）	甘草（Licorice root）	紅酒（Red wine）	黃尾鰤（Yellowtail）

刺激血管新生（Angiogenesis Stimulating）			
蘋果皮（Apple peel）	櫻桃（乾燥）	人參（Ginseng）	芝麻（Sesame seeds）
蘋果（Apples）	奇亞籽（Chia seeds）	洋蔥（Onions）	青葡萄乾（Sultana raisins）
大麥（Barley）	辣椒（Chile peppers）	薄荷（Peppermint）	葵花籽（Sunflower seeds）
黑棗（Black plums）	蔓越莓（Cranberries）	南瓜籽（Pumpkin seeds）	
藍莓（乾燥）	蔓越莓（乾燥）	紅葉萵苣（Red-leaf lettuce）	
酸豆（Capers）	亞麻仁籽（Flaxseed）	迷迭香（Rosemary）	

第七章

再生你的健康

我們都希望保持年輕和活力愈久愈好，這樣我們才能真正享受生命的一切。即使你沒有興趣活到一百歲，仍然會希望維持腳步輕盈和敏銳心智。科學正在告訴我們如何對抗老化的影響，我們可以透過食物去刺激幹細胞，讓它們表現得像是我們年輕時的樣子。正常的老化過程使我們的幹細胞在數量和力量上衰退，而且減緩你身體再生的能力。挑選適當的食物可以促進幹細胞的活動以增長肌肉、維持活力和減少衰老帶來的破壞。

幹細胞不僅保持你的青春，它們也可以再生因為老化而受到破壞的組織。回憶一下德國洪堡的研究，它顯示遭受心臟病發作或中風的病人，如果循環幹細胞的基線數量低落，那麼他們的存活率會不佳。我們知道一種稱為內皮前驅細胞的特殊幹細胞類型可以支持新血管的生成，如同上一章看到的。但是這些幹細胞也負責恢復和再生因為老化及高膽固醇所導致的血管受損，所以可以保護心血管的健康。生活型態的改變，例如：戒菸、運動或服用降血脂的藥物（statins），可以徵召更多內皮前驅細胞進入血液中以增進這個作用，而一些食物和飲品也能夠達到這個目的。

雖然食用巧克力可以降低罹患冠狀動脈疾病的風險似乎有悖常理，但是巧克力其實是一種可以徵召幹細胞的食物。可可粉含有稱為黃烷醇（flavanols）的生物活性物質。流行病學家早就確立了攝取含有黃烷醇的食物與降低心血管疾病死亡率之間的關聯[1]。

加州大學舊金山分校的研究人員探索使用可可製造的巧克力飲品無論其黃烷醇的濃度，是否可以影響幹細胞和血管健康[2]。他們招募了十六位患有冠狀動脈疾病的患者，然後將他們分為兩組。一組給予含低濃度黃烷醇的熱可可（每份只有九毫克）；另一組給予高濃度黃烷醇的熱可可（每份含三百七十五毫克，是低濃度組的四十二倍），使用的熱可可是由品牌名稱為CocoaPro的可可粉製成。兩組受試者皆每天飲用兩次熱可可，持續三十天。

研究結束時，研究人員比較受試前後的血液樣本。令人驚訝地，相較於飲用低濃度黃烷醇熱可可的參與者，飲用高濃度的參與者其循環中具有兩倍的幹細胞數量。研究人員想要知道血流量是否因為可可而有任何改善。因此，他們使用一種稱為血流介導擴張（flow mediated dilation）的方式進行檢查，當中血壓計和超音波掃描器會測量血管在收縮後可以多快擴張回去以恢復血流的速度。高擴張表示血管壁受損較小，整體健康較好。高濃度黃烷醇可可的那組在這個檢查呈現出來的結果比起一開始好上兩倍，顯示出可可對循環的功能性益處。事實上，這個對幹細胞有利的研究結果與在服用statins（常見的降膽固醇藥物，也已知可以改善幹細胞水準）病人身上所見的相似[3]。

巧克力只是其中一種已知可以提升我們身體再生力量的食物。骨髓、皮膚、心臟和其他器官中的幹細胞會因為我們吃什麼和如何吃而受到影響。食用再生食物會讓你從內到外更加健康，並且不斷重建你的器官，使它們保持在最佳狀態。動員幹細胞的食物會幫助對抗和預防隨著老化而無法避免的器官損傷。幹細胞還可以幫助逆轉糖尿病、心血管疾病、吸菸、高膽固醇和肥胖所造成的破壞。想像一下，假如患者自心臟病發作或中風甦醒後，能夠在醫院或家中食用專為活化幹細胞設計的菜單以修補他們的心臟和大腦並加速復原。想像一下，如果他們自孩童或年輕時就開始食用這種再生飲食，那麼他們可能可以完全避開這些疾病。

你會從新聞聽到令人興奮的工程技術已經開發出了再生療法，可以利用 3D 列印的器官或基因工程細胞進行注射或移植。但是你必須知道：大自然早就利用可以動員幹細胞的食物和飲品擊敗了我們人類的努力。你應該避免或盡可能減少某些食物和飲食模式，因為它們真的會傷害你的幹細胞並且削弱你的再生防禦能力。故事到了這裡有點曲折：雖然大部分的幹細胞都有益，但是一些特殊的幹細胞類型是有害的，而且可以形成癌症。那些就是癌症幹細胞（cancer stem cells），它們需要被摧毀，有些食物也可以做到這一點。

重要疾病：增加幹細胞可以幫助治癒的情況

很多情況下，你的身體可以利用增加的幹細胞去改善健康。這就包括任何與老化有關的病症，像是帕金森氏症和阿茲海默氏症[4]。許多心血管疾病的共同特徵是血管內襯存在需要修復和再生的損傷。心臟衰竭的情況下，虛弱的心臟試圖召喚幹細胞去再生心肌，但是通常太少又太慢。在大腦中，幹細胞可以再生經歷缺血性腦中風後的腦細胞。它們還有助於再生新血管，恢復正在掙扎中的腦組織的血流。當你雙腿的肌肉、肌腱和神經開始死於周邊動脈疾病時，身體會呼叫幹細胞，試圖逆轉損傷。為了避免感染和致命的壞疽，腳部、腳踝和下肢的慢性傷口需要幹細胞去再生健康的組織並且閉合傷口。

糖尿病是一種會帶來多方損害的疾病，糖尿病除了使新陳代謝錯亂外，器官也受到破壞。糖尿病的患者，因為高血糖濃度而損害他們的幹細胞並減少其數量，使身體修復器官的能力降低。如此一來，導致許多糖尿病的破壞性後果：糖尿病心肌病變（心臟衰竭）、糖尿病腎病變（腎臟衰竭）、糖尿病神經病變（神經死亡）、糖尿病足潰瘍（慢性傷口）、糖尿病視網膜病變（視力受損）。談到眼睛疾病，眼科醫生已經證實了幹細胞在年齡相關黃斑部病變的早期臨床再生治療試驗中的益處[5]。

實驗室研究已經顯示注射造骨幹細胞後，骨質疏鬆的程度有所改善[6]。因為外傷或癌症而接受重建和整形手術後，幹細胞可以協助皮膚再生。在骨關節炎中，幹細胞可以再生和重建軟骨[7]。在脊椎和周邊神經損傷之後，它們也可以生長新的神經。幹細胞正被研究用於脫毛症的毛髮生長，以及重建勃起功能障礙的陰莖功能[8]。甚至有令人信服的證據顯示幹細胞可用於治療某些形式的自閉症、帕金森氏症和急性腦傷[9]。

幹細胞促進的食物

各式各樣的食物，包括可可，皆被研究它們對於幹細胞的益處。透過支持身體的再生防禦系統，這些食物有助於影響一切，從修復受損器官到平衡食用過多脂肪後造成的結果。

魚油

如同我們第六章看過的，魚類所含的 omega-3 多元不飽和脂肪酸可以藉由減少血管發炎和動脈粥樣硬化的傷害而有益於心臟和大腦。鱈魚、鮪魚和黃尾鰤等魚類，以及像是馬尼拉蛤和烏蛤等貝類含有最高濃度的海洋 omega-3 多元不飽和脂肪酸。亞洲美食——海參——也富含 omega-3 多元不飽和脂肪酸。

蒙特婁大學（University of Montreal）的科學家發現富含魚油的飲食能夠增加內皮前驅幹細胞的產生，可以再生缺氧的肌肉[10]。在實驗室中，他們研究肢體缺血的老鼠，這些老鼠因為血流供應不佳而有嚴重肌肉損傷的危險，類似患有嚴重周邊動脈疾病的人會出現的狀況。連續二十一天，老鼠不是被餵食含二〇%魚油的飲食（高omega-3多元不飽和脂肪酸）就是玉米油的飲食（更多促發炎的omega-6脂肪酸）。結果顯示被餵食魚油的老鼠體內比起餵食玉米油的老鼠多了三〇%的內皮前驅細胞，因此循環較好，腿部肌肉的損傷也較少。

研究人員還直接在幹細胞上測試這兩種油。他們讓一些細胞暴露在omega-3豐富的魚油中，其他則暴露於玉米油裡面，然後檢視幹細胞在表面遷移的能力，這是再生所需的功能之一。暴露於魚油的幹細胞其遷移的能力比起暴露在玉米油的幹細胞好上五〇%。這項研究顯示攝取魚油可能有助於你的幹細胞改善循環功能。

墨魚汁

墨魚汁（Squid ink）通常來自花枝，不僅含有可以抑制血管新生的生物活性物質，還能保護幹細胞。中國海洋大學（Ocean University of China）的科學家餵食遭受輻射傷害的老鼠墨魚汁，檢驗它對於骨髓幹細胞的影響[11]汁連續四十天，另一組只食用鹽。結果顯示相較於沒有食用任何墨魚汁的老鼠，被餵食墨魚汁的組別骨髓中的幹細胞得到顯著的保護，所以牠們得以再生更多血液細胞，包括免疫細胞。這個研究證實在遭受輻射傷害後，墨魚汁具有保護和提升幹細胞再生能力的益處。

全麥

全穀類製成的食物較健康，因為其含有穀物的外殼，外殼具有纖維以及包含生物活性多酚的內核。常見的小麥（wheat、Triticum aestivum）是一種古老的穀類作物，至少可以追溯回一萬兩千年前，常被用來製作麵包或其他烘焙產品。流行病學研究證實攝取全穀類飲食與減少許多疾病的風險有關，包括新血管疾病和糖尿病[12]。義大利比薩大學（University of Pisa）的科學家發現全麥萃取物可以使內皮前驅細胞存活和發揮更久的功能[13]。

四季豆

四季豆（特別是常見的菜豆（Phaseolus vulgaris））的一種成分已經被證實可以保護內皮前驅細胞抵抗自由基的氧化傷害，並且提高它們的生存[14]。四季豆可以新鮮或乾燥食用，而且有許多品種可以用於烹調。

野櫻莓

野櫻莓是一種生長在北美和歐洲耐寒灌木叢（Aronia melanocarpa）中深色、藍莓大小的水果。它的顏色告訴你它富含多酚。它有時候被稱作 aronia，這些莓果傳統上被東歐用來製作果醬和果汁，但是因為其健康特性，在全世界變得愈來愈普遍。波蘭華沙大學（University of Warsaw）的科學家檢驗健康年輕人血液中的內皮前驅細胞，發現當他們處於野櫻莓萃取物的作用下時可以保護幹細胞免受壓力。野櫻莓也能促進幹細胞遷移和參與血管再生的能力[15]。

米糠

稻米來自農田，包裹著一層堅硬、可食用、富含維生素的穀皮。穀皮通常在將糙米（brown rice）轉變成白米（white rice）的精緻過程中就會被移除和丟棄，但其實它含有許多促進健康的生物活性物質，包括 β-葡聚醣和多酚阿魏酸（polyphenol ferulic acid）。米糠也是一個膳食纖維的良好來源。

西班牙塞維利亞大學（University of Seville）和萊里達大學（University of Lleida）、德國的薩爾蘭大學（University of Saarlandes）和萊比錫大學的研究人員證實米糠中的阿魏酸可以保護和促進內皮前驅細胞的活性和生存。他們讓五位健康的志願者食用取白米糠的阿魏酸萃取物十五天。研究人員分析志願者在研究前後的血液樣本，分離出他們的幹細胞並將其培養在塑膠盤中。然後他們讓幹細胞暴露在過氧化氫裡面，這種物質會產生破壞細胞的氧化壓力。

食用米糠萃取物之前的幹細胞，過氧化氫會導致它們經由一種稱為細胞凋亡（細胞自殺的形式）的過程死亡，但速率是正常速度的四・七倍。然而，食用米糠萃取物之後的幹細胞可以完全防止這種生化壓力並且正常地存活[16]。

攝取高飽和脂肪的飲食會破壞血管內襯，並且導致使血管狹窄的斑塊形成，因而造成心血管疾病。

在實驗室中，科學家發現將米糠添加在老鼠食用的高脂肪飲食中可以減少動脈粥樣硬化的發生率[17]。藉由防止血管內襯的受損——幹細胞的工作之一——動脈粥樣硬化斑塊的形成減少了二・六倍。也就是說，這些研究證實米糠可以保護參與修復因為攝取高脂肪飲食而導致血管受損的幹細胞。

關於糙米的一個重要警告：有些種植稻米的農田含有高濃度的砷（arsenic）。糙米具有更多接觸到砷的穀皮，所以它的砷含量可以比白米多八〇％以上。根據〈消費者報告〉（Consumer Reports），最安全的糙米來自加州、印度和巴基斯坦，相較於其他來源的糙米，砷含量少了約三分之一[18]。

薑黃

薑黃是薑科家族的一種植物，常被用於東南亞的料理中。它可以新鮮食用，但更常見的方式為乾燥並磨成一種亮橘色的粉末當成香料使用，同時也是一種傳統藥材。薑黃中的主要生物活性為薑黃素（curcumin），具有抗發炎、抗氧化、抗血管新生和促再生等特性。中國蘇州大學（Soochow University）進行的研究檢驗雙腿循環不佳的糖尿病老鼠[19]。相較於沒有糖尿病的老鼠，這些老鼠循環中的內皮前驅細胞數量顯著減少，只剩下一半。給予糖尿病的老鼠口服溶解在橄欖油中的薑黃素兩個星期。食用薑黃素後，糖尿病老鼠的內皮前驅細胞增加了兩倍，或是回到與無糖尿病老鼠一樣的正常範圍。食用薑黃素後，腿部的血流也有戲劇化地改善，多達八倍。考量到這是一種香料，可以增添許多菜餚的風味，糖尿病患者可能會希望把薑黃與他們的飲食作結合。

高白藜蘆醇含量的食物與飲品

白藜蘆醇是葡萄、紅酒和葡萄汁中著名的生物活性物質。不過白藜蘆醇也存在於藍莓、蔓越莓、花生和開心果中。自然界中，白藜蘆醇是作為一種天然的殺菌劑，可以對抗會摧毀植物的真菌。所以這是植物健康防禦系統中第一個也是最重要的生物活性物質。

當人類攝取白藜蘆醇時，不同類型的人類細胞會被刺激，而此生物活性物質會影響它們的行為。例如：白藜蘆醇可以活化通常蟄伏於你心臟內，但是在壓力下能夠再生心臟組織的心臟幹細胞。中國蘇州大學、崑山市第三人民醫院（Third People's Hospital in Kunshan）和南京醫科大學的科學家們研究白藜蘆醇對老鼠心臟內幹細胞的影響。他們連續一個星期，每天給予正常、健康的老鼠白藜蘆醇，發現即使在沒有疾病的狀況下，它也能使心臟組織中的心臟幹細胞數量增加一．七倍。

針對曾遭受心臟病發作的老鼠，研究人員將一百萬個治療性心臟幹細胞注入其體內，以檢視它們能否拯救心臟。除了幹細胞注射外，被給予白藜蘆醇的動物心臟內的血管數量增加，心臟幹細胞的存活率幾乎翻倍[20]。

白藜蘆醇實際應用的挑戰在於它在紅酒和大部分食物中的含量都很少，所以需要大量飲用葡萄酒才能符合大多數研究的濃度。因為如此，白藜蘆醇可能是少數幾個例外，這種生物活性物質最好經由濃縮的營養補充品取得，而不要透過真正的食物。

玉米黃素含量高的食物

玉米黃素是一種屬於類胡蘿蔔素的生物活性物質。它是一種色素，提供玉米和番紅花呈現出黃橘色，但是它也常見於綠葉蔬菜，像是甘藍、芥菜（mustard greens）、菠菜、西洋菜（Watercress）、甘藍葉菜（Collard greens）、瑞士甜菜（Swiss chard）和蕨類嫩芽（Fiddleheads）。枸杞——一種乾燥、扁平的橢圓形紅莓果，用於亞洲的草藥茶、湯和炒菜料理中——也含有高濃度的玉米黃素。這種生物活性物質對於眼睛健康非常重要。含有玉米黃素的食物被吃下肚後，它會聚集在視網膜上，眼睛後方的這層視網膜可以感應光並將其轉達給大腦。臨床研究證實攝取玉米黃素有助於保護雙眼，避免因為老年性黃斑部病變而失明[21]。

中國廣州暨南大學（Jinan University）和深圳市第三人民醫院（Shenzhen Third People's Hospital）的科學家們檢驗玉米黃素對幹細胞的影響。他們利用抽脂手術（liposuction）取得人類脂肪的幹細胞，並將其暴露在玉米黃素下。那些幹細胞相較於沒有接觸任何玉米黃素的幹細胞，顯示出更好的存活率和較少發炎的證據。

科學家們接著研究玉米黃素是否可以幫助幹細胞拯救一個因為疾病而受到破壞的器官。他們將取自人類脂肪組織的兩百萬個間質幹細胞（mesenchymal stem cells）注入肝臟衰竭的老鼠體內，如此一來幹細胞可以再生牠們的肝臟。一些老鼠接受有暴露於玉米黃素的幹細胞，剩下的則接受沒有處理過的幹細胞。七天之後，普通的幹細胞治療將肝臟損傷減少了約一半。然而，接受玉米黃素處理過的幹細胞的老鼠，在相同的時間內，肝臟損傷大大減少了七五%[22]。

研究結果指出食用含有玉米黃素的食物可能有助於我們幹細胞再生器官的表現。

綠原酸含量高的食物

綠原酸是另一種強大的生物活性，咖啡中的濃度很高，也存在於紅茶、藍莓、桃子、新鮮和乾燥的李子、茄子，甚至是竹筍中。它具有抗發炎、抗血管新生和降低血壓的作用[23]。現在保護幹細胞也可以加入它的益處清單中。中國南昌大學（Nanchang University）的研究人員探索綠原酸如何影響參與器官癒合和再生的間質幹細胞的存活率。他們發現當幹細胞暴露在綠原酸中會變得更具抵抗壓力的能力，這樣使它們的存活率加倍，因而擴大了它們參與維護體內器官健康的能力[24]。

黑覆盆莓

它們的深色和酸味顯露出含有許多有效的生物活性物質，像是鞣花酸、鞣花單寧（ellagitannins）、花青素和槲皮素。事實上，一種黑覆盆莓製成的膳食補充品已經在結腸癌和糖尿病前期的患者身上顯示出臨床益處[25]。黑覆盆莓的鞣花酸會活化幹細胞[26]。首爾的韓國大學安南醫院（Korea University Anam Hospital）的研究人員檢驗莓果在五十一位患有代謝症候群（metabolic syndrome）病人身上的效用[27]。代謝症候群是一系列危險的健康狀況，包括肥胖、血糖上升、高血壓、高三酸甘油酯和低HDL（好的膽固醇），這些狀況會把一個人置於發展出心血管疾病的高風險之中。研究一開始先抽取他們的血液，然後測量他們循環幹細胞的數量。接著讓患者每天食用黑覆盆莓粉或安慰劑持續十二個星期。

他們發現食用黑覆盆莓粉的人其循環內皮前驅細胞增加了三〇％，而那些服用安慰劑的人，其幹細胞卻因為他們的代謝症候群而減少了三五％。當研究人員檢測血管硬化的程度時，服用黑覆盆莓粉十二週的人其硬化程度有降低，反映出較健康的血管以及更多循環幹細胞的有益影響。

芹菜

芹菜是亞洲常見的蔬菜，相較於西洋芹（Western celery）的莖較細，味道也較強烈。因為常被用在道地中國餐廳的炒菜菜餚中，所以你可能曾經吃過它。芹菜的葉子、莖和種籽皆可食用而且含有數種促進健康的生物活性，包括難念的 3-n- 丁基苯酞（3-n-butylphthalide，NBP）[28]。NBP 很重要，因為它在二〇〇二年被中國的法規主管機關批准為一種藥物，醫生可用於中風患者身上作為一種神經保護治療[29]。NBP 也可以在包含芹菜種籽萃取物的補充品中發現，可以改善大腦循環、降低大腦發炎、生長神經和限制大腦因為中風而導致的損傷[30]。

中國蘇州大學的研究人員研究 NBP 如何幫助患者從中風的狀態下恢復。他們招募了一百七十位急性缺血性腦中風的病人，表示這些受試者皆因為血塊導致血流中斷而使部分的大腦死亡[31]。在試驗階段，一些病人服用口服 NBP，一些則只接受標準照護。研究人員分別在治療後的第七天、第十四天和第三十天抽取患者們的血液。所有患者血液中的幹細胞數量在中風後都立刻增加，這是再生健康防禦系統的預期性反應，但是在只接受標準照護的患者身上，幹細胞數量在七天後就衰退。相反地，服用NBP的患者，他們的循環幹細胞則穩定增加。到了第三十天，接受NBP治療的患者其循環幹細胞數量相較於只接受標準照護的患者多了七五%。頭部電腦斷層掃描顯示服用NBP的人在中風區域的血流也有改善，這可以從更多幹細胞返回大腦受傷處的現象得到解釋。

雖然這些結果來自NBP的藥物形式，但是它顯示出芹菜所含的生物活性具有活化幹細胞的特性，可能有助於經歷醫學災難，像是中風後器官的癒合和再生上面。

芒果

芒果是一種核果，具有濃郁的甜橙色、可食用的果肉，它可以生吃、煮熟、曬乾或醃製。它也可以與其他食材一同烹煮，經常可以在東南亞和拉丁美洲的料理中發現。雖然它含有許多生物活性類胡蘿蔔素，所以果肉才會呈現橘色，但是芒果含有一種稱為芒果苷（mangiferin）的獨特生物活性物質，具有抗腫瘤、抗糖尿病和促進再生等特性[32]。在實驗室的動物身上，芒果苷已經證實能夠藉由真正再生胰臟製造胰島素的β-胰島細胞（beta-islet cells）去改善血糖控制。

中國西南方的四川省醫學科學院（Sichuan Academy of Medical Science）、四川省人民醫院（Sichuan Provincial People's Hospital）、四川大學（Sichuan University）和樂山市人民醫院（People's Hospital of Leshan）的科學家們發現芒果苷可以透過將胰臟中的 β- 胰島細胞數目增加六七%和活化再生及胰島素製造的基因使老鼠胰島素的分泌上升[33]。其他科學家們則證實芒果苷可以刺激骨頭再生[34]。這些研究實驗都是注射芒果苷，所以使用的劑量無法直接轉換為攝取的芒果量，即使如此，研究結果仍展現出這種生物活性的卓越特性。

幹細胞促進飲品

紅酒

適量攝取紅酒有益健康。台北榮民總醫院的研究人員研究八十名三十多歲健康中年人的幹細胞，參與者每天飲用紅酒（半杯）[35]、啤酒（一罐）、伏特加（一個 shot 杯）或白開水連續三週[36]。研究期間，參與者不能飲用茶、葡萄汁或任何其他上述以外的酒精飲料。研究開始時，每位參與者的血壓、幹細胞水平和其他生理參數都在相近範圍內。

三週後，血液分析顯示飲用紅酒者其循環中的內平前驅細胞數量增加兩倍。其他飲品的受試者則沒有看到相同的益處。當這些幹細胞接觸到紅酒或白藜蘆醇後，它們遷移、形成血管和存活的能力會變得更好。此外，紅酒飲用者其血管擴張的能力提升了三五%，反映出血管的健康。紅酒飲用者血液中的一氧化氮（Nitric oxide）濃度也增加了五〇%，這是身體控制健康最基礎的信號之一。一氧化氮不僅幫助血管擴張，它也刺激癒合時的血管新生，而且它是通知幹細胞活化的信號。

當涉及紅酒，愈多不代表愈好。研究人員報告這些益處可以在每天攝取一到兩杯葡萄酒的人身上看到，但是如果飲用更多葡萄酒，益處反而較少。高濃度的酒精其實會破壞幹細胞以及干擾它們再生器官的能力。所以，如同大部分的飲食，適量是關鍵。

義大利馬力奧尼格里藥理研究所的研究人員分析十三篇紅酒的臨床研究以及它對於心血管疾病的影響。十三篇研究共包含二十萬九千四百一十八位參與者，分析顯示紅酒攝取與整體動脈粥樣硬化風險降低三二%有關[37]。

啤酒

啤酒由酵母（yeast）製成，而生產啤酒時加入的啤酒花（hop）含有生物活性多酚，如：黃腐醇（xanthohumol），最後會融入飲品本身。這些生物活性物質可能解釋了為什麼適量（每天一到兩杯）攝取啤酒可以減少二五%因為心血管疾病死亡的風險[38]。相反地，琴酒（gin）或伏特加（vodka）等雞尾酒是蒸餾酒精飲料，不含有多酚。毫無疑問，這些飲料與健康益處無關。

西班牙巴塞隆納大學（University of Barcelona）的研究人員檢驗啤酒對內皮前驅細胞的影響，研究參與者為三十三名年齡介於五十五到七十五歲的男性，罹患糖尿病並具有其他心血管危險因子，像是抽菸、肥胖、高膽固醇或早發性心臟病的家族史[39]。連續四個星期，研究人員每天給予參與者兩杯含酒精的普通啤酒、一杯酒精移除的啤酒或兩 shot 杯的琴酒。研究開始和結束時各抽一次血，計算循環幹細胞的數量。結果顯示飲用含酒精啤酒的男性，其循環內皮前驅細胞增加八倍，那些飲用無酒精啤酒者的增加五倍。飲用琴酒者，幹細胞數量沒有增加。啤酒也提高了血液中徵召幹細胞的一種蛋白質——基質細胞衍生因子 -1（stromal cell derived factor-1，SDF-1）。

研究人員接著比較啤酒和琴酒的影響，發現飲用琴酒的男性其循環內皮前驅細胞減少，在他們血液中徵召幹細胞的蛋白質也較少。顯而易見地，如果你希望保護你的幹細胞，那麼相較於烈酒，啤酒是更好的選擇。不過請記住，如同紅酒一樣，愈多不代表愈好，因為酒精對幹細胞具很高的毒性。

綠茶

綠茶具有許多經過詳細研究的健康益處，其中之一是活化再生系統。這一點曾經針對吸菸者進行過研究。抽菸會使血管內膜經歷化學性灼傷，導致動脈粥樣硬化和心血管疾病的風險增加。抽菸也會傷害幹細胞，減少循環幹細胞的數量。吸菸者血液中的幹細胞數量比起非吸菸者少了六〇％——另一個不要吸菸的理由[40]。

韓國國立全南大學醫院（Chonnam National University Hospital）和日本名古屋大學醫學院研究所（Nagoya University Graduate School of Medicine）的研究人員們研究飲用綠茶對於吸菸者幹細胞的

影響[41]。他們招募了二十位年近三十的年輕男性，他們皆已吸菸六年，研究人員每天提供他們四杯綠茶並且持續兩個星期（總共五十六杯）。研究開始和結束前分別對參與者進行一次抽血，計算當下循環前驅內皮細胞的數量。研究顯示飲用綠茶使循環幹細胞的數量在兩個星期內增加了四三％。

研究期間內，吸菸者的血管健康也因為綠茶而有所改善。他們血管擴張反應提高了二九％。在實驗室中，科學家們發現綠茶和它的兒茶素可以刺激大腦、肌肉、骨頭和神經的再生，並且可以促進傷口癒合[42]。綠茶對於全身的再生系統皆能提供益處，這是另一個應該飲用這種飲品的理由。

紅茶

紅茶一度被認為缺乏健康益處，因為它經過發酵，而且多酚含量比綠茶少。但是義大利拉奎拉大學（University of L'Aquila）的研究人員證實紅茶其實可以動員幹細胞[43]。為了研究紅茶的作用，他們招募了十九位五十多歲的中年人，這些受試者最近才被診斷出輕度到中度的高血壓，但是尚未使用藥物治療，此外受試者皆無任何其他疾病，也沒有服用任何藥物。連續一個星期，他們每天飲用兩杯紅茶或兩杯安慰劑。研究人員指示他們不可在茶中添加牛奶、糖或其他添加物。研究人員測量受試者血液內循環內皮前驅細胞的數量。一個星期後，飲用紅茶的受試者其循環內皮前驅細胞增加了五六％；血管系統的健康狀態也有改善，這一點可以從血管擴張能力變得更好看出。為了檢視紅茶是否能保護循環免於飲食脂肪的影響，研究人員接著要求受試者食用高脂肪的發泡鮮奶油（whipped cream），然後再飲用紅茶。食用發泡鮮奶油對於血流有立即的負面影響，食用後兩小時內，血管擴張的能力會減少一五%。然而，紅茶保護了受試者的血流避免受到影響，同時還維持血管擴張的能力。

幹細胞促進飲食模式

雖然我們聚焦在影響幹細胞的特定食物和飲品的證據，但是飲食的整體模式也可對身體的再生能力產生有益的作用。

地中海飲食

地中海飲食原本不是一種正式的飲食，而是住在地中海國家人民的一種廣泛飲食模式。這種飲食型態的資料蒐集最初來自義大利和希臘，明尼蘇達大學（University of Minnesota）的安塞爾・基斯（Ancel Keys）與他的同事自一九五八年開始進行了著名的七國研究（Seven Countries Study）。這份研究檢驗和比較一萬二千名男性在飲食和健康上的關係，參與者分別住在義大利、希臘、南斯拉夫、紐西蘭、芬蘭、日本和美國等七個國家。這是顯示飽和脂肪和心臟病間有相關性的最早研究之一。地中海地區的飲食，長期以來就與心臟健康相對較好的結果有關。現在，從許多不同的臨床和流行病學研究中，我們知道地中海飲食可以降低發展出許多不同類型的慢性健康疾病的風險。這種飲食的特色在於它由水果、蔬菜、全穀、豆類、堅果、橄欖油和魚類所組成——多樣化是一個特徵，而且每種食物都具有屬於自己的健康防禦活化的生物活性物質。

地中海飲食的有益影響包括刺激幹細胞去幫助身體再生。西班牙哥多華大學（University of Cordoba）研究二十名健康的老年人（男女各十位，年齡皆大於六十五歲），在四個星期的過程中，他們不是攝取含有特級初榨橄欖油的地中海飲食，就是攝取高飽和脂肪酸的飲食（三八％的脂肪量是來自奶油），抑或是低脂、高碳水化合物的飲食（核桃、比斯吉、果醬、麵包）。研究人員分別在實驗前後測量血液內循環內皮前驅細胞的數量。研究顯示攝取地中海飲食的人，相較於攝取含飽和脂肪或高碳水化合物等較不健康飲食的人，其循環內皮前驅細胞增加了五倍[44]。

為了檢驗飲食是否會影響血流，研究人員進行了缺血性反應充血測試（ischemic reactive hyperemia test）。這個測試利用雷射去測量血管在經歷四分鐘的壓縮後（上臂使用標準的血壓袖套）復原的程度。袖套會膨脹，暫時阻斷血流。袖套移除後，血流恢復正常的程度可以反映出受試者循環健康的一般狀態。西班牙的研究中，相較於攝取飽和脂肪的飲食，攝取地中海飲食或低脂、高碳水化合物的飲食，血流復原的能力提高了一・五倍，這個結果與內皮前驅細胞數量較高的結果相關。這些幹細胞保護了血管內襯，因而造成較好的血管健康。

這項關於地中海飲食對幹細胞影響的研究替瞭解其對心臟健康的益處增添了一個全新的範疇。

限制卡路里與斷食

限制卡路里不是某種流行一時的飲食，而是人類進化過程中經歷過的一種情況。特別是在狩獵、採集時期（hunter-gatherer period），那時我們的祖先無法預期能否找到食物。因此，我們的新陳代謝不僅進化到可以忍受卡路里受限，還能在這些情況下運作良好。眾所周知，卡路里限制的定義為減少二〇～四〇％的熱量攝取，這樣可以增加壽命並且降低慢性疾病的風險。麻省理工的科學家們發現限制卡路里可以活化腸子的幹細胞，有助於腸道細胞的再生[45]。其他研究顯示減少老鼠攝取的卡路里可以增加再生蛋白質 SDF-1 與其受體 CXCR4 的製造，它們一起可以徵召和吸引骨髓中的幹細胞進入血液中[46]。

中國上海交通大學醫學院（Shanghai Jiao Tong University School of Medicine）和第二軍醫大學（Second Military Medical University）的科學家們進行了一個聯合研究，並且有了驚人的發現。他們發現斷食可以刺激大腦再生。不同於卡路里限制，斷食過程中，食物完全被剝奪並且持續一段時間。科學家們研究急性中風後的老鼠。他們讓一組老鼠斷食四十八小時，然後將其與正常飲食的老鼠做比較。中風四天後，取出老鼠的內皮前驅細胞，研究人員發現斷食組的幹細胞在再生大腦，與再生攜帶血流以幫助中風復原所需的血管能力上更加優異。當斷食後的幹細胞注入其他中風老鼠的血液後，斷食幹細胞也展現出優秀的表現。它們遷移至受中風影響的腦部，並且產生較平常血管新生好上五〇％的反應去恢復血流，同時將腦部的受損區域減少了三二％。接受經過斷食的幹細胞的老鼠相較於接受沒有經歷斷食的幹細胞的老鼠，在神經學上的恢復也較好，包括平衡改善和行走速度[47]。

損害有益幹細胞的飲食模式

當你學到享有不健康名聲的食物也會破壞你的幹細胞時可能不會太驚訝。遠離這些類型的食物將保護你的再生健康防禦系統。一組功能運作良好的幹細胞不僅幫助你維持器官的良好狀態，也能幫助減緩老化過程。

高脂飲食

高脂飲食包含不健康的飽和脂肪，對幹細胞非常具有破壞力[48]。這種破壞是全身性的，但是值得一提的是它對你的腦部會造成的傷害。這種飲食可以導致神經生成（neurogenesis）發生問題——一種再生大腦負責形成新記憶的海馬迴（hippocampus）區域的神經元的過程[49]。避免高脂飲食可以幫助維持認知健康，這對於任何年紀的人來說都很重要，無論你正在就讀研究所或住在護理之家[50]。

高脂飲食也會因為破壞內皮前驅細胞而傷害你的循環系統。長庚大學醫學院（Chang Gung University College of Medicine）的科學家們檢視富含飽和脂肪的飲食對局部缺血的老鼠身體會造成什麼影響[51]。在他們的研究中，研究人員使用高脂飲食去餵食高血脂和高空腹血糖的老鼠（模擬人類糖尿病前期的狀態）。研究人員測量血液中的幹細胞數量。高脂飲食組相較於普通飲食組的老鼠，循環內皮前驅細胞的數量少了四一％。然後，老鼠經歷一個減少血流流向肢體的程序。身體面對這種情況的正常反應是一波從骨髓湧向肢體的幹細胞。這些幹細胞將協助循環和瀕死的肌肉再生。然而，研究人員發現食用高脂飲食的老鼠其血流卻減少了七五％，而且肢體內正在成長的微血管也減少了五五％。減少的幹細胞、不佳的血流和減少的血管新生皆反映出脂肪飲食對再生造成的負面影響。

不幸地是，高脂飲食不會影響脂肪幹細胞，它是脂肪組織（adipose tissue）中更多脂肪細胞的來源。英屬哥倫比亞大學（University of British Columbia）的科學家顯示以高飽和脂肪餵食的老鼠其皮下脂肪幹細胞的生長會增加四二％[52]。甚至更糟糕，麻省理工學院進行的一項實驗室研究顯示高脂飲食會以危險的方式去影響腸道幹細胞：提高它們發展出腫瘤的傾向[53]。澄清一點，這些研究都是使用飽和脂肪進行研究，所以你可以把這些幹細胞問題歸咎於「不好的」飽和脂肪，而不是「好的」多元不飽和脂肪。

藉由避免飲食中的飽和脂肪，你可以改善循環系統再生的能力、促進你的認知以及幫助你的幹細胞停止製造新的脂肪或腫瘤細胞。

高血糖食物

高濃度的糖會使我們的再生防禦系統失能。令血糖上升的食物和飲料會妨礙幹細胞的製造，降低你身體修復器官的能力。甚至造成更糟糕的情況，升高的血糖已經被證實會全面性地損壞和殺死幹細胞，從內皮前驅細胞到骨頭前驅細胞（bone progenitor cells）到心臟幹細胞[54]。如果你希望你的幹細胞維持在最佳狀態，飲食可以採取低升糖指數（low glycemic index）的策略。這代表最少化或全面避免只有一點或不含纖維的含糖加工食品，它們會使血糖飆升，像是含糖飲料和許多包裝的休閒食品[55]。

高鹽飲食

鹽使食物嚐起來美味，但是慢性高鹽分攝取與許多健康問題相關，從高血壓到心血管疾病，到分解胃部的保護性黏膜內襯，增加罹患胃癌的風險。威斯康辛醫學院（Medical College of Wisconsin）的科學家們研究鹽對於幹細胞的影響，他們餵食老鼠不同鹽分含量的飲食。一組給予正常飲食（〇•四%的鹽），另一組給予十倍鹽的高鹽飲食（四%的鹽）[56]。餵食這兩種飲食七天後，科學家們從兩組老鼠的骨髓內蒐集幹細胞。然後，他們將取自兩組的幹細胞分別注入另外一組雙腿血流不足的老鼠體內，檢視這些幹細胞的再生能力。

結果顯示來自正常飲食那組的幹細胞可以使接受方老鼠的腿部循環提高二四%。然而，暴露在高鹽飲食的幹細胞卻受損，幾乎沒有參與再生，血流只有增加六%。浸泡在高鹽分中的幹細胞無法存活太久，相較於正常鹽分的幹細胞，它們注入另一組老鼠體內後的細胞死亡率多了五〇％。罹患心血管疾病的患者，他們的心臟科醫生都會說要避免過多鹽分的食物以預防高血壓的風險，不過現在維持低鹽飲食有了另一個更使人信服的理由。

重要疾病：癌症及其危險的幹細胞

惡性腫瘤含有微小但致命的幹細胞群，稱為癌症幹細胞（cancer stem cells）。這些幹細胞於一九九四年被發現，它們很危險。它們是正常幹細胞的突變，表示它們能夠像正常幹細胞那樣再生組織，只是其所製造的組織是惡性的。癌症幹細胞也幫助轉移至其他器官的腫瘤成長[57]。

殺死癌症幹細胞的食物

找出殺死癌症幹細胞的方法一直以來都是癌症研究的聖杯之一。雖然這是致力於癌症治療的生技公司的目標，但是科學家們已經發現有能力殺死它們的飲食因子，至少是針對某些癌症形式而言。癌症幹細胞負責引發許多癌症，以及激起治療後的癌症復發[58]。

綠茶

綠茶有許多有用的功能，包括殺死癌症幹細胞的能力。中國的南京醫學大學（Nanjing Medical University）與中山大學腫瘤防治中心（SunYat-Sen University Cancer Center）的科學家們在實驗室中研究一種綠茶多酚——EGCG的效用，他們發現EGCG可以減少五〇％結腸癌幹細胞的成長。此外，EGCG會強迫癌症幹細胞經由細胞凋亡的過程從事自殺行為[59]。英格蘭的索爾福德大學（University of Salford）進行的另一個研究顯示抹茶（一種粉末狀的茶葉）可以干擾乳癌幹細胞的代謝通路，剝奪它們的能量並且導致它們的死亡[60]。綠茶中EGCG在癌症幹細胞上的效用可能有助於解釋茶在對抗結腸癌和其他癌症上面的保護性作用。

紫馬鈴薯

源於祕魯，紫馬鈴薯因為其營養價值而受到古代印加人的珍視。它們具有花青素這種生物活性，這是一種藍紫色的色素，也負責賦予黑莓色彩。賓州州立大學（Penn State University）的科學家們探索紫馬鈴薯對癌症幹細胞的影響[61]。在實驗室中，他們每天餵食結腸癌高風險的老鼠相當於一顆的紫馬鈴薯（品種為Purple Majesty），連續一個星期。他們比較紫馬鈴薯與一種抗發炎藥物——Sulindac

的效用，這種藥物已知可以抑制結腸息肉和結腸癌的發展[62]。一週後，老鼠的結腸被檢驗。餵食紫馬鈴薯的老鼠，腫瘤減少了五〇％。當結腸組織在顯微鏡下接受更仔細的檢查時，相較於沒有食用紫馬鈴薯的組別，食用紫馬鈴薯的老鼠其結腸癌幹細胞的死亡率增加了四〇％。他們發現餵食紫馬鈴薯的老鼠，其癌症幹細胞關鍵的存活因子被剝奪。當科學家們將癌症幹細胞自老鼠體內移除，然後將其暴露在紫馬鈴薯萃取物中時，他們發現這個萃取物使癌症幹細胞的侵略行為減少了二十二倍。

科學家們以不同方式準備紫馬鈴薯，包括烘烤、切片和冷凍乾燥，不過對抗癌症幹細胞的生物活性成分仍然能夠在不同情況和準備技術下保持穩定。鑒於它們的效用，紫馬鈴薯除了具有奇妙色彩外，還擁有傳統白馬鈴薯所沒有的獨特抗癌特性。

核桃

核桃是受歡迎的堅果，可以生吃、烘烤、糖煮，甚至醃漬食用。它們富含營養，而且含有像是沒食子酸、綠原酸和鞣花酸等生物活性物質。如同先前提過的，食用核桃與降低結腸癌發展的風險有關，而且也可以促進結腸癌患者的存活率。南韓梨花女子大學（Ewha Womans University）、首爾國立大學（Seoul National University）和成均館大學（Sungkyunkwan University）的科學家們研究某種核桃萃取物殺死癌症幹細胞的能力[63]。在實驗室裡，他們自患者身上取出結腸癌幹細胞，並將其暴露於核桃萃取物中。經過兩天的接觸後，癌症幹細胞的數量減少了三四％。經過六天，非常驚人的是癌症幹細胞的生長被抑制了八六%。核桃對於癌症幹細胞的強大效用可能可以幫助解釋一個八百二十六名結腸癌第三期患者的研究結果，食用核桃與死亡率降低五七%以及癌症復發率減少四二%有關[64]。

如果你有結腸癌，食用核桃可能真的可以拯救你的生命。

特級初榨橄欖油

特級初榨橄欖油含有一類被稱為橄欖苦苷衍生物（secoiridoids）的生物活性物質，佔橄欖油中多酚總量的四六%。這些天然的化學物質會被小腸吸收，而且可以在血漿和尿液中偵測到，證明它們在體內的存在和可用性[65]。西班牙的科學家在實驗室中證實橄欖油的橄欖苦苷衍生物可以戲劇性地減少乳癌幹細胞的生長[66]。他們將接觸過橄欖苦苷衍生物的乳癌幹細胞注入老鼠體內，其中多達二〇%的老鼠不會發展出癌症。剩下八〇%雖然發展出癌症，但是相較於沒有處理過的乳癌細胞，腫瘤尺寸小了十五倍而且生長速度也緩慢很多。這個結果與乳癌幹細胞受到抑制相符。

橄欖油橄欖苦苷衍生物對幹細胞的影響力也有基因層級上的證據：乳癌幹細胞接觸過橄欖苦苷衍生物後，生物活性物質改變了參與控制幹細胞活動的一百六十個基因。一個基因活動減少了四倍，而其他對抗癌症幹細胞的基因活動則增加了三倍。特級初榨橄欖油的健康防禦力量現在已經延伸到針對危險的幹細胞上面。

其他針對癌症幹細胞的食物

還有其他食物中值得注意的生物活性物質可以抑制癌症幹細胞。大豆中的金雀異黃素；芹菜、牛至和百里香（thyme）所含的木犀草素（Luteolin）；酸豆（capers）、蘋果和胡椒（peppers）所含的槲皮素。以上這三種化合物皆可以殺死前列腺癌幹細胞[67]。木犀草素尤其強大，可以停止前列腺癌幹細胞二〇倍的活動。綠茶中含的 EGCG 也顯示與槲皮素合作可以抑制前列腺癌幹細胞[68]。

有些生物活性物質具備雙重作用。它們可以促進一種防禦系統的健康，同時在同一系統中對付相反的影響。如同我們第六章看到的，綠原酸可以在健康組織中透過血管新生幫助其維持正常的循環，同時可以藉由阻斷血液供應去餓死危險的腫瘤。同樣地，綠原酸增進正常幹細胞的功能以再生器官，但是它也妨礙癌症幹細胞。事實上，日本大學（Nihon University）的科學家們發現綠原酸會封鎖支持肺癌幹細胞的基因，而且讓殺死癌症細胞的基因活性提高一千倍[69]。生物活性物質為什麼能夠扮演雙重角色的原因目前仍尚未清楚。綠原酸含量高的食物包括咖啡、胡蘿蔔和杏桃及李子等核果。

韓國首爾國立大學的科學家們發現紅酒、葡萄、花生、開心果、黑巧克力和蔓越莓中所含的白藜蘆醇可以妨礙六〇％乳癌幹細胞的生長[70]。鞣花酸是另一種可以針對乳癌幹細胞的生物活性物質[71]。鞣花酸含量高的食物包括栗子、黑莓、核桃和石榴。

生酮飲食

生酮飲食是一種由高脂肪、非常低碳水化合物所組成的飲食，模仿斷食的效果，目標是產生酮體（ketones）。當身體代謝無法取得碳水化合物去製造葡萄糖時，酮體就會由儲存在體內的脂肪所產生。酮體取代葡萄糖成為細胞利用的能量來源。這種飲食策略雖然難以維持，但是已經在幫助控制癲癇上使用了數十年，而且也被用於協助治療一種致命的腦瘤——神經膠質母細胞瘤（glioblastoma）[72]。

儘管正常的健康細胞可以適應使用酮體做為能量來源，癌症細胞卻無法適應，因為它們仰賴葡萄糖以保持它們的高能量需求。當葡萄糖很少，腫瘤就難以成長。酮體也阻礙癌細胞獲得能量的能力，所以當患者採取生酮飲食，腫瘤更有可能對治療產生反應。在患有腦瘤的實驗室老鼠身上，生酮飲食可以縮小五〇％的腫瘤，並且延長老鼠的存活率。

為了探索生酮飲食對神經膠質母細胞瘤幹細胞的影響，位於美國佛羅里達州蓋恩斯維爾（Gainesville）的佛羅里達大學（University of Florida）的研究人員自神經膠質母細胞瘤患者身上移除的腫瘤中取得癌症幹細胞[73]。細胞被培養在培養箱中，裡面分別設定為正常的葡萄糖、低葡萄糖或生酮的環境。在低葡萄糖的環境中，相較於正常葡萄糖的環境，腦癌幹細胞生長的能力受到阻礙。這就支持了高糖分攝取，可能會刺激癌症病患的癌症幹細胞生長的概念，所以應該避免。當細胞除了低葡萄糖還暴露於酮體的條件下時，對神經膠質母細胞瘤的抑制超過兩倍。

神經膠質母細胞瘤用於研究生酮的作用，一方面是因為癌症幹細胞對這個疾病的重要性。即使癌症成功地被手術移除或治療，但是神經膠質母細胞瘤的幹細胞會幫助它再度兇猛復發。避免糖分的添加且嚴守生酮飲食可能是有助於打擊腦瘤的策略。

總結

你的幹細胞總是在工作，但是隨著你的年齡增長，它們運作的速度會減緩而且可能需要一些幫助。攝取可以動員幹細胞的食物可以促進你身體內在保護和維持器官的能力。再生飲食從身體內部去刺激幹細胞，這是一種全新的方式去思考每天要選擇食用什麼食物和飲品。

謹記在心，地中海和亞洲飲食模式經常包含有助於你幹細胞的食材。此外要明白其他模式，如高脂、高鹽或高糖分飲食都會打擊它們——這絕不是你經常希望發生的事情。

如果你正在對抗一種慢性疾病，活化你的幹細胞在你克服疾病對組織造成的傷害上面可能很重要。如果你曾經歷心臟病發作或中風，你的幹細胞可以幫助挽救你的心臟和重建大腦。這些情況下，啟動你的幹細胞是為健康而戰的一種方法，恢復你的力量並且確保你的身體使用維持長壽所需的方式運作。

如果你想增進健康，食用再生食物將幫助你促進血流，並且擁有更多能量和更好的耐力。如果你是一位運動員或正在訓練任何體能表現，你會希望徵召那些幹細胞去打造肌肉。如果你處於中年，希望身體維持年輕；如果你經歷手術並且需要快速痊癒；或者如果你自一種疾病復原，希望能夠快速恢復健康，攝取可以增加你循環幹細胞的食物可能是達成目標的一種方式。

最後，並非所有幹細胞都是你的朋友。癌症幹細胞極度危險。如果你罹患癌症或曾經罹患過，你的首要焦點應該是殺死那些癌症幹細胞。沒有藥物可以做到這一點，但是有愈來愈多食物與它們的生物活性物質被研究證實對癌症幹細胞具抑制作用。幸運地是，針對癌症幹細胞的食物不會傷害有益的幹細胞。

影響再生的關鍵食物

促進幹細胞		殺死癌細胞	
竹筍（Bamboo shoots）	綠茶（Green tea）	蘋果（Apples）	李子（Plums）
啤酒（Beer）	羽衣甘藍（Kale）	杏桃（Apricots）	石榴（Pomegranate）
野櫻莓（Black chokeberry）	芒果（Mango）	黑莓（Blackberries）	紫馬鈴薯（Purple potatoes）
黑覆盆莓（Black raspberries）	芥菜（Mustard greens）	酸豆（Capers）	紅酒（Red wine）
紅茶（Black tea）	桃子（Peaches）	胡蘿蔔（Carrots）	大豆（Soy）
藍莓（Blueberries）	花生（Peanuts）	西洋芹（Celery）	百里香（Thyme）
芹菜（Chinese celery）	開心果（Pistachios）	栗子（Chestnuts）	核桃（Walnuts）
咖啡（Coffee）	李子（Plums）	咖啡（Coffee）	
甘藍葉菜（Collard greens）	紅酒（Red wine）	蔓越莓（Cranberries）	

促進幹細胞		殺死癌細胞	
蔓越莓（Cranberries）	米糠（Rice bran）	黑巧克力（Dark chocolate）	
黑巧克力（Dark chocolate）	富含 omega-3 的海鮮	葡萄（Grapes）	
蕨類嫩芽（Fiddleheads）	墨魚汁（Squid ink）	特級初榨橄欖油（Olive oil, EVOO）	
枸杞（Goji berries）	瑞士甜菜（Swiss chard）	牛至（Oregano）	
葡萄汁（Grape juice）	薑黃（Turmeric）	花生（Peanuts）	
葡萄（Grapes）	西洋菜（Watercress）	胡椒（Peppers）	
四季豆（Green beans）	全穀（Whole grain）	開心果（Pistachios）	

第八章

餵食你的內部生態系統

當一位懷孕的母親坐在餐桌前說自己是「一人吃，兩人補」時，她幾乎一定會做出較好的食物選擇，因為她的子宮中孕育著一個寶寶。不過當我們坐在餐桌前享用餐點時，我們所有人都應該做出更好的選擇，因為我們永遠都不是為自己或兩個人而吃，而是為了三十九兆個生物。這是在我們體內組成微生物體的細菌數目[1]。

適當餵養我們的腸道細菌會開啟一場骨牌效應，不僅影響我們的消化，還影響我們的整體健康。照顧良好的腸道菌群將影響你抵抗像是癌症和糖尿病等疾病的能力、影響你傷口癒合的能力和指示你的大腦釋放出讓你更社會化的化學物質。我們才剛開始學習我們的微生物體可以如何幫助我們的身體對抗發炎性腸道疾病、憂鬱症、肥胖、心血管疾病甚至是阿茲海默氏症和巴金森氏症等一系列的疾病。

讓我們來看看一個顯示出我們強大的微生物體可以如何影響健康的例子。腸道疣微菌

（Akkermansia muciniphila）佔腸道微生物體所有細菌的一～三％。但是這一小族群擁有巨大的影響力。艾克曼菌（Akkermansia）可以幫助控制免疫系統、促進體內的血糖代謝、降低腸道發炎和對抗肥胖[2]。它對於免疫系統的影響尤其驚人。患有某些癌症形式的病人現在都正在接受突破性的免疫癌症治療——檢查點抑制劑。這些抑制劑是治療癌症的全新方式。不像化療會傷害免疫系統，這些治療特別利用個人的免疫系統去消滅他們的癌症。運作方式為脫掉癌細胞為了不被免疫系統偵測到而隱藏於其中的生物化學斗篷。

二〇一五年，Laurence Zitvogel博士在巴黎古斯塔夫・魯西研究所（Institut Gustav Roussey）領導的研究團隊顯示即使老鼠的腸道微生物體只有些許改變，都可以影響牠們對免疫治療的反應。他們在人類的癌症病患身上發現相同的關聯，確認阿克曼菌是人們獲益於這類癌症治療的關鍵健康腸道細菌[3]。如果患者的腸道存在這種細菌，他們更可能對治療產生反應，而且能夠召喚本身的免疫系統去打擊癌症。如果患者缺乏這種細菌，他們的免疫系統會對檢查點抑制劑沒有反應，而癌症仍然會逃離免疫系統並且持續成長。微生物體三十九兆個細菌中，阿克曼菌的存在意味對癌症免疫治療會有較好的反應。

不過呢，我們可以用飲食去增加你腸道中的阿克曼菌。某些果汁會影響腸道環境，使其變成阿克曼菌喜歡的環境。以石榴汁為例，它富含鞣花單寧，一組特別的生物活性物質，大約七〇％的人可將其代謝為另一種生物活性物質——尿石素（urolithin-A）。尿石素具抗氧化、抗發炎和抗癌等活性。

阿克曼菌被認為負責這種代謝，而鞣花單寧已經被證實可以促進阿克曼菌的生長。蔓越莓也可以改善腸道的條件有助於阿克曼菌的茁壯茂盛。

蔓越莓和石榴汁的資料顯示我們的飲食對我們微生物體的影響是多麼強大，反過來也可以影響我們對癌症治療的免疫反應，簡直具備了關係生死的含義。這類特定食物、它們影響的好菌與壞菌、它們的代謝以及與健康結果之間的關聯性正在改變我們對人類營養的態度，此外，這些發現也將深切影響你的醫生或營養師對於你飲食上的建議。

你可以透過已知會影響你三千九百萬個常駐細菌的食物和飲食模式立刻從一個較健康的微生物體中獲益。任何你吞下去未在小腸消化完全的食物會下滲到你腸道的尾端。微生物體的細菌們就在那裡等待著它們的餐點。它們也消化和代謝蛋白質、碳水化合物、脂肪、生物活性物質，甚至是食物中的添加劑和合成化學物質。科學家們正在瞭解飲食如何幫助維持一個健康的細菌生態系統，甚至是幫助改造這個生態系統。針對具有太少有益菌的微生物體，飲食可以充實那些細菌；針對具有太多有害菌的微生物體，飲食可以減少那些細菌。如此一來，調整過的微生物體可以恢復其最佳的平衡，在本質上提升我們的防護力，並且增強我們的微生物體防衛健康的能力。另一方面，有些食物會朝不好的方向去改變我們的菌群，降低我們的防護力，因而促使疾病生成。在我們檢視影響微生物體的食物之前，讓我們來看看與失衡的微生物體有關的疾病。

重要的疾病：微生物體受到干擾的地方

微生物體的混亂，稱做微生態失調，如今已經在有嚴重健康問題，如：肥胖到代謝症候群到第二型糖尿病以及更多疾病的患者身上發現。這些腸道細菌的異常和受損狀況與不健康的飲食模式、環境因素和抗生素的使用有關。針對發炎性腸道疾病，像是克隆氏症和潰瘍性結腸炎，研究人員們發現促發炎的細菌統治著結腸。這些細菌除去腸內的保護性黏膜，使腸道內襯在面對發炎和毒素時顯得更加脆弱。食物過敏現在與微生態失調有關。孩子的微生物體多樣性愈少，愈可能發展出長期的食物過敏[4]。食物過敏的孩子其微生物體有異於他們沒有食物過敏的手足[5]。

癌症，特別是發生在胃腸道的器官（食道、胃、胰臟、膽囊、結腸和直腸）與微生物體混亂有關[6]。當有益菌缺乏，免疫系統偵測和攻擊癌細胞的能力就會被解除武裝。錯誤的細菌居民會干擾身體防禦自己的能力。細菌影響我們身體控制血脂的能力。微生態失調也與動脈粥樣硬化和心血管疾病有關[7]。當錯誤的細菌在你的嘴裡，口腔的微生物體會被擾亂，可能導致高血壓和心臟病[8]。攝取紅肉後，某些細菌過多會造成你的身體製造較高濃度的有毒物質——氧化三甲胺（trimethylamine N-oxide，TMAO）。氧化三甲胺會破壞血管內襯，使其更容易在你的動脈內生成危險的動脈粥樣硬化斑塊，我們已經知道這可能導致致命的心臟病發作和中風[9]。

腸道微生物體的混亂也在巴金森氏症和阿茲海默氏症的病人身上發現。愈來愈多證據顯示生長於腸道的有害菌會製造神經毒素，引起大腦發炎[10]。改變的微生物體可以在憂鬱症、躁鬱症，甚至是精神分裂症的患者身上看到[11]。罹患氣喘和慢性阻塞性肺病（chronic obstructive pulmonary disease，COPD）的人相較於那些沒有肺部疾病的人，痰液中的細菌概況就會不一樣[12]。

腸道內的微生態失調也會產生異常的蛋白質，引發身體製造抗體導致自體免疫的疾病[13]。健康細菌減少也可在多發性硬化症、類風溼性關節炎、乳糜瀉和發炎性腸道疾病的人身上觀察的到。所有這些疾病皆與微生物體異常有關。我們現代社會中許多最嚴重疾病的共通點非常有可能就是改變的微生物體；相反地，正確的有益菌群則是健康的必要特徵。

好消息是我們知道食用某些食物可以幫助塑造我們微生物體健康防禦系統的細菌居民，增加好的並減少壞的細菌。

含有健康細菌的食物

一種幫助我們微生物體的方式就是食用細菌[14]。許多食物包含健康的細菌，用來發酵食物並防止腐敗。它並不像聽起來那麼噁心。利用可食用的健康細菌去保存食物可以回溯至古代的希臘、羅馬、中國和印度社會。即使是今天，活性菌仍然是製造許多常見食物的關鍵。食用發酵食物可以增加你腸道微生物體的多樣性，同時促進你的健康防禦力量。以下只是幾種用細菌與它們的健康益處所製造出的食物[15]。

德國酸菜

德國酸菜是許多傳統菜餚中一種微酸、濃郁的鹹味配菜，它有時被當作一種美味的調味品。它所含的微生物豐富的驚人，是由非常細的甘藍菜絲與乳酸產生菌（乳桿菌）發酵而成[16]。一份德國酸菜所含的細菌數量可以高達五兆個[17]。德國酸菜其實源自於中國，以前的商人透過貿易路線將其傳入東歐和西歐，在那裡它融入斯拉夫和德國菜餚。切絲的甘藍菜用鹽醃製，允許環境中由空氣傳播的乳桿菌定居其中並且生長。許多不同類型的最初細菌居民皆對發酵德國酸菜有所貢獻。當糊狀物隨著時間變得更酸，酸度改變也會造成細菌組成的改變，直到德國酸菜成熟才會穩定。

已經有大量的研究在探討德國酸菜與健康間的關係[18]。北卡州大（North Carolina State University）的科學家們描繪出德國酸菜在發酵期間細菌組成的改變。他們發現雖然最初有許多不同的細菌存在，最終的主要細菌為胚芽乳酸桿菌。這種重要的腸道微生物經常存在於市售的益生菌中。胚芽乳酸桿菌與多種促進健康的活動有關，包括刺激腸幹細胞的抗發炎反應[19]。

甘藍菜絲的發酵細菌也會釋放出新的生物活性複合物[20]。一個例子是從發酵植物中釋出的硫化葡萄糖苷（glucosinolates）。細菌酵素接著會將其分解為稱作異硫氰酸鹽類（isothiocyanates）的更小成分。這些最終產品具有抗血管新生的特性，而且可以直接殺死癌細胞。芬蘭自然資源研究院（Natural Resources Institute of Finland）的食物科學家們發現異硫氰酸鹽類的濃度其實在德國酸菜中還比生甘藍菜高[21]。

除了益生菌與它們產生的生物活性物質外，德國酸菜也是良好的膳食纖維來源，所以也可以餵養我們的微生物體。

韓式泡菜

任何喜愛韓國料理的人都可能吃過韓式泡菜，這是由發酵蔬菜，如大白菜、白蘿蔔、青蔥、辣椒、大蒜、薑和稱為飛翅魚（jeotgal）的發酵海鮮產品製成的一種美味、辛辣的鹹味日常必需品。韓式泡菜的英文名字——kimchi是來自韓文——gimchi，意思是「埋沒的蔬菜。」製作韓式泡菜的傳統方法是將蔬菜放入陶瓷鍋中，然後埋入土裡發酵。存在的韓式泡菜超過一百六十種，通常是作為配菜食用。你可以在每間韓國餐廳的菜單以及亞洲雜貨店的貨架上發現其蹤跡。

韓式泡菜本質上是一種益生菌。如同優格，它提供你的腸道大量健康的細菌與生物活性物質。許多參與在韓式泡菜發酵過程中的細菌也同樣可以在健康人類的微生物體中發現：擬桿菌門、厚壁菌門和乳酸菌屬以及其他[22]。韓國泡菜環球研究所（World Institute of Kimchi in Korea）的科學家們甚至發現一種新的細菌品種，稱為 Lentibacillus kimchi，它可以製造維生素 K2，也就是甲萘醌類。回憶一下，

第六章提到維生素 K2 是一種抗血管新生的生物活性物質，可以在雞紅肉和起司中發現[23]。另一個泡菜中的細菌產物是丙酸（propionic acid），一種短鏈脂肪酸，可以降低膽固醇、減少發炎、預防動脈粥樣硬化斑塊在動脈內堆積，以及促進消化健康[24]。泡菜的萃取物被發現可以殺死結腸癌、骨癌、肝癌和白血病的細胞[25]。泡菜中的胚芽乳酸桿菌會製造一種細菌產物，具有對抗 A 型流感的保護作用[26]。

韓國亞洲大學（Ajou University）的研究人員對二十一名具有糖尿病前期和代謝症候群症狀的中年人進行研究。代謝症候群是描述一種完美疾病風暴的專有名詞，它使一個人有發展出心血管疾病的傾向，特徵包括：腹部肥胖、血脂升高、高血壓和血糖升高。每位參與者的血糖濃度皆低於糖尿病的嚴格標準，但是卻高於正常值（空腹血糖介於一〇〇～一二五 mg/dl 之間）。研究目的是要確定韓式泡菜能否改善他們的代謝狀態，並且檢視新鮮或發酵的韓式泡菜是否會帶來差異[27]。

參與者被分為兩組。一組食用新鮮製作的韓式泡菜，另一組食用發酵過的韓式泡菜，兩組皆持續食用八週。所有韓式泡菜都是由同一間工廠製造。新鮮韓式泡菜每毫升具有一千五百萬個乳桿菌（Lactobacillus），發酵韓式泡菜每毫升含有六十五億個乳桿菌，是新鮮韓式泡菜的四百三十三倍。研究過程中，研究人員測量參與者的總脂肪重量、體脂肪百分比和血壓，然後進行血液檢查以檢驗發炎狀況和葡萄糖濃度。八週後，為了洗淨參與者的系統，研究人員要求他們不要食用任何發酵食物四個星期。

總的來說，發酵相較於新鮮韓式泡菜含有更多細菌和更大的效用。食用發酵韓式泡菜顯著降低六％的身體脂肪重量，新鮮泡菜只減少三・九％，代表發酵韓式泡菜在降低脂肪部分的效果為新鮮韓式泡菜的一・六倍。食用發酵韓式泡菜組別的參與者，體脂肪百分比減少二％，而新鮮韓式泡菜組別的參與者則沒有顯著改變。食用發酵韓式泡菜的參與者其血壓也有顯著的改善。

為了判斷食用韓式泡菜後，參與者身體處理葡萄糖的效率，他們也接受口服葡萄糖耐量試驗（oral glucose tolerance test）。他們飲用一杯糖水，裡面的糖總量相當於四十二顆雷根糖（jelly beans）。研究人員分別在飲用糖水前和飲用糖水後兩小時檢驗他們的血糖濃度。相較於食用泡菜前的結果，食用發酵韓式泡菜的參與者對葡萄糖耐量試驗進步了三三％。在葡萄糖耐量試驗的改善方面，發酵韓式泡菜組比新鮮韓式泡菜組好上三・五倍。所以雖然食用任何種類的韓式泡菜皆有益於體脂肪、血壓和葡萄糖敏感性，但是發酵的益處較新鮮韓式泡菜來得大。

韓國東國大學（Dongguk University）的另一項研究檢驗二十四位 BMI 值（身體質量指數）大於二五，被歸類為過重的女性[28]。她們每天食用一・二杯新鮮或發酵的韓式泡菜，持續八個星期，測量項目包括肥胖、血液生物標記和糞便的微生物體。與亞洲大學的結果相似，食用發酵韓式泡菜的參與者在各方面皆有顯著改善，包括體脂肪減少五％。

小提醒：韓式泡菜的鹽分含量非常高。如果你有高血壓或是胃癌的高危險群，請小心食用。

泡菜（中式發酵甘藍菜）

泡菜是一種中國的傳統發酵蔬菜，在中國餐廳中常被作為一種開胃冷盤。如同韓式泡菜一般，泡菜的製作方式為醃漬健康的蔬菜：甘藍菜、白蘿蔔、芥菜莖（mustard green stems）、紅蘿蔔和薑。參與泡菜發酵過程的細菌有許多與健康人體的微生物體相同[29]，包括厚壁菌門和乳酸菌屬，它們是泡菜中的優勢品種。中國陝西師範大學（Shaanxi Normal University）進行的科學研究發現泡菜含有多達三十種不同的細菌品種，使它成為一種益生菌豐富的食物[30]。泡菜中的甘藍菜也是一種膳食纖維的來源，一杯就相當於每日纖維建議攝取量的九%。在中國，這些醃漬的蔬菜通常是配白飯享用。

起司

當談到微生物體，起司對你的腸道很好。起司由牛奶、一種稱為凝乳酶（rennet）的酵素及發酵菌元（starter culture）所製成。酵種（starter）是根據要製作的起司種類而由不同的細菌類型組成。這些細菌會產生乳酸（lactic acid），並且與酵素一同將牛奶轉變為凝乳（curds）和乳清（whey），接著再經過多種步驟，才會形成擁有獨特風味和質地的傳統及商業起司。

每種起司都具有自己的微生物體，這是發酵菌元與起司的製造地區和成熟環境（如：起司地窖）三者加乘的結果。在起司熟成的數週、數月，甚至是數年之間，許多生物，從細菌、黴菌到酵母菌都會定居並大批地進入起司，造就了它的風味及它本身的「起司微生物體。」當我們吃起司時，我們正嚥下活菌以及細菌製造的產物，兩者皆對我們的健康有益。

帕瑪森乾酪（Parmigiano-Reggiano）是一種源於義大利帕瑪的美味傳統硬質起司，製成巨型圓盤形狀，在販售和食用前需要熟成一到兩年。儘管在製作的頭幾個月，起司中會存在多種細菌，但隨著起司成熟，酸度也跟著改變，當起司可以販售時，許多細菌已經消失[31]。活著的細菌為乾酪乳桿菌（Lactobacillus casei）和鼠李糖乳桿菌。兩者皆被觀察到有對抗胃腸炎[32]、糖尿病[33]、癌症[34]、肥胖[35]，甚至是產後憂鬱症[36]的有益活性。帕瑪森乾酪是一種益生菌的天然來源。

由牛奶製成的高達起司是另一種益生菌特性已經被研究的起司。回憶一下第六章，高達起司含有維生素 K2（甲萘醌類），具有抗血管新生的活性。它也具有超過二〇〇個品種的多樣微生物體，包括胚芽乳酸桿菌和乾酪乳桿菌，隨著起司成熟，細菌居民也跟著改變。在歐洲，高達是由生乳（raw milk）製造，但是在美國卻是一種經過巴氏殺菌的產品。比利時根特大學（Ghent University）及農業和漁業研究所（Institute for Agriculture and Fisheries）的研究顯示相較於巴氏殺菌過的起司，使用生乳製成的高達起司含有更多樣化的細菌，這是一種有益的特性[37]。雖然使用生乳製成的起司在其原產國受到重視，但是美國的食品藥品監督管理局卻明令所有乳製品的最終形式皆必須經過巴氏殺菌[38]。這項針對食品安全的聯邦保護出現於一九四九年，那時候的美國經歷過一次與食用生乳起司有關的疾病爆發，而在一九八七年，ＦＤＡ開始禁止所有生乳產品的販售。儘管幾種熟成須超過六十天的起司不在這項規定內，但是這就意味著，在美國買到的起司，不具歐洲相同類型起司所具備的完整微生物體組合。

回憶第三章提過關於卡蒙貝爾起司對健康腸道微生物體的貢獻。卡蒙貝爾起司也具有益生菌的效用，它可以影響腸道中不屬於起司發酵菌元的細菌含量。法國國家農業研究院（French National Institute for Agricultural Research）的臨床研究顯示食用卡蒙貝爾起司的人，其腸道中稱作屎腸球菌（Enterococcus faecium）的細菌數量會增加。這種細菌不存在於起司中，但是起司的益生菌效用刺激了天然腸道細菌的生長[39]。

所以我們可以視起司為一種食物，既含有自己的微生物體，又能夠經由益生原和益生菌的效果去影響人類腸道的微生物體。起司細菌可以在消化酵素中存活。它們用自己的方式通過整個消化系統，而且可以在食用起司的人的糞便中找到。除了起司對人類微生物體的健康影響外，請牢記有關其鹽分及飽和脂肪含量的警告。

優格

優格由牛奶製成，牛奶經過加熱、冷卻，然後與細菌混合進行發酵。它是一種古代的食物，可以回溯到至少五千年前，而且它的健康益處在古希臘的著作中就有所描述。優格的出現是因為牛奶意外被細菌汙染，而產生的產物被古人發現可以食用。但是乳桿菌的實際出現是直到一位保加利亞的醫學生研究當地優格的微生物時才被發現[40]。之後，諾貝爾獲獎者埃黎耶．梅契尼可夫觀察保加利亞小農的長壽，並將其歸因為他們食用優格，這是他們其中一種主食。今天，單純形式的優格（不添加甜味劑）被視為一種健康的食物，而它的益處可能是來自其益生菌效用。

俄亥俄州的楊斯鎮州立大學（Youngstown State University）的研究人員們進行了一個小型的研究，他們要求六位健康的志願者每天食用一杯優格，一杯大約相當於愛好優格的歐洲人與澳洲人經常食用的份量，連續食用四十二天[41]。六個星期的研究期間，研究人員每三到四天會提供受試者一次優格。這些優格含有將近一兆個細菌。受試者每七天會被要求提供一次糞便樣本，所以針對每位受試者，研究人員一共會蒐集到七份樣本。研究人員發現攝取優格後，不同的健康促進乳桿菌品種在數量上會增加。每位受試者的細菌改變都相當不一樣（另一篇研究甚至顯示微生物體對優格的反應在男性和女性身上有所不同[42]）。不過楊斯鎮州立大學的研究的確偵測到受試者體內羅伊氏乳酸桿菌、乾酪乳桿菌和鼠李糖乳桿菌數量上的增長，這些菌種皆常見於市售的益生菌內，證實食用優格可以影響我們的腸道微生物體。

西班牙進行了一次更大型的優格研究，這是地中海飲食 PREDIMED（Prevención con Dieta Mediterránea）研究的一部分[43]。研究人員們研究七千一百六十八名參與者並且檢驗他們優格及木酚素的攝取。木酚素是一種植物多酚，會被腸道細菌代謝為生物活性物質——腸內酯與腸內二酯，兩者可以降低心臟疾病的風險[44]。這些參與者的木酚素來源大部分是來自橄欖油、小麥製品、番茄、紅酒和蘆筍。PREDIMED 的研究人員想知道食用木酚素和優格是否能夠餵養優格中存在的細菌，造就更大的健康益處。

研究顯示那些木酚素攝取最多的人有較低的血糖濃度，而攝取高木酚素及優格的參與者有較低的總膽固醇，包括有害LDL膽固醇的減少。優格中的乳酸菌屬可以提高身體膽固醇的排除，所以研究人員推測木酚素具有益生原的效果，因此可以餵養腸道細菌。同時，優格具有益生菌的效用，因此食用優格搭配富含木酚素以植物為本的飲食可以提供預防心血管疾病的保護性益處和更佳血糖控制的作用。

酸麵包

麵包是全世界的一種主食，考古學家發現一萬四千年前的早期人類就會烘烤麵包，這是在農業時代開始之前，使得麵包成為真正的「原始人」食物[45]。製作只使用麵粉和水，然後添加酵母菌或細菌，麵包可以用烤的、蒸的或炸的。傳統酸麵包的製作是使用含有乳酸菌的酵種。乳酸菌屬會產生乳酸，賦予酸麵團經典的微酸風味。酸麵包的酵種與原始細菌會經由傳統的麵包製作過程（back slopping）一代一代傳遞下去。這個過程是每次麵包作好後，取出一小塊居住著細菌的麵團並且保留下來於製作下一批麵包時使用。

一種酸麵團的細菌類型——羅伊氏乳酸桿菌——擁有驚人的健康功效。它被證實可以促進免疫並且抑制腫瘤的發展[46]。羅伊氏乳酸桿菌也能減少體重增加及加速傷口癒合。這種細菌也可以藉由刺激大腦釋放出社交荷爾蒙——催產素去活化腸－腦軸線（gut-brain axis）[47]。

加拿大阿爾伯塔大學（University of Alberta）的科學家們與中國的華中農業大學（Huazhong Agricultural University）及湖北工業大學（Hubei University of Technology）合作，研究市售酸麵包酵種的細菌。他們發現酸麵團酵種中的一株羅伊氏乳酸桿菌自一九七〇年從一個烘焙師傳給另一位後就真實地在麵包麵糰中生長和繁榮[48]。為了鞏固它們的新地盤，一些酵種中的羅伊氏乳酸桿菌菌株會發展出製造天然抗生素的能力，這種天然的抗生素稱為 reutericyclin，能夠殺死其他生長於其中的有害菌。雖然這種細菌本身無法在烤箱的高溫下存活，但是麻省理工的科學家們指出當涉及羅伊氏乳酸桿菌的益處時，可能完全不需要活菌的存在。在實驗室中，科學家們把細菌完全磨碎，所以沒有活的羅伊氏乳酸桿菌，然而他們發現來自死菌顆粒的物質可以產生與活菌相同的益處。這個發現實在令人驚訝，因為我們總是假設腸道細菌的益處必須在它們活著時才能提供。類似這樣的發現告訴我們還有多少關於微生物體與我們健康的東西需要學習。因為如此，即使酸麵包中的羅伊氏乳酸桿菌已經被烤箱的高溫所殺死，但是遺留在麵包上的細菌碎片可能仍然可以在我們食用時提供健康益處[49]。

對你的微生物體具正面影響的食物

透過食用我們之前討論過的益生菌食物，你可以將有益菌引入體內。但是即使是不含活體和活性細菌的食物也可以正面影響你的微生物體，它們可以藉由創造允許有益菌茂盛生長的環境來達成。研究製出特定的食物具有此效用，但是在我們深入瞭解之前，讓你知道基本的飲食原則以確保你的有益菌開心是件重要的工作。

照顧你的微生物體

照顧腸道微生物體的基本原則如以下三個經驗法則：大量食用來自全型食物的膳食纖維。食用較少動物性蛋白質。食用更多魚類、全型食物和較少加工的食品。我將會用資料讓你知道為什麼這些規則對你的生活很重要。

第一個原則：大量食用來自全型食物的膳食纖維。來自全植物性食物的膳食纖維是你微生物體的健康食物[50]。自三十萬年前智人（Homo sapiens）出現以來，纖維就是人類賴以生存的核心。人類從遠古時代就會尋覓且食用古代的穀物、堅果、豆類和水果等纖維食物[51]。相對而言，動物性蛋白質則很少攝取。此外，食物是從富含細菌的土壤和植被中用雙手摘取，所以不論我們遙遠的祖先吃了什麼，不僅全都含有纖維還有微生物。這種包含纖維和細菌的飲食模式，塑造出我們為了生存而逐步形成的身體。我們的身體仍然適合這種原始的飲食模式，它仍舊對我們的微生物體和總體健康最好。今日重度加工的食物是近代才發展出來，直到二十世紀中期才出現。這就代表食用工業化食品的現代飲食模式大約只佔了人類歷史的〇．〇二％，而且就其營養功能的設計方面，對我們的身體來說是一種相對陌生的模式。

第二個原則：食用較少的動物性蛋白質。對你的微生物體來說，食用肉類很困難。西元前一萬年，第一次農業革命（Agricultural Revolution）之後，人類慢慢遠離狩獵和採集，逐漸依賴種植的作物，因此可以提高食物的取得性。不過人類大多時候仍然食用植物性食物，那時的家畜是一種當地的食物資源。但是到了十八世紀，農業的進步造就作物增加和家畜管理，食物取得性又再度提升。植物性食物與肉類都變得更加豐富。到了二十世紀後半，農業讓食物模式從當地轉變為全球。人類的飲食模式也變成主要集中在攝取動物性蛋白質，較少食用植物性食物，導致我們較少攝取到微生物體所需要的膳食纖維。較少纖維造成一個不健康的腸道菌叢生態系統，因此抗發炎短鏈脂肪酸的製造也變得較少。同時，更多動物性蛋白質會使細菌在腸道內產生更多發炎反應[52]。

第三個原則：食用更多魚類、全型食物和較少加工食品。伴隨更多的肉類攝取，現代化學已經滲入了食品工業。重度加工食品包含合成的食物添加劑、防腐劑和調味料。工業化使食物變得較不昂貴、更容易取得、貨架期更長，而且經由調味料的添加和行銷，相較於傳統的新鮮食物，變得更加具有吸引力。同時，消毒條件、食品工業規範和公共衛生的努力減少了人們接觸到環境中的所有細菌。巴氏殺菌和衛生條件的改善導致我們較不會接觸到致病細菌，但是也消除了接觸健康促進細菌的機會。我們現代化的工業飲食習慣已經改變了我們與體內微生物體，還有健康之間的關係。

我們來看看一些支持這些經驗法則的科學證據。義大利佛羅倫斯大學（University of Florence）的研究人員們在二〇〇〇年後期進行了一項有力的研究，說明這些原則的重要性。具體來說，研究人員們詳細檢驗孩子們的飲食與微生物體，這些孩子來自兩個完全對比的文化：一群孩子居住在西非布吉納法索（Burkina Faso）的鄉村；另一群則居住在義大利的佛羅倫斯[53]。布吉納法索的人民生活方式為農業社會。他們主要吃以穀物、豆類和蔬菜為基礎的低脂飲食，肉類很稀有。相反地，佛羅倫斯的人民則吃工業化的都市飲食。鄉村布吉納法索的飲食其脂肪和動物性蛋白質含量皆低，然而歐洲飲食卻兩者皆較高。

研究人員們蒐集和分析兩組孩童早晨第一餐後的糞便樣本。不出所料，研究人員們報告布吉納法索兒童的膳食纖維攝取量為佛羅倫斯兒童的一・八倍。分析糞便中的微生物顯示兩組中九〇%的細菌都分布在四個主要的細菌類別或門：放線菌門、擬桿菌屬、厚壁菌門和變形菌門。在非洲孩童的糞便中，分解植物性食物的擬桿菌屬是佛羅倫斯兒童的二・五倍。

研究人員檢驗糞便中有益短鏈脂肪酸（SCFAs）的濃度，這是細菌消化植物性纖維的副產物。回憶一下第三章，腸道細菌會產生三種有用的短鏈脂肪酸類型：乙酸、丙酸和丁酸。這些物質會透過減少發炎、增進免疫、抑制血管新生、協助幹細胞和促進胰島素敏感性（insulin sensitivity）來保護腸道和整體健康。與膳食纖維攝入量較高有關的是，布吉納法索的兒童相較於歐洲的兒童，短鏈脂肪酸的濃度高了三倍。分析糞便中的細菌發現布吉納法索的兒童相較於歐洲兒童擁有更多樣化的細菌。微生物體多樣性是健康的一項重要指標，而植物為主的低脂飲食與更多樣化、更健康的微生物體有關，它們可以產生較高濃度的保護性短鏈脂肪酸。

現代大多數已開發國家的人民所攝取的工業化食品使得人類的微生物體無可避免地朝著較不健康的方向前進。因為微生物體會影響我們的免疫系統，所以醫學界現在正在尋找微生物體與盛行率不斷攀升的疾病，像是食物過敏、肥胖、糖尿病和其他自兒童時期開始，成年後繼續困擾我們的慢性疾病之間的關聯。請記住，我剛才敘述過的研究包括義大利，那是地中海飲食的故鄉，已經被認為是現代世界中最健康的飲食之一。那麼你就可以想像較不健康的西方飲食會對腸道微生物體造成什麼影響。

現在你瞭解了食用高纖維、低動物性蛋白質且基本上未加工的原型食物飲食對微生物體的重要性，讓我們來看看一些會帶來益處的特定食物吧！

對微生物體帶來有益影響的食物

德式黑麥麵包

德式黑麥麵包是一種具備超越實際細菌本身微生物體益處的麵包。它源於中歐和北歐，德式黑麥麵包的傳統形式是由酸麵種（sourdough starter）和全黑麥麵粉（或裸麥麵粉，whole rye flour）所製成。黑麥是一種含有膳食纖維、多酚和木酚素的穀類植物。這些生物活性物質都是會影響你的腸道微生物體和新陳代謝的益生原。

來自法國科諾伯勒第一大學（Universite Joseph Fourier）、科諾伯勒第二大學（Universite Grenoble）和克萊蒙奧弗涅大學（University of Auvergne），義大利帕爾瑪大學（University of Parma）以及西班牙阿爾梅里亞大學（University of Almeria）的國際研究團隊研究全黑麥的攝取對微生物體的影響。在實驗室中，他們餵食老鼠吃全黑麥或精緻黑麥的食物十二週，然後檢驗老鼠的微生物體[54]。結果發現攝取全黑麥的老鼠，腸道中的脫硫弧菌科濃度減少了六〇%，這是一種會傷害腸道內襯的細菌。當腸道被這種細菌傷害，它就更容易讓食物顆粒從腸內滲漏出來，導致發炎反應。如此一來可能會導致過敏，甚至是自體免疫反應（這是「腸漏（leaky gut）」的普遍現象）。德式黑麥麵包的全黑麥具有益生原的效果，可能減少了腸道內產毒細菌的數量，幫助你建造一個整體而言更健康的腸道和身體。

奇異果

它其實是一種源自於中國的大型莓果，它曾一度被採集用來作為醫藥的目的。現在你可以在全世界的超市發現它，奇異果是雞蛋大小，具有棕色絨毛外皮，果肉呈鮮綠色並且點綴微小的黑色種籽。這種水果（曾經被稱作中國鵝莓 Chinese gooseberry）在一九〇四年被帶到紐西蘭，之後便在那裡被栽種。一九五九年，這種水果首次出口到美國，奇異果為其商業名稱，來自紐西蘭一種毛茸茸、不會飛的棕色鳥類，是紐西蘭的國鳥。

新加坡國立大學（National University of Singapore）的研究人員進行了一項研究去檢驗奇異果對腸道微生物體的影響[55]。他們提供六位女性受試者每天等量的兩顆奇異果四天（共八顆水果），然後調查她們糞便微生物體的改變，而差異很快就顯現。他們發現乳桿菌的數量在吃完奇異果的二十四小時內增加了三五%。另一種細菌——雙歧桿菌在八三%的受試者身上於四天內逐漸增加了一七%。乳桿菌和雙歧桿菌皆被視為腸道的有益菌，可以製造降低發炎反應的短鏈脂肪酸。短鏈脂肪酸幫助維持腸道內襯的完整性，防止被消化的食物滲漏出去，並且促進葡萄糖和脂質的代謝[56]。食用奇異果因此具有益生原的效果，可以幫助有益腸道細菌的成長並且減少發炎。

蕓薹屬

蕓薹屬是一個蔬菜家族，在健康方面享有盛名。這個家族包括青花菜、花椰菜、小白菜、甘藍（高麗菜，cabbage）、羽衣甘藍、蕪菁甘藍（rutabaga）、蕪菁（turnips）和芝麻葉（arugula）。如同我們在第六章看到的一樣，這些植物含有抗血管新生益處的生物活性物質。它們也能透過減少腸道中的有害細菌去調節你的微生物體。

英國諾里奇（Norwich）國立食品研究所（Institute of Food Research）的研究人員對十名三十多歲的健康成人進行了蕓薹屬蔬菜的臨床研究，以得知他們的微生物體在兩個星期內的變化[57]。受試者分為兩組，一組每天會被給予一整杯的蕓薹屬食物（青花菜、花椰菜、青花菜番薯湯）；另一組的飲食中則只有一〇％的蕓薹屬食物（十分之一杯）。研究結束前，檢驗他們的糞便顯示食用高蕓薹屬含量飲食的組別，其產毒細菌數量減少了三五％。硫化氫這種毒素會破壞腸道內襯，並且在患有發炎性腸道疾病的病人糞便中的數量很高[58]。如同黑麥麵包，蕓薹屬蔬菜可以藉由減少產生硫化氫的有害細菌去防止結腸炎和腸道發炎性疾病的發展。

竹筍

許多人都知道竹子是大貓熊的食物。但是綜觀整個亞洲，竹子的幼芽是受歡迎的蔬食，含有極高的膳食纖維與生物活性物質。它們可以在中國、日本、韓國和整個東南亞的菜餚中發現，料理方式可用煮的、製成罐頭和乾燥。在西方國家，切片的竹筍有時候會出現在沙拉吧的配料中。

中國科學院（Chinese Academy of Sciences）的一項研究檢視食用竹筍會如何影響腸道的微生物體

與肥胖[59]。在實驗室中，研究人員餵食老鼠低脂或高脂飲食。他們會在食物中加入竹子纖維（相當於人類每天食用三分之一杯的竹筍），持續六個星期，之後測量老鼠的體重、葡萄糖耐受性、脂肪組織和微生物體。結果發現竹子具有顯著的影響力。

攝取高脂飲食的老鼠，添加竹子使得體重增加量減少了驚人的四七％。腹部、骨盆和皮下的脂肪發展減少了三〇～五〇％。當研究人員檢驗微生物體時，食用竹筍的老鼠，其腸道內的細菌多樣性增加了四五％。請記住，愈多樣化的細菌對你的健康愈好。食用竹子後，微生物體會產生明顯的改變。擬桿菌門多了三〇〇％，這是健康腸道微生物體中的一種重要核心細菌。不過這裡有個有趣的發現：食用竹筍會使一種細菌家族（艾克曼菌屬於此家族）的數量減少。雖然這些發現是在老鼠身上，但是艾克曼菌對於接受免疫療法（具體來說是 atezolizumab、avelumab、durvalumab、nivolumab 和 pembrolizumab 等藥物的檢查點抑制劑）的癌症病患的治療反應是如此重要，所以如果這是你的情況，那麼避免食用竹筍可能是明智的決定[60]。

一個重要的健康訣竅：從含有少量與氰化物（cyanide）相關毒素的森林中收割新鮮的竹筍。將筍子用水煮沸十～十五分鐘以去除大多數的毒素[61]。不要在叢林中尋找和食用生竹子。

黑巧克力

伴隨其抗血管新生和幹細胞刺激益處，常被用來製造巧克力的可可對我們的微生物群相具有正向影響。路易斯安那州立大學（Louisiana State University）的研究發現可可所含的纖維可以餵養如雙歧桿菌和乳桿菌等有益腸道細菌。細菌利用這種纖維去產生乙酸、丙酸和丁酸這些具備抗發炎特性的有用短鏈脂肪酸，同時也促進葡萄糖和脂質的代謝[62]。

第三章曾提過，許多食物以外的生活型態因素會影響你的微生物體，包括壓力。荷蘭應用科學研究院（Netherlands Organization for Applied Scientific Research）的研究人員設計了一個研究去檢驗食用巧克力是否可以減輕與壓力有關的因子對微生物體的影響[63]。他們招募了三十名年齡介於十八～三十五歲的健康受試者，首先利用一份自陳式測驗建立他們的壓力程度。測驗結果將受試者分為高焦慮和低焦慮兩組。研究人員在開始時檢測兩組血液和尿液的壓力指標。然後參與者每天食用四〇克市面上可買到的黑巧克力（七四%的Noir Intense黑巧克力）——相當於一條中等大小的巧克力棒（chocolate bar）——連續兩週。研究人員監控他們血液與尿液的壓力指標。

當高焦慮受試者食用黑巧克力兩週後，研究人員發現他們尿液中的皮質醇（cortisol）與腎上腺素（adrenaline）等壓力指標濃度下降，而甲酚（p-cresol）和馬尿酸（hippurate）這兩種腸道細菌代謝產物的標記也有減少。巧克力把高焦慮受試者的這些生物標記減至與低焦慮受試者一樣的濃度[64]。這項研究顯示，感到非常焦慮的人，只要食用黑巧克力兩週就可以影響腸道細菌，並且減少體內的壓力指標。

為了研究受巧克力影響的特定細菌，英國雷丁大學（University of Reading）的研究人員招募了二十二名三十多歲的健康志願者，並且提供他們含有高可可黃烷醇或低可可黃烷醇的飲品四個星期[65]。高可可黃烷醇的飲品由富含可可黃烷醇的粉末製成（品牌名稱：可維亞（CocoaVia））。研究人員在四週研究前後分別抽取受試者的血液和糞便樣本，他們發現飲用高可可黃烷醇的人其好菌和壞菌的比例有顯著的改善。乳酸菌屬和雙歧桿菌屬這些有益菌的數量分別增加了一七．五倍和三．六倍；有害的梭狀芽孢桿菌（Clostridium histolyticum），一種會導致壞疽的最著名細菌則減少了兩倍。所有這些研究皆提供可可能夠增進好菌，同時控制壞菌的證明，而且它甚至可以幫助矯正因為慢性壓力而受到干擾的微生物體。

核桃

核桃是 omega-3 多元不飽和脂肪酸和膳食纖維的良好來源。食用核桃可以降低你得到許多疾病的風險，從心血管疾病到癌症。伴隨其他機制，它們的益處可與微生物體有所連結。慕尼黑大學（University of Munich）的研究人員研究了一百三十五名年齡超過五十五歲的健康民眾，並把他們分成食用富含核桃的飲食（每天大約二十一顆一半的核桃）或無堅果飲食兩組，持續八個星期[66]。比較研究前後的糞便樣本，食用核桃者其有益的雙歧桿菌屬和厚壁菌門的細菌數量增加，這些細菌會製造抗發炎的短鏈脂肪酸（乙酸、丙酸、丁酸）。同時，食用核桃會減少有害的梭菌屬細菌數量。伊利諾伊大學香檳分校（University of Illinois at Urbana-Champaign）的另一項研究證實了核桃帶來的這些變化。個體每天食用相似數量的核桃三個星期，有益的厚壁菌門細菌（製造丁酸）會增加六〇～九〇％[67]。藉由食用核桃，你可以讓微生物體中有益和有害菌之間的數量達到最佳平衡。

豆子

豆子對你的腸道細菌很好，因為它們的高纖維含量。加拿大安大略省的貴湖大學（University of Guelph）與加拿大農業與農業食品部（Agriculture and Agri-Foods Canada）研究海軍豆和黑豆這兩種豆子對腸道微生物體的影響[68]。在實驗室中，他們餵食老鼠標準飼料或由海軍豆或黑豆煮成的食物三個星期。使用的豆子量相當於人類每天食用一・六杯的海軍豆或一・二杯的黑豆。研究最後，比較兩組老鼠，研究人員發現食用豆子的老鼠，體內稱為普雷沃氏菌屬的有益菌增加了七一倍，這種細菌會製造抗發炎短鏈脂肪酸（乙酸、丙酸、丁酸）。另一種瘤胃球菌屬的細菌也增加了二・三倍，它會用分解植物細胞作為另一種產生短鏈脂肪酸的方式。

研究人員也檢驗豆子對於腸子的保護性黏液內襯，以及腸道屏障功能上的效用，兩者皆與腸道細菌有關。愈多黏液保護腸道加上強壯的腸道內襯會形成一層屏障，防止發炎物質自腸道滲出。食用豆子的老鼠，其體內會破壞腸道保護性黏液的有害菌減少了八一％。當科學家們實際檢測食用豆子的老鼠腸道，他們發現上結腸中具保護性的黏液分泌細胞在餵食海軍豆的老鼠身上增加了六〇％，餵食黑豆的則增加了一二〇％。在下結腸中，餵食黑豆食物的老鼠，其黏液細胞增加了五七％。這些研究顯示黑豆和海軍豆對腸道的健康狀況可以作出什麼貢獻。鷹嘴豆（chickpeas）、扁豆（lentils）和豌豆（peas）全都屬於豆子家族，預計也具有相似類型的益處。

蘑菇

蘑菇是生長於富含細菌的土壤中的真菌，如同起司般，它們擁有自己的微生物體[69]。它們含有像β-葡聚醣這種抗血管新生和活化免疫系統的生物活性物質。蘑菇也是絕佳的膳食纖維來源，使它可以作為一種益生原。

蘑菇增加我們微生物體的多樣性，這是強壯微生物體健康防禦的一種徵象。賓州州立大學的科學家們研究這個作用，他們連續六週餵食健康老鼠少量白蘑菇（white button mushroom）製成的食物，或正常的老鼠飼料。在蘑菇組，每隻老鼠每天的食用量只有相當於平均白蘑菇大小的五百分之一。研究人員在實驗過程中蒐集和分析血液、尿液及糞便樣本。

尿液檢查顯示蘑菇組的老鼠其馬尿酸的濃度增加了七倍，這是微生物體多樣化和健康的指標之一[70]。食用蘑菇也增加了具保護性的腸道細菌（擬桿菌門和疣微菌門，後者包含理想的艾克曼菌），同時減少來自厚壁菌門的有害品種。六週實驗結束時，研究人員讓老鼠接觸會影響腸道的有害菌——檸檬酸桿菌（Citrobacter rodentium）。科學家們發現食用白蘑菇的老鼠較少因為感染造成腸道發炎和損傷，顯示食用蘑菇對於腸道具保護性功用。

中國華南理工大學（South China Institute of Technology）與千林女性營養與健康研究中心（Treerly Women's Nutrition and Health Institute）的科學家們研究香菇（shiitake mushrooms）對老化微生物體的影響，他們餵食成年及老年老鼠香菇的萃取物四週[71]。老年老鼠擁有較少的厚壁菌門及擬桿菌門，但是攝取香菇使這些細菌增加了一一五%。在人類身上，一項針對百歲人瑞的有趣研究顯示出相同型態的腸道微生物群相[72]。對於老鼠和人類而言，香菇可能可以逆轉通常伴隨年齡老化而導致的微生物體改變。

猴頭菇（Lion's mane mushroom）因為其烹飪和藥用的特性而知名，也是中國江南大學（Jiangnan University）的科學家們探究的主題，他們測試它對於微生物體的影響[73]。在實驗室中，他們餵食腸道嚴重發炎的老鼠相當於一大匙的猴頭菇。結果顯示猴頭菇可以減輕症狀以及減少與腸道發炎有關的蛋白質多達四〇%。猴頭菇增加了健康的艾克曼菌，同時減少有害的脫硫弧菌。

飲品

果汁：石榴、蔓越莓和康科德葡萄

飲用某些果汁對腸道疣微菌的數量具有正面的影響，這種細菌與降低腸道發炎、對抗肥胖的能力，以及一些癌症免疫療法的抗腫瘤反應有關[74]。

飲用石榴汁而獲益的微生物體是因為石榴汁中含有鞣花單寧這種生物活性物質的關係。如同我們在第三章看過的，石榴富含鞣花單寧。它會被艾克曼菌代謝為尿石素，並且自尿液排出[75]。研究指出大約七〇%的人可以用這種方式代謝鞣花單寧。加州大學洛杉磯分校（University of California Los Angeles）的研究人員研究二十名健康的志願者，依賴尿液檢查去辨識出可以產生尿石素的人。在那些志願者中，每天飲用一杯純石榴汁連續四個星期，可以使艾克曼菌的存在增加七一%[76]。

蔓越莓含有原花青素，可以增加腸道內的黏液層，那裡是艾克曼菌的家。在一項老鼠的研究中，加拿大蒙特婁的拉瓦爾大學（Laval University）和魁北克大學（University of Quebec）的科學家們檢驗蔓越莓萃取物（濃度相當於人類每天飲用一杯蔓越莓汁）的影響。研究人員餵食老鼠標準飲食或高脂飲食。九週後，蔓越莓萃取物將艾克曼菌的數量增加了三〇%，也防止動物的體重增加[77]。食用完整的新鮮或冷凍蔓越莓是獲得它們益處的最佳方法，因為商業處理過的蔓越莓汁已經移除了一些存在於果皮和種籽的生物活性物質[78]。

深藍色且略帶紫色的康科德葡萄是由一位名為易法蓮．布爾（Ephraim Bull）的農夫在麻薩諸塞州的康科德培育出來的品種，是一種「完美」的葡萄。它是用來製作經典葡萄果凍的葡萄。羅格斯大學（Rutgers University）與加州大學舊金山分校的科學家們研究康科德葡萄萃取物在連續十三週攝取高脂飲食的老鼠身上的效用[79]。食用萃取物的老鼠——相當於每天飲用三分之一杯康科德葡萄汁——

相較於沒有食用萃取物的老鼠，體重增加較少且艾克曼菌的數量多了五倍。被餵食康科德葡萄的老鼠與單純只攝取高脂飲食的老鼠相比，體重增加少了二一％。

水果奶昔是用飲料取得水果生物活性物質的一種辦法。桃子、杏桃和芒果等核果含有綠原酸，一種也會促進艾克曼菌生長的生物活性物質[80]。櫻桃含有花青素，它們可以促進艾克曼菌在結腸中的生長。密西根州立大學（Michigan State University）的科學家們餵食實驗室中自然生長出結腸腫瘤的老鼠冷凍乾燥的櫻桃，他們發現飼料中混合櫻桃可以減少七四％的腫瘤數量[81]。

紅酒

紅酒的益處現在可以延伸到改善腸道微生物體和減少身體發炎[82]。紅酒多酚不會在小腸中被完全吸收，表示它們會繼續穿越腸道抵達結腸，在那裡餵養腸道細菌。細菌將多酚轉換為可以在糞便中檢測到的生物活性代謝物。西班牙自治大學（Autonoma University）的食品科學研究所（Institute of Food Science Research）的研究人員們研究飲用一大杯紅酒（二五〇毫升）對糞便中紅酒多酚的影響[83]。他們發現連續四週每天喝那麼多的紅酒會使細菌產生紅酒多酚的代謝物，尤其是丙酸、苯甲酸（benzoic acid）和戊酸（valeric acid）。這些物質具有益的抗發炎特性[84]。所以無論你是否為紅酒行家，當你飲用一杯或兩杯的紅酒時，獲得的益處不僅是味蕾上的享受，還有消化道另一端的細菌代謝物。

西班牙的另一項研究，奧維耶多大學（University of Oviedo）與西班牙高等科學委員會（CSIC）聯合研究中心阿斯圖里亞斯乳製品研究所（Instituto de Productos Lacteos de Asturias–Consejo Superior de Investigaciones Cientificas）的研究人員們發現每天只要飲用三分之二杯的紅酒就與降低血液中的丙二醇濃度有關，這種毒素會破壞DNA，是一種體內老化、氧化壓力和細胞受損的標記。研究人員將此結果歸因於他們在受試者的糞便微生物群相所觀察到的轉變[85][86]。

茶

除了抗氧化、抗發炎和抗血管新生的特性外，茶中所含的健康促進多酚幫助我們的腸道打造一個更良好的微生物體。如同我們之前看過的，當談到健康，綠茶具有強大的力量，但是它不是唯一會促進健康防禦的茶。

中國寧波大學（Ninbo University）與溫州科技職業學院（Wenzhou Vocational College of Science and Technology）的科學家們進行了一項研究，他們檢驗綠茶、烏龍茶和紅茶對腸道細菌的影響，這三種茶皆顯示出有益的作用[87]。研究人員發現這三種茶的生物活性物質都會經過小腸，在那裡它們不會被完全吸收，隨後抵達結腸，接著它們會影響那邊的微生物體。研究人員將來自綠茶、烏龍茶和紅茶的茶多酚與年輕、健康志願者的糞便樣本一同培養，在試驗室中觀察微生物體。研究人員發現茶可以造成雙歧桿菌屬和乳酸菌屬等有益菌增加三%，有害的溶組織梭狀芽孢桿菌（Clostridia histolyticum）減少四%。烏龍茶具有最大的效果。研究人員也在糞便接觸茶之後三十六小時，檢驗裡面的抗發炎短鏈脂肪酸濃度。每種茶都顯著增加了乙酸、丙酸和丁酸這三種短鏈脂肪酸的濃度。令人驚訝的是，相較於綠茶或烏龍茶，紅茶多酚整體上增加更多。因此，除了與幹細胞有關的益處外，紅茶對微生物體特別有益，而現在它憑藉自己的特性成為一種健康的茶。

茶皂素（saponin），一種天然的化學物質，具有像肥皂的特性，是茶中含有的數百種生物活性物質之一。澳洲伍倫貢大學（University of Wollongong）和中國徐州醫科大學（Xuzhou Medical University）的科學家們已經證實茶皂素會影響微生物體[88]。他們餵食老鼠高脂飲食，導致牠們的腸道微生物體遭受傷害、肥胖、大腦發炎和記憶受損。但是當老鼠除了高脂飲食也被餵食茶皂素後，腸道脫硫弧菌（產生有毒的硫化氫）的生長減少了四〇%。攝取茶皂素的老鼠與只攝取高脂飲食的老鼠相比，體重增加、大腦發炎的情形較少，而且記憶力較好。

整體而言，飲用紅茶、烏龍茶和綠茶可以增加好菌，減少壞菌，並且幫助微生物體製造有益健康的短鏈脂肪酸。

避免人工甜味劑

目前為止，我主要著重於你可以添加在飲食中、使你更健康的食物，而不是你應該避免的食物，但是當談到微生物體時，我想要強調一個最好完全避免的物質：人工甜味劑。目前允許人類食用的人工甜味劑包括：糖精（saccharin）、阿斯巴甜（aspartame）、蔗糖素（sucralose）、醋磺內酯鉀（acesulfame）和紐甜（neotame）。它們把自己的工作做得非常出色——它們嚐起來非常、非常甜[89]。糖精的甜度是糖的三〇〇~五〇〇倍、阿斯巴甜一八〇倍、蔗糖素六〇〇倍。它們的優點是能夠滿足嗜甜的慾望，但又不提供像糖一樣的熱量。它們能夠達到這一點是因為腸道的低吸收率。但是這也代表它們會直接傳遞到腸道細菌那邊。所以最大的問題是：這些甜味劑會如何影響微生物體？

以色列魏茨曼科學研究學院（Weizmann Institute of Science）和臺拉維夫大學的科學家們檢驗了糖精、蔗糖素和阿斯巴甜這三種甜味劑的影響[90]。他們連續十一週在老鼠的飲用水中添加人工甜味劑或天然的糖（葡萄糖和蔗糖），並且檢查牠們的腸道細菌與只飲用白開水的老鼠作比較。科學家們發現糖精對微生物群相具有最大的影響，有益的羅伊氏乳酸桿菌減少了一・二倍。回憶一下，羅伊氏乳酸桿菌是一種重要的腸道細菌，會影響免疫、阻止乳癌和結腸癌的發展，並且影響腦－腸軸線製造催產素（社交荷爾蒙）。

人工甜味劑的吸引力就是它們幾乎不含熱量，所以它們的升糖指數排名非常低。然而，令人驚訝地，當研究人員檢測三組老鼠代謝葡萄糖的能力時，他們發現飲用人工甜味劑的老鼠相較於飲用糖水或白開水的老鼠來說，葡萄糖耐受性的表現更差。如果你只考慮到甜味劑的化學組成，這沒有任何道理可言。但是它們與微生物體之間交互作用的可能性已經被研究。當給予老鼠廣效性抗生素（ciprofloxacin、metronidazole 或 vancomycin），消滅牠們的腸道細菌後，所有老鼠在葡萄糖耐量試驗上都出現相似的反應，顯示人工甜味劑與微生物體的交互作用就是實驗所觀察到的葡萄糖耐受性結果的原因。

以色列這個研究團隊也研究了三百八十一名無糖尿病、四十多歲的健康中年人，發現長期攝取無熱量的人工甜味劑與腸道微生物體的改變有關[91]。這些人也有較大的腰臀比（肥胖的一種測量方法）、空腹血糖較高與升高的糖化血色素（hemoglobin A1c），這是反應出長期高血糖的一種血液標記。重要的是，研究人員發現這些人反應人工甜味劑的方式似乎有個體上的差異，這也可能是因為每個人微生物體的差別所造成。

另一個凱斯西儲大學（Case Western Reserve University）、俄亥俄州立大學、國立衛生研究院，以及蘇格蘭亞伯丁大學（University of Aberdeen）的實驗室研究顯示人工甜味劑可以導致微生態失調。他們研究容易罹患類似克隆氏症（腸道發炎）的老鼠，餵食牠們蔗糖素麥芽糊精（sucralose maltodextrin）六週。實驗結束時檢驗牠們的腸道細菌，發現過度生長的大腸桿菌（E. coli）[92]。

這些研究顯示合成食品可以如何影響我們的微生物體。以人工甜味劑來說，可能的後果為影響腸道細菌控制血糖代謝和體重的方式。這一點很重要，因為畢竟使用人工甜味劑的理由就是想避免這些問題。

總結

你放進嘴巴的所有東西都會順著腸道下去，如水果、蔬菜、碳水化合物、肉類、垃圾食物、汽水、人工甜味劑等，餵養你的細胞，然後變成你腸道微生物體的食物。你的細菌可以代謝人體無法消化的食物成分，因此可以產生有益的生物活性物質去保護你的健康。因為如此，下一次你在市場購物、看菜單、計劃餐點、拿零食或飲料時，問問自己：什麼對我的細菌好？善待你的細菌，它們將透過防衛你的健康來回報你。

餵養腸道細菌最好的辦法就是在飲食中加入更多膳食纖維和較少的動物性蛋白質及脂肪。植物為主的食物是纖維和生物活性物質的絕佳來源，可以餵養和刺激健康的微生物體。你的腸道細菌接著會產生減少發炎、幫助調節血糖和膽固醇，以及促進免疫的代謝物。這些益處不僅有助於你，還有助於你的後代。

你不是只能靠食用水果、蔬菜和堅果去幫助你的微生物體。傳統發酵的食物和起司皆含有有用的細菌，而且會增添你腸道中細菌的多樣性。有益的腸道細菌也能藉由可可成長茁壯，食用或飲用可可會減少壞菌的數量。記住某些果汁（石榴、蔓越莓、康科德葡萄）可以增加腸道中的艾克曼菌，可能有助於你的免疫系統最佳化並且清除癌症。健康的腸道細菌會樂於享用一杯紅酒與多種茶類，從紅茶、烏龍茶到綠茶。

如果你因為任何原因而服用抗生素，它們絕對會破壞你的微生物體。你會想要利用飲食去重建你的腸道生態系統。人工化學物質常見於加工食品，而且它們對我們的細菌可能有負面影響，因此有害我們的健康，很可能也會影響我們的後代。所以記住：當涉及攝取健康的飲食，不僅僅是為了你本身好，也是在照顧你的微生物體。

影響微生物的關鍵食物

益生原（Prebiotic）		益生菌（Probiotic）
杏桃（Apricots）	扁豆（Lentils）	卡蒙貝爾起司（Camembert cheese）
芝麻葉（Arugula）	猴頭菇（Lion's mane mushroom）	高達起司（Gouda cheese）
蘆筍（Asparagus）	芒果（Mango）	韓式泡菜（Kimchi）
竹筍（Bàmboo shoots）	海軍豆（Navy beans）	泡菜（Pao Cai）
黑豆（Black beans）	特級初榨橄欖油（Olive oil, EVOO）	帕瑪森乾酪（Parmigiano Reggiano）
紅茶（Black tea）	烏龍茶（Oolong tea）	德國酸菜（Sauerkraut）
小白菜（Bok choy）	桃子（Peaches）	酸麵包（Sourdough bread）
青花菜（Broccoli）	豌豆（Peas）	優格（Yogurt）
甘藍菜（Cabbage）	石榴汁（Pomegranate juice）	
花椰菜（Cauliflower）	德式黑麥麵包（Pumpernickel bread）	

益生原（Prebiotic）		益生菌（Probiotic）
櫻桃（Cherries）	紅酒（Red wine）	
鷹嘴豆（Chickpeas）	蕪菁甘藍（Rutabaga）	
康科德葡萄汁（Concord grape juice）	香菇（Shiitake mushrooms）	
蔓越莓汁（Cranberry juice）	番茄（Tomatoes）	
黑巧克力（Dark chocolate）	蕪菁（Turnips）	
綠茶（Green tea）	核桃（Walnuts）	
羽衣甘藍（Kale）	白蘑菇（White button mushrooms）	
奇異果（Kiwi）	全穀（Whole grains）	

第九章

指引你的遺傳命運

汙染、工業毒素、紫外線輻射和情緒壓力都會造成我們遺傳密碼的損傷。當DNA被破壞，基因可能突變。老化、皮膚皺紋等後果是看得見的，但是影響也可能在暗中滋生且無形，導致癌症或大腦、心臟、肺臟和其他器官的損害。不過食物和飲料可以幫助你保護自己的DNA去抵抗環境的攻擊以及自然發生的突變。

當我們讀到飲食和健康，經常會遇到一個專有名詞——抗氧化劑（antioxidants）。這些是被吹捧為可以在超級食物中發現的天然物質，能夠中和自由基與提供一連串益處，從打擊癌症到抗老化。這種普遍的智慧是正確的，自由基是氧和氮所組成的高活性化學物質，由體內發生的自然化學反應所產生。我們的身體本身就會企圖使用細胞產生的抗氧化劑去減少自由基的濃度。如果自由基強過自然的抗氧化劑，它們就會造成細胞的氧化壓力。如果自由基過於猖獗，它們就會像化學榴彈一樣去傷害我們的DNA。

許多食物含有抗氧化的生物活性化學特性。通常這些食物和它們的抗氧化劑會因為具有中和自由基、減少細胞壓力和保護DNA的能力而受到歡迎。當然，你幾乎可以在任何地方找到含有抗氧化特性的膳食補充品和功能性食物。銷售抗氧化產品已變成一門大生意——預計到二〇二四年，它的市場可達二七八〇億美元[1]。

但是讓我們來看看保護我們DNA的食物的科學及臨床證據，以及它們實際上運作的方式。

首先，有一種具抗氧化特性的普遍維生素：維生素C。它是最常見的口服膳食補充品，維生素C天然存在於許多植物性食物中。維生素C的抗氧化效果已經在許多實驗室研究中被證實，但是一如既往，臨床證據才是關鍵[2]。

香港專業教育學院沙田分校（Hong Kong Institute of Vocational Education（Shatin））的研究人員們進行了一項小型卻令人大開眼界的臨床研究，他們實驗飲用柳橙汁對於DNA的保護效果[3]。柳橙汁因為高維生素C含量而聞名。研究人員招募了六名受試者，並且在他們飲用一・七五杯經過巴氏殺菌的柳橙汁前採取一次血液樣本，然後飲用完兩小時後再採取一次。在另一個場合中，研究人員對相同受試者重複這項實驗，只是這次是給予他們由白開水、糖和維生素C錠製成的安慰劑飲料去取代柳橙汁。兩次實驗之後，研究人員使用一種稱為彗星試劑（comet assay）的特殊檢查去分析血液在受試者飲用飲料前後保護DNA的能力。使用彗星試劑時，白血球會暴露於過氧化氫（hydrogen peroxide）之中，一種用於頭髮漂白的相同化學物質。過氧化氫會產生大量的自由基去破壞白血球中的ＤＮＡ。如果飲用柳橙汁具保護效果，那麼當細胞暴露在漂白水之下時，其ＤＮＡ的損傷應該會較少。

研究發現飲用柳橙汁確實可以改善血液保護ＤＮＡ的能力。飲用柳橙汁相較於富含維生素糖水的人，其ＤＮＡ受損程度減少一九％。這種ＤＮＡ保護效果在飲用果汁兩小時後很快就會顯現。柳橙汁保護ＤＮＡ的效果超越了維生素Ｃ含量，因此暗示此益處不僅僅是來自維生素Ｃ。柳橙含有許多生物活性物質，包括柚配質（naringenin）與橙皮苷（hesperidin），它們也是抗氧化劑。如此一來就支持了攝取全型食物得到的抗氧化功效會比服用補充品更加強大的普遍觀點。因此當涉及柳橙，如果你食用整顆水果其實會得到比起單純飲用果汁更多的益處。柳橙包含膳食纖維，如同我們第八章看到的，對你的微生物體很好。雖然新鮮現榨的柳橙汁是個好選擇，但請留意加工果汁，其中許多都只是含有些許真實水果的含糖飲料。

食用含有抗氧化劑的食物只是保護你遺傳密碼的一部分。這裡有個問題：使用抗氧化劑去中和自由基就像軍隊射擊從天而降的飛彈一樣。如果只有幾個飛彈，可能會成功，但是如果飛彈太多，有些將穿越軍隊的防衛隊地面造成破壞。這個比喻也適用於人體健康。如果體內只存在低濃度的自由基，抗氧化劑可以輕易擊落它們。但是如果自由基過高，就像有些會規律暴露於環境毒素下的人、吸菸者或有慢性發炎疾病的患者身上，食物（或補充品）中的抗氧化劑將提供有用，但部分的保護。

好消息是抗氧化劑並非預防我們基因受損的唯一機制。食物可以誘發我們DNA天生固有的自然健康防衛力。一些食物可以在傷害發生後，加速修復被破壞的DNA。我們吃的東西也可以透過表觀遺傳改變將某些基因開啟或關閉。除了飲食外，運動、睡眠和環境暴露也會對表觀遺傳造成好的（壞的）影響。不過對表觀遺傳具正面影響的食物可以解開有益基因的束縛或關閉有害基因去預防和打擊疾病。食物也可以藉由保護端粒去影響DNA。回想一下，端粒是覆蓋在DNA雙股末端的保護性帽子。保護端粒就可以減緩DNA因為老化而造成的損耗。你可以藉由攝取熟悉和美味且容易融入你每天飲食中的食物去活化這些DNA保護措施。因此，我們吃的食物可以保護我們的DNA免於損傷，並且支持DNA幫助我們抵抗疾病的天然能力。

在我們討論可以保護DNA的多樣食物及飲料之前，我們先看一下與DNA受損有關的疾病。

DNA受損的疾病

DNA受損可以在許多嚴重的疾病中發現，包括各種類型的癌症。皮膚癌可能是最常見的一種，因為太陽（紫外線）輻射破壞了每一吋它所照射到的皮膚的DNA（在海灘作日光浴）。這是一種稱為「區域癌化」（field cancerization）的過程。其他癌症則與職業、環境和飲食暴露有關，每種情況下，DNA在特定的器官中都不斷重複受到傷害。包括肺臟、膀胱、食道、胃和結腸的癌症，來自空氣和飲食中的刺激會改變你的DNA。癌前病變，例如結腸息肉、乳房原位癌（carcinoma-in-situ）、子宮頸上皮內贅瘤（cervical intraepithelial neoplasia）與日光性角化症（actinic keratosis，一種皮膚癌的前兆），都充滿含有需要修復的受損DNA的細胞。

致病菌和病毒造成的感染可以導致DNA突變，腫瘤因此而生，像是子宮頸癌、肝癌以及嘴巴和上呼吸道的癌症。有些人攜帶著遺傳性的突變，他們的身體具有衰弱的DNA修復機制。對於那些人而言，癌症非常可能是未來會面對的命運。帶有這種風險的疾病包括李-弗勞明症候群（Li-Fraumeni syndrome，與本書作者無關）、毛細血管擴張性失調和遺傳性非瘜肉結直腸癌症候群這些拗口的名字。如果你有以上疾病的其中一種，你的DNA無法用它應該的方式去保護你，而且它需要所有可以得到的幫助。幫助保衛DNA的食物對於這些疾病來說是無價之寶。

DNA受損可能是傳統癌症治療，如化療和放射線治療的副作用。雖然可以殺死癌細胞，但是這種無差別的治療方式其實也導致正常健康細胞DNA的附帶損害。這樣可能導致成功治療且活過第一種癌症的患者又罹患第二種癌症。常見的醫學影像程序，從X光到電腦斷層掃描（CT scans）到磁振造影（MRIs）到正子掃描（PET scans）都會發散輻射並且使正常的DNA受到傷害。

自體免疫疾病導致DNA受損，不僅造成器官被過於活躍的免疫系統所影響，甚至連循環在血液中的白血球也受到波及。這種情況可以在患有狼瘡、類風溼性關節炎、乳糜瀉和發炎性腸道疾病（如克隆氏症和潰瘍性結腸炎）等患者的身上看到[4]。

表觀遺傳改變可能有害也可能有益，這些改變會在一個人的一生中發生。這種DNA如何被表現出來的方式可以一代代傳遞。這些改變已經被我們發現在一系列疾病中發揮了作用，包括精神分裂症、自閉症光譜疾患（autism spectrum disorders）、阿茲海默氏症、巴金森氏症、重度憂鬱症（major depression）、動脈粥樣硬化和自體免疫疾病[5]。很明顯地，DNA防衛對於大量的健康威脅可能有所幫助。含有具DNA保護特性的飲食可以促進你的健康防禦系統。

影響DNA修復的食物

大部分的營養教科書都會描述身為正常DNA建構材料的微量營養素（micronutrients）的重要性。這些營養素包括維生素A、B、C、D和E，可以在菠菜、胡蘿蔔、紅椒（red peppers）、扁豆、海軍豆和蘑菇，以及雞蛋、魚肝油、沙丁魚和鯖魚中發現；存在於杏仁、燕麥片、香蕉和豆腐中的礦物質——鎂；在生蠔、螃蟹和龍蝦中的鋅，這些全部都是維護DNA修復機制所需的營養。全型食物的益處比起任何單一成分，無論它是維生素、礦物質或生物活性，來得更加強大的事實也變得日益明顯。這就是我為什麼特別注意來自臨床和實驗室關於全型食物及飲料的研究，以及來自真實人口的流行病學研究資料的原因之一。

莓果果汁

雖然柳橙汁可能是一種適合開啟一天的飲品，但是仍有其他吸引人的選擇可以提供DNA防護的效果。綜合莓果果汁隨處可見，從雜貨店、果汁吧到奶昔攤。紅色和黑色的莓果含有許多生物活性物質，包括花青素和其他具抗氧化功效的多酚。

德國凱撒斯勞滕大學（University of Kaiserslautern）進行了一項研究，共招募十八名健康的男性受試者[6]，並且提供他們綜合了紅葡萄、黑莓、酸櫻桃（sour cherry）、黑醋栗（blackcurrant）和野櫻莓的果汁。受試者每天喝三杯這種果汁持續三個星期。完成前三個星期後，受試者被要求接下來三個星期不要再吃莓果。研究人員在整個實驗過程中都有抽取受試者的血液。彗星試驗顯示相較於飲用果汁前，開始飲用莓果果汁一週後就使DNA保護力顯著提高六六%。當停止飲用果汁，保護效果就會逐漸消失，而且血液中DNA損傷的程度也會穩定增加回到之前的水準。為了檢驗這個效果是否來自莓果中的生物活性物質，研究人員移除果汁中的多酚，然後重複此實驗。這次，當受試者飲用這些果汁後，他們的血液沒有表現出保護DNA的功效，證實這種功效的確是來自生物活性物質。

奇異果

亮綠色的奇異果切片讓你的早餐餐盤看起來極富吸引力，而且它像草莓般的味道令人垂涎欲滴。如同我們在第八章談過的，奇異果對微生物體具有益的影響。奇異果也含有高濃度的維生素C、綠原酸和奎尼酸（quinic acid），每一種都具抗氧化劑的效用[7]。蘇格蘭羅威特研究所（Rowett Research Institute）的研究人員們檢驗奇異果減少DNA損傷的能力[8]。他們招募了十四名健康受試者，每天分別給予他們一到三顆的奇異果。受試者在三個時段內吃不同份量的奇異果，然後研究人員在實驗開始和每個時段結束時抽取他們的血液進行彗星試驗。結果顯示食用奇異果，無論吃幾顆都可以使DNA損傷減少約六〇%。當研究人員們更仔細檢查DNA時，他們發現每天食用三顆奇異果確實讓DNA的修復活性增加了六六%。所以食用奇異果不僅能夠中和自由基，還可以提高所有受損DNA的修復率，使其恢復原狀。

胡蘿蔔

你想飲用胡蘿蔔汁或湯的原因可能不僅是因為它們的美味。正如其名字，胡蘿蔔富含稱為胡蘿蔔素的生物活性物質，這是充滿整個植物世界的黃紅色素。當談到抗氧化活性，胡蘿蔔素就是充滿力量的發電廠。

英國Quadram Institute Bioscience的研究人員想要瞭解食用胡蘿蔔的DNA保護效果[9]。他們招募六十四名男性受試者，然後要求他們在每天的日常飲食中加入二・五杯的胡蘿蔔（約五條中型的胡蘿蔔）持續三週。研究使用Sainsbury（英國超市名稱）的冷凍胡蘿蔔，在滾水中煮十分鐘、瀝乾然後用食物處理器切碎。研究人員在研究開始時、三週後和六週後分別抽取受試者的血液。食用胡蘿蔔三週後，受試者血液中展現出上升的DNA修復活性，但是DNA受損比率並沒有減少，表示胡蘿蔔無法預防DNA受損，而是可以修復已經存在的損傷。有趣地是，含有胡蘿蔔素的膳食補充品能夠減少DNA損傷，與它們知名的抗氧化功效相符。這是全型食物如何用與補充品不同的方式有益於你健康的良好範例之一。

青花菜

食用青花菜對你很好是個事實，它其中一個益處就是DNA保護[10]。義大利米蘭大學與丹麥哥本哈根大學的研究人員招募了二十七位年輕的大學男性，他們每天吸超過十根香菸[11]。香菸含有許多絕對會傷害DNA，稱為活性含氧物（reactive oxygen species）的化學物質。所以吸菸者是研究青花菜能否提供任何保護的完美族群。研究人員蒸煮青花菜（Marathon品種）十五分鐘，然後要求受試者每天食用一・三杯煮熟的青花菜，連續十天。研究開始和結束時分別抽取受試者的血液樣本，並且利用彗星試驗去測試血液減少DNA受損的能力。青花菜的介入使吸菸者血液中DNA的斷裂減少二三%。食用青花菜的研究結束後，再重複一次血液試驗。果不其然，吸菸者血液的DNA受損程度又回到之前尚未食用任何青花菜的時候。

富含茄紅素的食物：番茄、西瓜、芭樂、粉紅葡萄柚

下一次你去海邊時，在出發前先考慮飲用一個shot杯的番茄、西瓜、粉紅葡萄柚或芭樂汁。它們將保護你免於太陽的傷害。這些水果的紅橘色來自茄紅素，除了你在之前章節中看到的其他益處外，它還可以保護DNA免受陽光游離輻射（ionizing radiation）的傷害[12]。

波蘭國家公共衛生研究院——國家衛生研究所（National Institute of Public Health–National Institute of Hygiene）的科學家們想要研究茄紅素的功效。他們從華沙招募了健康、無吸菸的三十歲女性，並且蒐集她們的白血球。科學家們接著讓白血球暴露在X光的照射之下，使用彗星試驗去分析輻射造成的損害。輻射傷害了DNA，而且殺死了大部分的細胞。然而，如果細胞在接受輻射線照射前的一個鐘頭先暴露在茄紅素下，那麼DNA的損傷會顯著減少，而且更多細胞得以存活。這就顯現出保護的作用，尤其是在低濃度的茄紅素下。不過，若茄紅素是在輻射照射後才加入細胞中，那麼完全不會表現出任何保護益處，而且DNA的受損會顯著增加。

這項發現顯示茄紅素無法修復受輻射傷害的DNA，但是在照射到輻射之前，它具有保護的功效。由於這些結果，你在看牙醫或搭飛機前也應該考慮喝一小杯的番茄或西瓜汁，因為你可能會需要照X光或在飛行途中接觸到無法避免的輻射劑量。

茄紅素也可以保護因為感染而受損的DNA。幽門螺旋桿菌（Helicobacter pylori）會感染胃並造成十分嚴重的細胞破壞，導致胃炎、胃潰瘍，甚至是胃癌。全世界超過四兆人口都被幽門螺旋桿菌所感染，使它成為一種全球的健康問題[13]。這種細菌透過產生活性含氧物去造成破壞。在胃裡面，它們會造成氧化壓力和DNA的傷害。

韓國延世大學和日本東京醫科齒科大學（Tokyo Medical and Dental University）進行的研究發現幽門螺旋桿菌造成的傷害可以發生地很快速。一旦胃細胞遭受感染後十五分鐘，自由基就會產生，而且會持續至少一小時，伴隨胃細胞內愈來愈多的DNA毀壞[14]。但是在被幽門螺旋桿菌感染前一個小時，使用茄紅素預先處理細胞，那麼具破壞力的活性含氧物總量會減少超過六〇％。茄紅素使細胞DNA損傷降低了近四〇％，而且細胞也被拯救。茄紅素對於胃細胞的保護性益處與其在華沙女性的白血球上展現的作用一致。

海鮮

除了抗血管新生的益處外，海鮮中的多元不飽和脂肪（omega-3多元不飽和脂肪酸）可以保護你的DNA。海洋omega-3多元不飽和脂肪酸的來源有很多，而且你可能會驚訝地發現雖然鮭魚是一種來源，但是它其實不屬於最頂尖的來源之一。下一次，當你在魚市場或餐廳時，可以考慮第六章的清單中在DNA修復的能力上最好的海洋omega-3多元不飽和脂肪酸來源：鱈（鱈魚科中的一種白肉魚）、海參（亞洲的美味佳餚，與海星有親屬關係）、菲律賓花蛤和烏蛤、鮪魚（當心高濃度的汞）、黃尾鰤和烏魚子（烏魚的魚卵，被認為是地中海美食）。

對健康有益的 omega-3 多元不飽和脂肪酸具有抗氧化的功用，可以抵銷自由基造成的 DNA 破壞[15]。同時它們也可以促進細胞內 DNA 的修復，如果不理會這些受損的 DNA，它們可能會轉變成癌[16]。哈佛醫學院和國家癌症研究所的研究人員檢驗一千一百二十五名大腸直腸癌患者[17]（這些患者是護理人員健康研究（Nurses' Health Study）與醫護人員追蹤研究這兩項大型研究的部分參與者）。研究人員檢視癌症樣本中 DNA 不穩定的跡象。當一個癌症的 DNA 穩定時，它的細胞就比較規律，所以更能預測其行為；當癌症的 DNA 不穩定時，事情會變得棘手，甚至更加危險。具有穩定 DNA 的癌症被稱作 MSS（microsatellite stable，微小衛星體穩定）；而那些 DNA 高度不穩定的則稱為 MSI-H（microsatellite instability-high，微小衛星體不穩定性升高）。如同我們在第四章談過的，細胞天生就能夠藉由取代受損的部分去修復 DNA。

研究人員發現相較於攝取低濃度海洋 omega-3 多元不飽和脂肪酸的人，攝取高濃度的海洋 omega-3 多元不飽和脂肪酸與降低四六％罹患更兇猛的 MSI-H 結腸癌風險有關。每日的高濃度攝取量相當於一隻三・五盎司的魚所含的總脂肪量，約是一張撲克牌的大小。這些資料顯示食用富含 omega-3 多元不飽和脂肪酸不僅能經由它們的抗氧化功效減少 DNA 的損傷，還有助於促進身體修復 DNA 的能力。

太平洋大牡蠣

如果你愛好牡蠣，你將會喜歡這個研究發現：牡蠣會保護你的DNA。在超過一百種不同種類的鹽水雙殼類動物之中，太平洋大牡蠣是一種相對較小的甜牡蠣，在世界各地被廣泛養殖及食用。牠們不會製造珍珠，但是能夠提供抗氧化的益處。牡蠣肉含有高濃度的胺基酸牛磺酸（taurine），可以保護DNA免受自由基的破壞。它也含有胺基酸半胱胺酸（cysteine）和生物活性胜肽（bioactive peptides）可以產生稱為谷胱甘肽（glutathione）的強效抗氧化劑[18]。

雖然生牡蠣是一種美味佳餚，但是牡蠣也可以烘烤、用於燉菜和作成醬汁。醬汁尤其有效，因為牡蠣經過熬煮，這是產生含有濃縮生物活性物質萃取物的必要過程。經典蠔油（oyster sauce）是一種濃稠、深色的醬汁，於一八〇〇年在中國廣東被發明出來。它常被用於炒菜上，可以增添蕓薹屬蔬菜的鮮美滋味，像是中國和東南亞菜餚中的青花菜和小白菜。

法國國家科學研究中心和費城福斯癌症研究中心（Fox Chase Cancer Center）的研究人員們研究牡蠣萃取物在人體身上的抗氧化效用[19]。他們招募七位健康男性並且給予他們太平洋大牡蠣的萃取物。這些萃取物是以一七六℉的溫度（約八〇℃）加熱新鮮牡蠣一小時所製成，然後再將萃取物乾燥成粉末。粉末被做成藥丸形式，參與者連續八天每天服用三次。研究人員抽取參與者血液，對其施加傷害，然後測量血液中DNA的損傷以檢驗牡蠣萃取物的功效。很驚人地，食用牡蠣萃取物導致DNA損傷減少了九〇％。牡蠣萃取物還使具保護力的抗氧化谷胱甘肽的血液濃度提高了五〇％。

下一次當你享用牡蠣時，你可能會想要詢問牠們是否為太平洋大牡蠣。此外，現在當你炒菜時，可以開始加入蠔油作為風味增添劑和DNA的保護者。

具表觀遺傳影響的食物

不只保護或修復DNA的功效，食物可以透過表觀遺傳改變這個過程去影響DNA的功能。記住，表觀遺傳影響是那些來自外在的接觸，像是飲食或環境。這些影響不是釋放沉默且沒有在運作的DNA，就是封鎖運作中的DNA。雖然有些表觀遺傳改變是接觸毒素（有害於你的健康）的結果，但是研究已經證實某些食物可以造成有益的表觀遺傳改變，使你的身體變得更健康。

快速回顧不同的表觀遺傳改變：甲基化是一種化學甲基位在DNA鏈的頂端，壓制一個基因的表現，所以它無法製造它的蛋白質去執行功能。去甲基化可以讓一度被封鎖的蛋白質重新製造。組織蛋白修飾會解開或縮回DNA，使它更常或更少表現，這樣一來根據被影響的基因，可能會對健康有益。藉由瞭解表觀遺傳的影響，你可以選擇有能力關閉有害基因或啟動有用基因的食物，讓更多有益的蛋白質得以製造。當有益的DNA被活化；有害的DNA被抑制，你就增進了你的健康[20]。

除了它抗血管新生，使癌症飢餓的作用外，大豆可以透過表觀遺傳去活化腫瘤抑制基因然後抑制乳癌[21]。這些基因的任務是預防腫瘤的生長，當它們被封鎖，乳癌細胞就更容易生長，即使癌症還必須克服其他健康防禦系統才會變得致命。但是大豆的表觀遺傳影響特別重要，因為大豆和乳癌之間存在令人感到困惑的說法。

大豆

密蘇里大學（University of Missouri）與愛荷華州立大學（Iowa State University）的研究人員們研究大豆生物活性（大豆異黃酮）在女性身上活化腫瘤抑制基因的影響[22]。他們招募三十四名健康女性參與一項前瞻性隨機雙盲的臨床試驗（prospective, randomized, double-blind clinical trial）。這些參與者會被給予高劑量或低劑量的大豆生物活性物質，連續十天每天服用兩次。每日的低劑量相當於食用一．二杯的毛豆，而高劑量則相當於四杯毛豆。當女性攝取高劑量的大豆時，血液中的一種大豆異黃酮，金雀異黃素的含量會較高。

研究人員特別檢視一種稱為視黃酸受體B2（retinoic acid receptor B2，RARB2）的腫瘤抑制基因。腫瘤抑制基因扮演著基因體警衛的角色，可以預防癌症發展。就RARB2來說，這種保護性基因在乳癌中常發現沒有被活化或無效。回想一下，甲基化阻擋了DNA特定區段的功能[23]。研究人員發現即使是攝取低劑量的大豆異黃酮，RARB2腫瘤抑制基因也會被開啟。這就表示食用大豆可以抑制更多腫瘤且更能夠對抗癌症的生長。攝取大豆異黃酮的參與者，其體內第二種腫瘤抑制基因Cyclin D2

（CCND2）的濃度也會增加[24]。

這些發現對於攜帶BRCA（發音為「brack-uh」）突變的女性來說具有實際的意義，因為攜帶這種基因與發展出乳癌、卵巢癌和胰臟癌的較高風險有關。感謝可以利用唾液進行的便利DNA測試，愈來愈多女性知道她們的BRCA狀態。因為BRCA是一種腫瘤抑制基因，當你擁有這種突變的基因就意味著你擁有較少可以抵抗癌症的保護力。一個針對BRCA突變患者的研究顯示他們其他的腫瘤抑制基因也受到抑制，包括RARB2和CCND2[25]。大豆透過表觀遺傳改變去幫助活化這些打擊癌症的基因，部分解釋了為什麼大豆可能有助於抵消BRCA突變的危險性。食用大豆可以點燃你DNA的表觀遺傳改變，對於對抗乳癌具有保護效果。

十字花科蔬菜

你已經明白了青花菜的價值，但是它所屬的整個家族十字花科蔬菜也都可以造成有益的DNA表觀遺傳改變。青花菜、小白菜和甘藍菜都含有生物活性蘿蔔硫素。舉例來說，英國諾里奇國立食品研究所的科學家們證實當結腸癌細胞暴露於蘿蔔硫素下之後，細胞內的基因活性會有顯著的改變。蘿蔔硫素造成癌症中六十三種基因的活性減半[26]。其他研究已經顯示十字花科蔬菜中的蘿蔔硫素可以導致腫瘤抑制基因活性的表觀遺傳增加，與大豆相似，它可以活化我們天生固有對抗癌症的防禦力量[27]。

咖啡

咖啡豆含有多酚，可以引發有益的DNA功能。與大豆相似，咖啡多酚表觀遺傳地開啟腫瘤抑制基因RARB2。南加州大學的科學家們在實驗室中記錄了這些效果，他們在那裡將人類乳癌細胞暴露在兩種咖啡所含的生物活性物質之下：綠原酸和咖啡酸[28]。這兩種多酚改變了癌細胞，所以它們DNA中的腫瘤抑制物就被釋放，阻撓了癌症生長的能力。

茶

類似咖啡，綠茶中的主要生物活性物質稱為兒茶素，可以造成表觀遺傳改變，發揮腫瘤抑制基因的影響，所以能夠抑制癌症的形成。結合了抗血管新生和微生物體的效用，也難怪茶具有抗癌益處的臨床證據[29]。綠茶也導致細胞經歷表觀遺傳改變，因而增加一種天然抗氧化酵素——麩胺基硫轉移酵素（glutathione-S-transferase，GSTP1）的製造，它能進一步中和自由基去保護DNA[30]。

薑黃

如果你曾經吃過印度、印尼或泰式餐廳，你很可能吃過薑黃，這是一種常用於東南亞料理的香料。這種香料也用於芥末醬中，賦予芥末獨特的金黃色。薑黃是一種熱帶植物，它的地下莖被收割、煮熟、用烤箱烘乾然後製成橘色的粉末狀香料，數千年來一直被用於烹飪和阿育吠陀醫學上。薑黃中的主要生物活性物質為薑黃素。薑黃素可以引起許多有益的表觀遺傳影響，包括提高我們體內制衡結腸癌和白血病生長的腫瘤抑制基因活性[31]。

薑黃素的表觀遺傳影響也保護了你血管的健康[32]。實驗室中，針對患有高血壓的老鼠，中國科學院（China Academy of Sciences）的科學家們發現食用薑黃素可以讓老鼠的基因產生一種稱為基質金屬蛋白酶組織抑制劑（tissue inhibitor of metalloproteinases，TIMP）的蛋白質，從而減少供應心臟養分的冠狀動脈的損傷。這種蛋白質能夠減少發炎。因為發炎會損壞血管壁，導致血管堆積膽固醇斑塊變得狹窄，薑黃素的表觀遺傳作用保護心臟免於發炎，所以可以避免因為動脈阻塞造成的心臟病發作。

薑黃素也有益於大腦。韓國釜山國立大學（Pusan National University）的科學家們證實當腦癌（膠質瘤，glioma）細胞接觸到薑黃素，它會引發表觀遺傳影響，導致癌細胞自殺並死亡[33]。這些科學家也把大腦中健康的神經幹細胞暴露在薑黃素中，以觀察會發生什麼事。在這種情況下，薑黃素會刺激幹細胞成長為成熟的正常神經元，表示薑黃素這種單一香料具有三種表觀遺傳的力量：對抗癌症、減少血管發炎和幫助神經元生長。

香草

許多普遍用於地中海料理的香草皆含有一種稱為迷迭香酸（rosmarinic acid）的生物活性物質，取這個名字是因為它最初發現是來自迷迭香（rosemary）。羅勒（basil）、墨角蘭（marjoram）、鼠尾草（sage）、百里香（thyme）和薄荷（peppermint）中也都含有迷迭香酸。波蘭波滋南大學（Poznan University）的科學家們檢驗迷迭香酸的表觀遺傳影響，發現它可以預防人類乳癌細胞中腫瘤抑制基因被封鎖[34]。

保護端粒的食物

你的端粒在保護DNA上扮演了重要的角色，它可以保衛染色體末端免於傷害。端粒會隨著年齡增長而縮短，就像逐漸燒完的保險絲，所以任何可以幫助它們維持長度的行動都可以保護你的DNA和對抗老化。我們來看看已經被證實能夠抵抗端粒變短的食物和飲品吧！

咖啡

咖啡成為受人喜愛的飲品已經超過六百年。如果你像我一樣，那麼它就是開啟一天的習慣性早晨儀式，主要是因為它的咖啡因。不過事實證明，除了早上的提神作用外，咖啡還有其他益處和生物活性物質。它可以降低你死亡的風險。

在一項包含五十二萬一千三百三十名參與者的大型歐洲癌症營養前瞻性調查中，飲用含咖啡因和無咖啡因的咖啡皆與減少任何原因造成的死亡率有關，具體來說是男性減少一二%；女性減少七%[35]。最大的益處是，降低死於消化相關疾病的風險，這很合理，畢竟腸道接觸到最高濃度的咖啡生物活性物質。

咖啡因可能會讓你精神一振，但是飲用咖啡在DNA的保護上可能無法提供明顯的作用。在實驗室研究中，咖啡因其實會縮短端粒[36]。然而，喝咖啡可以產生相反的效果。全國健康及營養調查報告（National Health and Nutrition Examination Survey，NHANES）的研究中，研究人員們記錄五千八百二十六名成人攝取咖啡和咖啡因的情況，結果顯示飲用愈多咖啡與較長的端粒有關[37]。研究參與者每天飲用的每一杯咖啡都可以讓他們的端粒加長三十三・八個鹼基對（base pairs）。這就表示每天飲用一杯咖啡能夠有效減緩老化。咖啡不僅含有咖啡因這種生物活性物質，它的多種生物活性物質可能一起發揮作用去提供保護端粒的效果。（回顧一下，咖啡也具有血管新生防禦的益處。）

第三個大型研究，護理人員健康研究也支持咖啡有益的發現。研究人員們使用食物頻率問卷（food frequency questionnaire）調查四千七百八十名女性的咖啡攝取量，然後透過血液樣本去測量她們的端粒[38]。相較於不喝咖啡的人，每天飲用三杯咖啡或以上的女性擁有較長的端粒。

在過去，咖啡被認為是引發心臟病的可能危險因子，因為咖啡因會使心跳加速。理論上來說有其道理，然而，事實上，針對咖啡飲用者的實際研究卻顯示出相反的結果。英國約克大學（University of York）的研究人員進行了一項人類研究的後設分析（meta-analysis），他們檢驗三千二百七十一人的咖啡攝取量及在心臟病發作後的死亡率。（後設分析能夠讓研究人員檢驗多個研究，並且利用統計方法去結合所有結果，然後綜合全部的發現，以便使用現有的證據得出共同的事實。）分析結果顯示輕度咖啡飲用者（一～二杯／天）因為心臟病發作而死的風險減少了二一%；重度咖啡飲用者（二杯以上／天）的死亡率減少了三一%。咖啡所含的多種生物活性物質可能作用於心臟，因而造成這種死亡風險減少的相關性。根據所有的臨床證據，咖啡對健康的益處是一個為什麼檢視（與攝取）全型食物很重要，而不僅僅是基於它其中一個成分就下結論（以咖啡來說是咖啡因）的良好範例。

茶

鑑於茶的健康特性不斷增加，一個明顯的問題是喝茶是否有益於你的端粒。香港中文大學（Chinese University of Hong Kong）的研究人員研究年齡六十五歲以上的九百七十六名男性與一千零三十名女性[39]。參與者的平均年齡為七十二歲，這對於端粒研究很重要，因為端粒會隨年齡增長而縮短。在十三類中國常見的食物分類中，每位參與者皆報告他們的攝取頻率與攝取量，茶也在其中。研究人員抽取參與者血液並且測量其白血球中端粒的長度。結果引人注目：喝茶與增加端粒長度有關，但是這種關聯只有在老年男性身上發現，女性身上則沒有。當分析男性喝茶的總攝取量，每天喝三杯茶以上的人相較於少於三杯茶的人，擁有較長的端粒。高攝取量和低攝取量的飲茶者之間，端粒長度的差異相當於五年的額外壽命。在這群老年人口中，其他食物類別皆與端粒延長無關。這份研究沒有特別詢問是飲用哪種類型的茶，但是綠茶和烏龍茶是在中國最常被飲用的茶類。

為什麼女性喝茶無法得到端粒延長的相同益處呢？這個研究中，統計學上的唯一顯著發現是女性（非男性）使用烹飪油和端粒較短之間有關係。研究人員提到在中國文化裡，大部分都是女性煮飯，所以女性容易接觸到高溫產生的油煙，這些油煙含有化學副產物會破壞端粒，因此抹煞了茶所有的保護性益處。

堅果和種籽

今日，堅果和種籽是受歡迎的零食，而所有證據皆指出它們的健康益處。它們是良好的膳食纖維來源（對微生物體好）、含有效的生物活性物質，像是沒食子酸和鞣花酸。至少兩項大型研究顯示食用堅果和種籽與減少死亡率有關[40]。醫生健康研究（Physicians' Health Study）包含了二萬二千七百四十二名男性醫生，發現相較於很少吃堅果或完全不吃堅果的人，每週食用五份以上的堅果與死亡率降低二六％有關。PREDIMED研究甚至顯示更高程度的益處。那個研究評估了七千四百四十七名具有心血管疾病風險的健康西班牙人，那些每週食用三份堅果的人相較於沒有食用任何堅果的人，死亡風險減少了三九％。

鑒於堅果攝取和死亡率間的相關性，猶他州的楊百翰大學（Brigham Young University）研究堅果攝取是否會影響端粒長度。研究人員調查五千五百八十二名年齡介於二十到八十四歲的男性和女性，他們是美國國家衛生統計中心（U.S. National Center for Health Statistics）執行的全國健康及營養調查報告計劃中的部分參與者。研究人員詢問這些人食用堅果和種籽的頻率與量[41]。這項研究中，「堅果和種籽」包括杏仁、杏仁醬（almond butter）和杏仁糊（almond paste）、巴西堅果、腰果和腰果醬、栗子、亞麻仁籽、榛果（hazelnut）、夏威夷火山豆、花生和花生醬、胡桃、松子、開心果、南瓜籽、南瓜屬植物種籽、芝麻和中東白芝麻醬（tahini）、葵花籽和核桃。研究人員接著檢驗參與者的血液以判斷端粒長度並檢視與飲食間的關聯。

他們的分析顯示攝取愈多堅果和種籽，端粒愈長。每天攝取十克的堅果或種籽，端粒在一年內就可以增加八・五個單位。十克大約是一大匙的堅果，相當於：九顆腰果或七顆核桃；或六顆杏仁；或四茶匙的亞麻仁籽、南瓜籽或葵花籽；或兩茶匙的芝麻。這樣的量可以輕易在一天內以數種不同形式食用完畢，從單純的堅果到烘焙的堅果棒或加入沙拉中。

那麼堅果和種籽在老化方面可以帶來什麼益處呢？一般而言，端粒每年會縮短十五・四個鹼基對。既然全國健康及營養調查報告的發現指出每天攝取十克堅果或種籽，一年內端粒長度就能增加八・五個單位，研究人員因此計算出每天食用半把的堅果或種籽，細胞老化可以延緩將近一年半。

地中海飲食

不僅具有絕佳的風味和新鮮食材——還有所有影響血管新生、幹細胞和微生物體的益處——地中海飲食也與健康老化和增進端粒長度有關。哈佛研究人員進行了一項研究，他們檢驗四千六百七十六名來自護理人員健康研究中的健康中年女性，調查其飲食模式與端粒間的關係[42]。這些參與者完成一份食物頻率問卷，然後研究人員分析結果以得出她們食用的食物有多近似地中海飲食。這個分析使用的評分系統是根據較高的蔬菜（排除馬鈴薯）、水果、堅果、全穀類、豆類、魚和多元不飽和脂肪攝取；適當的酒精攝取；及較低的紅肉和加工肉品攝取。研究人員抽取血液並且測量參與者們白血球中的端粒長度。飲食模式最接近地中海飲食的女性擁有明顯較長的端粒。相反地，偏向較典型西方飲食的女性，也就是高飽和脂肪和肉類的飲食模式，結果則恰好相反。事實上，飲食最不近似於地中海飲食的那些參與者其端粒長度短於平均值。

地中海飲食是由已知具高抗氧化、DNA修復和抗發炎活性的食物和飲料所組成，能夠減緩端粒縮短的速度[43]。然而，這個研究很重要的發現是說明沒有任何一種單一食物可以神奇地增加端粒長度。整體飲食模式才是最重要的因素。

富含蔬菜的亞洲飲食

談到飲食模式，毫無疑問地，植物為基本的飲食相較於高動物性蛋白質的飲食對你的健康更具益處。除了地中海飲食，亞洲飲食是另一種富含植物性食物且健康的飲食模式。全面性地蒐集資料並分析這種飲食的第一個研究為中國－康乃爾－牛津計劃（China-Cornell-Oxford Project），身為營養和健康先驅的T・柯林・坎貝爾（T. Colin Campbell）在他的指標性著作《救命飲食：越營養，越危險》（The China Study）中對其進行了優雅的描述。這項研究詳述了亞洲營養、心臟疾病、癌症和糖尿病間的關係，並且被廣泛認為是目前最完整的營養研究之一。

最近，科學家們調查亞洲飲食和端粒長度間的關聯。中國四川大學（Sichuan University）、華西第四教學醫院（No. 4 West China Teaching Hospital）、中山大學（Sun Yat-sen University）和甘孜州人民醫院（People's Hospital of Ganzi Tibetan Autonomous Prefecture）研究中國西南方五百五十三位成人（二百七十二名女性和二百八十一名男性），參與者年齡介於二十五到六十五歲[44]。他們皆完成一份飲食調查，詢問關於過去一年他們所吃的特定食物。調查結果揭露出這些參與者分屬的四種真實世界飲食模式：（1）富含蔬菜的模式，主要由水果、蔬菜、全穀、堅果、蛋、乳製品和茶所組成；（2）「macho」模式（研究人員的術語），表示動物性蛋白質和酒精含量高；（3）傳統模式，以米飯、紅肉和醃漬蔬菜為特色；（4）高能量密度模式，也就是高含糖飲料、麵粉和炸物。研究人員接著抽取參與者血液，測量白血球中的端粒長度，然後分析四種飲食模式與端粒長度間的關聯性。

只有富含蔬菜的飲食模式與較長端粒間有關聯，而且有趣的是，只在女性身上看到。這項研究發現男性的端粒長度與四種中任何一種飲食模式都無關。端粒長度和飲食為什麼會有性別上的差異原因尚未明朗，提醒我們沒有普遍適用於健康的通用飲食，在為延長端粒提出具體的飲食建議前，我們還需要在這方面進行更多研究。

整體飲食和生活型態改變

在一項名為 Gene Expression Modulation by Intervention with Nutrition and Lifestyle（GEMINAL）的重要研究中探討一種全面性且包含飲食和生活型態的介入方法，這項研究由索薩利亞（Sausalito）預防醫學研究中心（Preventive Medical Research Institute）的迪恩・奧尼西（Dean Ornish）及諾貝爾獲獎者，加州大學舊金山分校的伊莉莎白・布雷克本所領導。GEMINAL 研究二十四名被診斷為前列腺癌低風險的男性，他們自願經歷三個月的全面飲食和生活型態介入[45]。介入包括為期三天的在宅隱居，接著是每週一次的生活型態諮詢、每週一次由護士使用電話訪談、一週六次瑜珈、運動（每天步行三〇分鐘，一週六天），還有每週一小時的支持團體。介入時期的飲食組成與地中海飲食相似，參與者也服用omega-3短鏈脂肪酸（魚油）、維生素C和E，以及硒的補充品。

研究人員分別在研究開始及三個月的介入後抽取參與者的血液，分析白血球中端粒酶的活性，一種幫助端粒延長的酵素。結果顯示在飲食和生活型態介入後，端粒酶活性明顯增加了三〇%。提高的端粒酶活性可以延長細胞的壽命及正常運作的能力[46]。端粒酶濃度愈高，端粒愈長，對健康來說是件好事。

五年後，GEMINAL的研究人員追蹤十位參與者並且將他們的血球和端粒與另外二十五名選擇不介入、前列腺癌風險也低的男性互相比較[47]。研究人員發現經過飲食和生活型態介入的參與者，他們的端粒仍然顯著長於他們本身的原始基線。沒有經歷介入的組別，其端粒長度真的縮短了。堅持該計劃被證實為有益。介入組中那些更嚴格堅持飲食和生活型態的人，相較於不嚴格遵守的人，通常擁有更長的端粒。

傷害我們DNA健康防禦機制的食物

有些食物對你的DNA不好，甚至會導致它們受損。雖然這本書側重在飲食的包容性，但是我覺得告訴你可能會傷害我們DNA的食物和飲食模式也很重要。

脂肪類食物

下一次當你要伸手拿取一條培根或切下一塊美麗的肋眼牛排時，請先想想你的DNA。脂肪類的食物可以透過表觀遺傳作用去改變你的健康。瑞典烏普薩拉大學醫院（Uppsala University Hospital）的研究人員研究飽和脂肪對人體的表觀遺傳影響[48]。他們招募三十一位健康的男女，年齡介於十八到二十七歲，體重正常然後餵食這些參與者高熱量的馬芬（muffin），連續七週。研究使用的馬芬有兩種：一種以高（過多）含量的飽和脂肪（精緻棕櫚油）製成；另一種則是以多元不飽和脂肪（葵花油）製成。這個研究的目標是藉由讓參與者過量攝取這兩種脂肪以比較它們造成的體重增加。每位參與者被要求食用的馬芬數量應該會導致體重增加三％。

研究人員發現飽和脂肪和多元不飽和脂肪會產生不同的影響。食用飽和脂肪的參與者，內臟脂肪及肝臟內的脂肪都有所增加。他們血液中三酸甘油脂的濃度上升了一四％。反之，食用不飽和脂肪馬芬的參與者雖然淨體重（lean body mass）增加[49]，但是血液中的三酸甘油脂濃度降低了八％。

研究人員對於伴隨這些脂肪影響的表觀遺傳改變特別有興趣。所以他們在研究開始和結束時對參與者的腹部脂肪進行切片檢查，以分析脂肪細胞的基因體變化。兩組參與者的基因皆顯現出表觀遺傳學上的改變。事實上，一千四百四十二個基因會因為食用脂肪而經由甲基化被壓制。食用不健康飽和脂肪製成的馬芬的確改變了由脂肪細胞製造的二八種蛋白質，然而，多元不飽和脂肪製成的馬芬卻沒有顯著地改變基因表現。雖然個別中基化基因的確切後果還不是很清楚，但是這個研究明確指出過量食用脂肪類食物不僅會導致體重增加，還會改變你DNA的功能。

實驗室中，高脂飲食已經證實可以造成我們不期望的表觀遺傳改變，會關閉肝臟的再生能力。由於肝臟是替血液解毒的關鍵，所以這樣可能會導致毒素累積，使體內呈現一種促炎狀態（pro-inflammatory state）[50]。

加工肉類

每個人都知道加工肉類並不是一種健康的飲食，不過更為明確一些，多項大型研究都已經證實食用加工肉類真的可以縮短你的端粒。動脈粥樣硬化的多種族研究（Multi-Ethnic Study of Atherosclerosis，MESA）是一項包括六千名參與者的研究，參與者代表來自美國六個社區（巴爾的摩、芝加哥、北卡羅萊納州的福賽斯郡、紐約市、洛杉磯和明尼蘇達州的聖保羅）的不同種族[51]。這群人之中，研究人員調查了八百四十名白人、非洲裔美國人和西班牙裔的參與者，記錄他們過去一年內每日攝取十二種不同食物類別的量與頻率：全穀、精緻穀物、水果、蔬菜、非油炸海鮮、堅果與種籽、乳製品、紅肉、加工肉類（包括火腿、熱狗、午餐肉、香腸、動物內臟和豬腳）、炸物（包括馬鈴薯、魚和雞）、正常汽水和咖啡。研究人員採樣他們的血液，測量白血球中的端粒，並且分析端粒長度與他們報告的飲食之間的相關性。

MESA的發現發人省思。只有一種食物與縮短端粒有關：加工肉類。事實上，每天額外食用一份加工肉類，端粒會變小〇・〇七個單位。因為正常端粒老化每年會縮短一五・四個單位，這就表示如果你攝取二二〇份加工肉類或一週當中有四到五天是食用午餐肉就相當於每年又額外多老化了一年。

Strong Heart Family Study，一項主要由國家心、肺和血液研究院（National Heart, Lung, and Blood Institute）贊助的研究也發現加工肉類和端粒較短之間相關。這項研究探索十三個美國原住民部落中造成心血管疾病的遺傳和其他因子。研究人員請二千八百六十四位美國原住民報告他們過去一年內攝取加工和未加工肉類的情形，然後抽取血液並測量端粒長度。與MESA研究的趨勢一致，分析顯示每份加工肉類與縮短端粒〇・〇二一個單位有關[52]。食用加工肉類導致端粒較短的原因並不清楚。肉類加工後會產生稱為糖化終產物（advanced glycation end products，AGEs）的化學物質。這些糖化終產物已知會導致發炎，因此造成細胞內的氧化壓力和DNA的損傷。肉類中發現的其他化學物質也會影響端粒。

Strong Heart Family Study中一個令人感到驚訝的發現是每天食用一到兩次未加工的紅肉實際上與較長的端粒有關。針對這個非預期結果的可能解釋為某些紅肉中的生物活性物質，例如維生素B、血質鐵（heme-iron）和肌肽（carnosine）皆可以減少端粒的縮短[53]。不過，食用紅肉仍然具有多種缺點。除了含有增加癌症和心血管疾病等風險的不健康飽和脂肪外，紅肉也含有左旋肉鹼（L-carnitine），你的腸道細菌會將其代謝並產生一種有害的化學物質——氧化三甲胺（trimethylamine-N-oxide，

TMAO）。氧化三甲胺與發展出肥胖、糖尿病、胃腸道癌症和心臟疾病有關係[54]。俄亥俄州克里夫蘭醫學中心（Cleveland Clinic）的一項研究顯示飲食中的左旋肉鹼在老鼠身上會加速血管阻塞動脈粥樣硬化的發展[55]。

烹煮紅肉的方式，像是燒烤，也會產生致癌的化學物質——雜環胺化合物（heterocyclic amines），它們可以在燒焦的烤肉中發現。烤肉脆脆的部分可能十分美味，但是卻可以致命。所以當牽涉到食用肉類，請考慮這些風險並且避開炭火。

含糖飲料

汽水和軟性飲料常被認為是現代工業下的產品，不過事實上，用天然香草和水果調味的白開水起源於古代。會嘶嘶作響的碳酸飲料發明於一七六七年，當時一位名叫約瑟夫·普利斯特里（Joseph Priestley）的化學家把二氧化碳注入水中，揭開了今日碳酸飲料的序幕。添加大量糖和果汁的汽水在二十世紀開始流行起來。如同我們在第八章看到的，人工甜味劑可以改變微生物體，但是含糖飲料對DNA會有什麼影響呢？正如我們第四章討論過的，研究人員指出飲用汽水的幼兒其端粒較短，但是在這個領域還有其他東西需要探索。

加州大學舊金山分校、柏克萊分校（Berkeley）和史丹佛大學（Stanford University）的研究人員們研究糖對五千三百零九名成人DNA的影響，他們的健康狀況記錄在國家衛生統計中心（National

Center for Health Statistics）所管理的全國健康及營養調查報告之下。隨時間收集的食物與健康參數的資料包括含糖汽水、無碳酸的含糖飲料（果汁、能量與運動飲料、糖水）、無糖汽水（diet soda）和一〇〇%純果汁的攝取量[56]。除了飲食資訊，參與者也貢獻血液樣本供端粒長度的測量。

全國健康及營養調查報告的研究發表於二〇一四年，顯示在美國每日平均含糖飲料的攝取量為17液量盎司（fluid ounces），相當於一・五罐的罐裝汽水。研究人員接著利用已知的資料進行運算，發現每天攝取一罐汽水會縮短端〇・〇一個單位，加速老化的過程。每天飲用一瓶二一盎司汽水的人，其端粒縮短的速度相當於每年加速老化四・六年。研究人員注意到端粒加速縮短的速度相似於吸菸造成的影響，同樣也是四～六年。

好消息為端粒縮短是可以反轉的。中度運動帶來的正面益處是增加端粒長度（四・四年），這樣一來幾乎抵消全國健康及營養調查報告研究中因為含糖汽水和飲料所縮短的端粒長度[57]。這是我們所作的每件事如何具有附加（或淨）效應的例子。身體力行更多好的選擇將有助於你的端粒延長，而壞的選擇將不斷削弱你已獲得的益處。

另一個由加州大學舊金山分校與柏克萊分校的研究人員所進行的研究旨在探討汽水對六十五名年齡介於十八到二十五歲的懷孕婦女的影響。研究人員詢問婦女們飲料攝取的習慣，然後分別在研究開始及分娩後三個月和九個月時抽取她們的血液以測量端粒長度。結果顯示當婦女減少含糖飲料的攝取時，她們的端粒會變長[58]。

總結

美好的生活中充滿著對DNA的危險。你無法避免所有的破壞，因為老化最終必定會造成損傷。但是你可以有意識地選擇你的飲食，作為保護、修復和矯正你DNA的對策以防衛你的健康。關於食物，每天有許多簡單的選擇可以實行。含生物活性物質的食物是抗氧化劑，可以中和血液中有害的氧化化學物質。不過切記，它們只能預防DNA受到傷害，而有些食物是真的能夠啟動細胞機關去幫助修復DNA以改善這個問題。

具表觀遺傳效用的食物能夠以對你有利的方式去影響DNA，透過解開保護你健康的基因，像是預防癌細胞成長的腫瘤抑制基因；讓你的DNA用這種方式運作可以拯救你的生命。

最後，可以保護和延長端粒的食物可以保護你的DNA並且幫助它對抗老化帶來的影響。儘管端粒會隨著年齡增長而縮短，並且使我們的DNA暴露於傷害之下，但是食物和飲食模式可以減緩它的皺縮，而且在一些情況下，甚至能夠延長端粒。你的DNA不僅是你基因密碼的藍圖，它還是一條資訊的超級高速公路，需要被保護、修復且在某些情況下需要重新定位去對抗環境中的攻擊和老化的摧殘，作為保護我們健康的一種方式。

影響 DNA 的關鍵食物

抗氧化	增強 DNA 修復	影響表觀遺傳學	延長端粒
魚子（Bottarga）	烏魚（Bottarga）	羅勒（Basil）	杏仁醬（Almond butter）
青花菜（Broccoli）	胡蘿蔔（Carrots）	小白菜（Bok choy）	杏仁（Almonds）
鳥蛤（Cockles）（clam）	鳥蛤（Cockles）（clam）	青花菜（Broccoli）	巴西堅果（Brazil nuts）
芭樂（Guava）	鱈（Hake）	甘藍菜（Cabbage）	腰果醬（Cashew butter）
鱈（Hake）	奇異果（Kiwifruit）	咖啡（Coffee）	腰果（Cashews）
奇異果（Kiwifruit）	菲律賓花蛤（Manila clam）	綠茶（Green tea）	栗子（Chestnuts）
菲律賓花蛤（Manila clam）	海參（Sea cucumber）	羽衣甘藍（Kale）	咖啡（Coffee）
混合莓果汁（Mixed berry juice）	鮪魚（Tuna）	墨角蘭（Marjoram）	亞麻仁籽（Flax seeds）

抗氧化	增強 DNA 修復	影響表觀遺傳學	延長端粒
柳橙汁（Orange juice）	黃尾鰤（Yellowtail）	薄荷（Peppermint）	綠茶（Green tea）
柳橙（Oranges）		迷迭香（Rosemary）	榛果（Hazelnuts）
蠔油（Oyster sauce）		鼠尾草（Sage）	夏威夷火山豆（Macadamia nuts）
太平洋大牡蠣（Pacific oysters）		大豆（Soy）	花生醬（Peanut butter）
木瓜（Papaya）		百里香（Thyme）	花生（Peanuts）
粉紅葡萄柚（Pink grapefruit）		薑黃（Turmeric）	胡桃（Pecans）
海參（Sea cucumber）			松子（Pine nuts）
番茄（Tomato）			開心果（Pistachios）
鮪魚（Tuna）			南瓜籽（Pumpkin seeds）
西瓜（Watermelon）			芝麻（Sesame seeds）

抗氧化	增強 DNA 修復	影響表觀遺傳學	延長端粒
黃尾鰤（Yellowtail）			南瓜屬植物種籽（Squash seeds）
			葵花籽（Sunflower seeds）
			中東白芝麻醬（Tahini）
			核桃（Walnuts）

第十章 活化你的免疫指揮中心

每位祖母似乎都在選擇正確食物以打擊疾病這方面提供了她們的智慧。當涉及你的免疫力，一些飲食傳統現在正被用新的健康防禦角度進行檢視。現代免疫學的科學正在揭露哪些食物會影響免疫力，並且告訴我們它們運作的方式為何。

喝雞湯是已知最古老的家庭治療法。我們現在知道用雞肉和雞骨熬成的湯確實含有天然的生物活性物質，在實驗室中展現出可以調節我們免疫系統發炎反應的能力。體內發炎反應的減少就意味著感冒和流感症狀的緩解[1]。或者思考一下這樣的妙方「傷風時宜吃，發燒時宜餓」（feed a cold, starve a fever）。其實，禁食週期可以幫助身體擺脫已經過了鼎盛時期的老舊、毀損的免疫細胞，並且從幹細胞中產生新鮮且準備好對抗發炎的細胞[2]。

新的發現顯示特定的食物可以幫助你微調免疫系統，使它維持在最好的狀態，並且幫助你阻礙疾病的發生。有一個簡單的方式可以瞭解飲食對免疫系統的影響。你吃和喝的東西可以透過調高或調低兩種免疫軍隊——先天和後天免疫系統——去防禦我們的健康。在這個章節中，我們將確認支持特定食物的證據，這些食物可以經由免疫系統去提高身體抵抗疾病的能力。

我們首先來看看一些免疫系統導致你生病的主要疾病。這將有助於你思考可以利用飲食益處的不同情況。

與免疫有關的疾病

免疫系統與健康之間是如此密不可分，每種疾病都以某種方式與它連結在一起。兩個大原則連結著免疫與健康。第一個情況是衰弱的免疫系統無法阻止入侵者在體內生根。第二個情況是免疫系統過分活躍，因而導致發炎和非故意地破壞自身的健康組織。

衰弱的免疫情況

我們首先看看由於免疫衰弱所導致的疾病。一個失靈的免疫系統會打開致命感染的大門，但是感染只是其中一種危險。癌症也會藉機生根，因為無效的免疫系統無法偵測到癌細胞。這種衰弱的情況可以使用免疫治療進行處理，這是幫助免疫系統定位和摧毀癌細胞的新藥物。這些藥物已經在治療惡性黑色素瘤、肺癌、腎臟癌、膀胱癌、頭頸癌和子宮頸癌，以及一些血液癌症，像是大型B細胞淋巴瘤（large B-cell lymphoma）和急性淋巴性白血病（acute lymphoblastic leukemia）上面取得重大的突破。

這些FDA認證的治療可以幫助你身體的免疫系統找出並摧毀癌症。但是癌症原本就可以被一個健全和運作良好的免疫系統偵測到並且清除。一些癌症像是多發性骨髓瘤和白血病就是免疫細胞的疾病，奪走了它們防禦健康的能力。

諷刺地是，傳統的癌症治療是基於高劑量的化療和放射線治療，其實會削弱免疫系統的力量。它們的確消滅快速成長的細胞，是一種對付癌症的有效方法。但是免疫細胞和其他健康的細胞也會在治療期間遭受重挫，阻礙身體本身打擊癌症的能力。

遭受某些病毒感染也可能摧毀身體執行適當免疫反應的能力。如同我在第五章提過的，後天免疫缺乏症候群（acquired immune deficiency syndrome，AIDS）是免疫受損的經典範例，起因於人類免疫缺乏病毒的感染。人類乳突病毒會降低免疫系統偵測和消滅受感染細胞的能力，因此造成之後罹患子宮頸癌、陰莖癌（penile cancer）和口腔及上呼吸道的癌症風險增加[3]。對抗人類乳突病毒的疫苗可以訓練免疫系統摧毀致癌病毒。B型和C型肝炎是其他感染類型，它們會損害身體利用免疫系統進行攻擊以消滅受感染的細胞[4]。這些肝炎也會導致肝癌。

一些疾病其實會嚴重削弱免疫系統。雖然第一型和第二型糖尿病為不同類型的疾病，但是兩者都會讓一個人更容易受到感染。肥胖也會使個體更容易遭受感染，並且會因為體內一直處在一種慢性低度的發炎狀態下使得免疫反應受損[5]。在這些情況下，攝取能夠增強免疫力的食物將會帶來益處。

我們繼續看下去前，有一個重要的警告：不是所有免疫缺陷都可以經由飲食獲得改善。要讓食物發揮功效，你一開始必須擁有健全的免疫系統。然而，某些遺傳疾病造成患者的免疫細胞已經有所缺陷且無法適當運作，此時飲食就不太可能帶來什麼幫助。一些這種會威脅生命的免疫缺乏疾病具有拗口的名字，像是毛細血管擴張性失調、關東二氏症候群（Chediak-Higashi syndrome）和嚴重複合型免疫缺乏症。

過度活躍的免疫情況

免疫衰弱的另一面是過度活躍的免疫系統。造成的結果是自體免疫疾病，這種情況下，免疫系統在錯誤的地點和時間活躍起來，導致慢性發炎和器官受損。自體免疫疾病的經典例子就是第一型糖尿病，患者體內製造自體抗體去對抗胰臟中產生胰島素的 β- 胰島細胞。當這些細胞被破壞，胰島素就無法被適當製造，因此身體就無法適當地處理血糖。類風溼性關節炎則是自體抗體破壞關節，可以導致嚴重失能和致殘的疼痛。

紅斑性狼瘡，俗稱狼瘡，其實是一系列自體免疫疾病，抗體會對不同的器官發動猛烈攻擊，包括心臟、肺臟、腎臟、皮膚、關節、大腦和脊椎都會受到影響。

硬皮症是一種在不知不覺間加劇的疾病，器官被免疫系統攻擊後會被堅硬的疤痕組織所取代。雖然多發性硬化症的成因尚未清楚，但是這種疾病是由於自體抗體破壞脊椎和大腦神經細胞的絕緣層，造成漸進式的破壞，隨著時間推移會導致致命的結果。

甲狀腺也是自體免疫的目標。橋本氏甲狀腺炎是抗體攻擊甲狀腺，使甲狀腺製造甲狀腺素的能力受到嚴重傷害。突眼性甲狀腺腫也與抗體攻擊甲狀腺有關，不過是身體產生的抗體會模仿指示甲狀腺素製造的荷爾蒙。因此甲狀腺釋出大量不適當的甲狀腺素，同時伴隨一系列的副作用[6]。乳糜瀉患者也飽受自體抗體的影響，其自體抗體會受到飲食中麩質的刺激，引發痛苦的腸道發炎和小腸內襯細胞的破壞[7]。

過度活躍的免疫會造成慢性發炎。氣喘患者擁有好鬥的免疫系統，當它們接觸到多種環境因素時就會產生嚴重的肺部發炎反應。乾癬患者的皮膚和關節會發炎。在發炎性腸道疾病（克隆氏症和潰瘍性結腸炎）的情況下，腸道大量發炎，導致腸出血、鼓脹和腹痛。潰瘍性結腸炎無止盡的發炎可以導致結腸癌的發展。

刺激免疫系統的食物

當我們考慮有助於你免疫防禦的食物時，我們要先看看能增進免疫功能的食物。如果你的狀況可以因為一個更活躍的免疫系統而獲益時，這些食物對你而言可能很重要。一個重要的說明：網路上有許多新聞，關於會增強免疫的食物，但是其實許多這些消息並沒有得到證明。此章節中，我將描述已經在人體身上證實可以帶來免疫益處的特定食物的研究。

蘑菇

一種可食用菇類中最常見的蘑菇——白蘑菇，可以與沙拉一起生食或與各式各樣的食材一同烹煮。白蘑菇是一種生物活性物質的良好來源，包括 β- 葡聚醣，這是一種具免疫刺激功能的膳食纖維。澳洲西雪梨大學（University of Western Sydney）的研究人員研究二十名健康的志願者，他們被分配到正常飲食組或含有白蘑菇的飲食組[8]。蘑菇組的參與者每天食用一百克用沸水燙過的蘑菇，一週大約相當於食用一．三杯的蘑菇。作為測試蘑菇是否能影響免疫功能的研究，研究人員測量受試者唾液內兩種抗體的濃度（IgA 和 IgG）。免疫活化後，唾液中會產生較多的抗體。研究人員發現參與者中，IgA 的濃度有穩定增加；食用蘑菇一週後，增加了五五％；結束食用蘑菇之後兩週，仍然較基線期的濃度增加了五八％。食用蘑菇會活化腸道，所以刺激免疫系統製造抗體。抗體接著循環到黏膜，在那裡隨著唾液被分泌出來。

實驗室中有一些研究使用其他烹飪蘑菇的萃取物，像是香菇、舞菇（maitake）、金針菇（enoki）、雞油菌菇（chanterelle）和蠔菇（oyster mushrooms），它們也都顯示能夠活化免疫防禦[9]。除了烹飪價值外，一些最普遍的可食用菇類具有免疫增強的益處。

陳年大蒜

大蒜長久以來因為身為一種食材又具健康療效而知名。古希臘人利用大蒜去加強運動員與士兵，也將大蒜用在治療補藥之中。新鮮大蒜具有一種強烈、刺激的味道，適合用於烹飪，但是當它老化，幾乎會變得無味。陳年大蒜可以在膳食補充品中發現，並且仍保留有效的生物活性物質，例如可以影響免疫系統的芹菜素。

蓋恩斯維爾的佛羅里達大學的研究人員研究在感冒和流感流行期間，陳年大蒜對於一百二十名二十多歲至三十歲出頭的健康受試者免疫系統的功效[10]。研究人員將受試者分為兩組，分別接受陳年大蒜萃取物或安慰劑九十天，然後抽取他們的血液去分析免疫反應。受試者被指示要保存每日生病日誌，記錄下任何感冒的症狀，像是流鼻水、頭部充血（head congestion）、喉嚨痛、咳嗽、發燒或身體疼痛，並且記錄它們是否變得嚴重到無法去上學或工作。

研究結束時，食用陳年大蒜萃取物的受試者相較於服用安慰劑的受試者，其血液中擁有明顯較多的免疫T細胞和自然殺手細胞在其中循環。值得注意的是，因陳年大蒜所產生的T細胞變得更加有效，而且與服用安慰劑的受試者相比，自我複製的速度快了八倍。自然殺手細胞也被大蒜所增強。相較於安慰劑組的受試者，相似細胞的活化程度提升了三〇％。

生病日誌顯示服用大蒜萃取物的人感冒和流感症狀少了二〇％，因為生病不舒服而必須取消日常活動的機會減少了六〇％，因為病假無法上班的日數減少了五八％。這個研究證實陳年大蒜、增進免疫細胞活動和較少生病之間存在著正向關聯。

日本京都府立醫科大學（Kyoto Prefecture University of Medicine）的另一項研究招募了不宜手術治療的癌症患者[11]。當他們服用陳年大蒜六個月後，循環的自然殺手細胞活性增加。這為研究陳年大蒜能否有助於增強接受免疫療法的患者的抗癌免疫反應開啟了大門。

這些研究提供了臨床證據，證實陳年大蒜可以增加我們對抗每天的感染源，甚至潛在癌症的免疫防禦能力。

青花菜芽

可作成美味的沙拉，青花菜芽是三到四天大的植物捲鬚，具有溫和、堅果般的味道。記得青花菜含有蘿蔔硫素嗎，它是一種有效的生物活性物質。蘿蔔硫素會活化免疫系統，不過更值得注意的是青花菜芽的蘿蔔硫素含量為成熟青花菜的一百倍以上[12]。當你徹底咀嚼它們時，你可以品嚐到青花菜的味道。咀嚼很重要，因為這個步驟可以使植物細胞壁破裂，釋放出稱為黑芥子酶（myrosinase）的酵素。這種酵素的重要性在於它可以將植物中天然無活性的蘿蔔硫素轉變成你口中的活化形式。活化的蘿蔔硫素可以影響你體內的細胞。

北卡羅來納大學教堂山分校（University of North Carolina at Chapel Hill）、史丹佛大學和瑞士University Children's Hospital Basel的研究人員針對食用青花菜芽在免疫系統上的影響進行研究，他們設計了一項涉及流感疫苗的臨床試驗[13]。他們想知道在接種疫苗後，青花菜芽能否幫助身體增強反應。科學家們招募二十九名約三十歲的健康志願者，連續四天每天給予他們一杯混合了兩杯青花菜芽的奶昔或安慰劑奶昔。開始飲用奶昔後的隔天，志願者就接受鼻腔噴霧型流感疫苗（nasal spray flu vaccine）。這種疫苗會把活的減毒流感病毒傳遞到鼻子的黏膜中。

結果顯示飲用青花菜芽奶昔的志願者，相較於安慰劑奶昔的志願者，血液中自然殺手T細胞的數量多了二二倍。他們的自然殺手細胞也更具殺敵的力量，證據是青花菜芽奶昔飲用者的鼻子細胞中留下來的流感病毒較少，顯示他們的身體可以更有效率地清除入侵者。食用青花菜芽可以增強你抵抗流感病毒的免疫防禦。

特級初榨橄欖油

特級初榨橄欖油是地中海飲食的一種重要成分，而它含有的生物活性物質，例如：羥基酪醇、橄欖油刺激醛和油酸等皆能夠增強你的免疫系統。

塔夫斯大學（Tufts University）和麻州大學（University of Massachusetts）以及西班牙食品科學技術和營養研究院（Institute for Food Science and Technology and Nutrition）的研究人員們設計了一個臨床研究，以瞭解如果用特級初榨橄欖油取代典型美國飲食中的烹飪油（奶油和玉米油），能否改善一個人的免疫反應。研究人員從波士頓地區挑選了四十一名過重或肥胖的志願者，所有人的年齡皆大於六十五歲[14]。這些參與者平常都食用典型的美國飲食：高飽和脂肪含量，配上精緻和加工穀物，以及少量的膳食纖維。研究人員給予每位參與者一瓶油和抹醬。一組是得到來自西班牙的特級初榨橄欖油，是液體且可塗抹的形式[15]。另一組則是得到一瓶混合了玉米和大豆的植物油及一罐奶油抹醬。之後三個月參與者仍持續食用典型的美國飲食，但是只能使用他們被分配到的油和抹醬。每位參與者每天皆攝取平均三大湯匙的油。血液分析顯示橄欖油組的免疫 T 細胞活化能力提升，而且數量增加了五三%。然而，食用玉米大豆油和奶油的參與者，其相同的免疫細胞卻沒有出現變化。

橄欖油也幫助減少身體對過敏原的反應。特級初榨橄欖油中存在的羥基酪醇有助於免疫細胞產生可以平靜發炎反應的介白素-10[16]。這些綜合效果顯示用特級初榨橄欖油取代其他典型美國飲食中的烹飪油同時具有增強免疫和抗發炎的健康益處。

很重要的是，並非所有橄欖油的羥基酪醇含量皆相同。西班牙 Instituto de la Grasa 的一項研究比較由不同單果（Arbequina, Hojiblanca, Manzanilla, Picual）製成的四種西班牙特級初榨橄欖油所含的多酚濃度[17]。其中羥基酪醇含量最高的是 Picual 橄欖製成的橄欖油。

鞣花酸

許多受歡迎的食物都含有鞣花酸，這是一種具健康防禦活化特性的有效生物活性物質。栗子、黑莓、黑覆盆莓、核桃和石榴中含有最高的濃度。如第六章所述，鞣花酸具抗血管新生效用，可以餓死腫瘤，避免它們成長。但是當提到免疫，鞣花酸可以透過改善免疫細胞偵測和摧毀癌細胞的能力去幫助它們。

義大利羅馬第二大學（University of Rome Tor Vergata）的科學家們發現了膀胱癌的免疫效應[18]。在實驗室中，鞣花酸可以減緩膀胱癌細胞的生長，阻止他們製造會刺激腫瘤血管的蛋白質。基於鞣花酸的血管抑制作用，科學家們本來就期望可以看到這種反應。然而，他們額外的發現是個帶有重要暗示的驚喜——鞣花酸還能使癌細胞免疫隱蔽蛋白質 PD-L1 的製造減少六〇％。PD-L1 幫助癌細胞偽裝，如此一來它們可以逃避身體免疫細胞的偵測，有效使癌症隱形。當癌細胞無法製造那麼多的

PD-L1時，就能更輕易地被免疫系統看見，然後免疫系統可以召喚免疫軍隊去摧毀它們。

當鞣花酸被注射到老鼠的膀胱癌內後，腫瘤的生長受到抑制高達六一％。這些結果暗示鞣花酸可以透過幫助兩種身體健康防禦系統：血管新生和免疫去抑制癌症。鞣花酸是第一個被證實具有鎖定隱蔽蛋白質PD-L1的膳食生物活性物質。雖然鞣花酸的研究是在實驗室中進行，但是它暗示某些食物可能擁有可以補足癌症治療的免疫療法特性，或者可能有助於身體自身監控以預防癌症的能力。

具有增強免疫力量的果汁

蔓越莓汁

數年來，飲用蔓越莓汁一直被吹捧為是預防膀胱感染的一種方法。日本札幌醫科大學（Sapporo Medical University）的研究人員們在一項飽受泌尿道感染（urinary tract infections，UTIs）痛苦的婦女的臨床研究中證實了這個益處。這些婦女每晚就寢前飲用一・五杯的蔓越莓汁，持續二十四個星期。相較於飲用安慰劑飲料的婦女，在年齡大於五十歲的婦女身上，飲用蔓越莓汁使感染的復發率減少了四〇％[19]。

對這種效果的普遍解釋為蔓越莓汁改變了尿液的酸度，預防細菌得到引發感染的立足點，不過事實證明遠不只如此。位於蓋恩斯維爾的佛羅里達大學的研究人員們設計一項實驗去調查蔓越莓汁如何影響免疫系統[20]。他們招募了四十五名健康的志願者，然後提供這些志願者蔓越莓汁或安慰飲料，那些安慰飲料看起來就跟蔓越莓汁一模一樣，顏色和熱量都相同，只是不含有蔓越莓或蔓越莓的生物活性物質[21]。這項研究在三月到五月這段春季流感流行的期間進行。每位志願者每天都飲用一瓶十五盎司（約兩杯）他們被分配到的飲料，持續十週。如同陳年大蒜的研究，每位志願者都必須保留一份生病日誌，記錄研究期間本身出現的任何感冒或流感症狀。

血液分析顯示飲用真的蔓越莓汁對一種特別的免疫T細胞類型——$\gamma\delta$ T細胞會產生有益的影響。這些細胞可以在腸道內襯和其他身體黏膜，包括泌尿道中被找到。當細菌和病毒試圖入侵這些黏膜時，$\gamma\delta$ T細胞是第一個反應者。相較於飲用安慰劑的志願者，蔓越莓汁飲用者血液中的$\gamma\delta$ T細胞在分裂和擴大的能力上高出了三倍，因此增強了免疫防禦。

飲用蔓越莓汁的志願者，其免疫細胞產生的干擾素γ（interferon-gamma）也增加了一四八％。干擾素γ是一種化學信號，可以增強免疫反應去對抗感染。這種免疫信號在安慰劑組別的志願者身上反而減少了二五％，使得他們更容易遭受感染。

所有這些改變皆與志願者生病日誌的報告相符；飲用蔓越莓汁的組別其感冒和流感症狀的記錄少了一六％。飲用蔓越莓汁的益處很明顯不是個都市傳說。蔓越莓不只活化膀胱內的免疫系統，還有我們全身的免疫系統。

康科德葡萄汁

除了我們上一章討論過的DNA保護的特性外，康科德葡萄汁也具有免疫促進的益處。這種紫色的葡萄含有生物活性物質，如：花青素、前花青素和羥基苯丙烯酸（hydroxycinnamic acid），它們皆會影響T細胞。其他能夠在果汁中發現的葡萄生物活性物質，像是維生素C和褪黑激素（melatonin）也可以活化免疫系統[22]。

蓋恩斯維爾佛羅里達大學研究蔓越莓汁的相同實驗室也進行了一項針對康科德葡萄汁的隨機安慰劑對照臨床研究（placebo-controlled clinical study），希冀明瞭它在免疫系統上的功效[23]。七十八名年齡介於五十到七十五歲的健康男女每天飲用十二盎司（一・五杯）的純康科德葡萄汁或看起來幾乎一樣的安慰劑飲料，持續九週。血液分析顯示飲用康科德葡萄汁的受試者，其具保護性的 $\gamma\delta$ T細胞數目比開始飲用果汁前多了二七％。飲用安慰劑的組別，其T細胞數量沒有改變。

一個關於飲料的重要健康考量必須謹記在心，即使只是天然的含糖飲料，像是康科德葡萄汁都可能對你的血糖造成影響。果汁含有大量糖分，會使胰島素濃度上升，對你的新陳代謝帶來壓力。糖尿病患者和其他需要留意血糖濃度的人在將果汁放入飲食清單時應該要謹慎，並且與醫生討論。癌症病患也必須小心高糖分的飲料，因為愈來愈多證據顯示糖的確會提供癌細胞能量且有助於它們的成長。

藍莓

藍莓所含的生物活性物質已經被證實具有驚人的免疫影響力量。路易斯安那州立大學（Louisiana State University）的研究人員藉由一項隨機安慰劑對照臨床試驗去研究藍莓的免疫效用。二十七名五十快六十歲，罹患代謝症候群的中年人參與了這項研究[24]。代謝症候群是未來發展出心血管疾病的預告。參與者每天分別在早餐和晚餐時飲用藍莓或安慰劑奶昔，連續六週。一份藍莓奶昔為十二盎司（一・五杯），由冷凍藍莓乾粉末加上優格或牛奶製成。每杯奶昔中的藍莓量相當於兩杯新鮮藍莓[25]。安慰劑也是用相同原料製成，只是不含藍莓。

研究前和研究後的血液測試顯示飲用藍莓奶昔者血液中稱為骨髓系樹突細胞（myeloid dendritic cells，一種免疫細胞）的數量增加了八八%。這些細胞幫助啟動免疫反應去對抗感染。飲用安慰劑奶昔者的骨髓系樹突細胞或任何其他免疫細胞皆沒有改變。

研究結束時，飲用藍莓奶昔的人其發炎標記也有下降，暗示藍莓可以鎮定過多的發炎反應，即使它們能夠增強免疫功能。

北卡羅萊納州的阿帕拉契州立大學（Appalachian State University）、蒙大拿大學（University of Montana）和田納西州范德堡大學的研究人員們合作進行一項研究，目的是解釋高強度運動後，藍莓對身體的影響[26]。我們已經知道高強度鍛鍊會引發免疫細胞數量的短暫上升，鍛鍊之後就會立刻逐漸減少。研究人員招募了二十五名三十歲出頭的健康志願者，然後評估他們的吸氧量、心跳和呼吸的基線數據。一半的志願者會拿到事先分裝好的藍莓（每份相當於一・七杯藍莓），每天吃一包，連續六週。他們遵守嚴格的飲食指南，所以每個人都有類似的基線飲食。另外一半的志願者食用被告知的飲食，只是沒有藍莓。

食用藍莓六週後，實驗參與者要在跑步機上跑二・五小時。首先，研究人員在這次運動前先抽取他們的血液；然後在運動開始前一個鐘頭，食用藍莓者需要吃下比平常更大量的藍莓（三百七十五克或相當於二・七杯新鮮的藍莓）。參與者一跑完，研究人員馬上抽取另一次血液樣本。跑完一小時後，抽取最後一次的血液，以檢視免疫細胞的改變還有食用藍莓的影響。研究人員分析這些血液樣本中的不同免疫細胞，包括T細胞、B細胞和自然殺手細胞。結果令人大開眼界。運動前，食用藍莓者相較於沒有食用藍莓的人，自然殺手細胞的數量幾乎高達兩倍。一般來說，我們期待自然殺手細胞在高強度運動後會快速減少。但是在食用藍莓者身上，自然殺手細胞在運動結束至少一小時後仍維持數量上的增加。

藍莓在提高自然殺手細胞數量的能力上有顯著的表現。自然殺手細胞對於免疫反應非常重要，它們會清除受病毒感染的細胞或腫瘤細胞，而且可以幫助免疫系統發展對抗外來入侵者的記憶。這些研究特別有趣的地方在於它們揭露了要達到這種免疫效果所需的藍莓劑量：以這個研究來說是每天一・七杯的藍莓。

辣椒

辣椒屬於辣椒屬（Capsicum）的植物，它是以強大的生物活性物質——辣椒素（capsaicin）來命名。辣椒的鮮紅色、黃色和綠色也提醒你生物活性物質的存在，例如：玉米黃素、葉黃素和 β- 胡蘿蔔素，每一種皆具有自己的生物活性。辣椒素會活化免疫系統，已經被證實可以增加循環中的白血球和製造抗體的 B 細胞[27]。

康乃狄克大學的科學家們研究辣椒素針對癌症的免疫反應影響[28]。實驗室中，科學家們將辣椒素注入患有纖維肉瘤（fibrosarcomas，一種具侵略性的腫瘤類型）的老鼠體內。牠們的腫瘤出現生長停止的現象，甚至在一些案例中會完全萎縮並消失。當科學家們在顯微鏡下檢驗癌症的剩餘部分，他們看到經過辣椒素治療的腫瘤，死亡的細胞是沒有經過辣椒素治療的腫瘤的四十二倍。他們發現這種反應與免疫殺死癌症一致。

科學家們研究辣椒素會如何影響結腸癌老鼠的免疫系統。他們發現辣椒素活化了免疫樹突細胞，這種細胞實際上具有專屬於辣椒素的特殊受體[29]。類似一把鑰匙插入一個鎖中，辣椒素開啟了免疫細胞。再一次，經過辣椒素治療的老鼠，腫瘤生長顯著趨緩。辣椒素刺激了老鼠的免疫系統去製造細胞毒性 T 淋巴球（cytotoxic T lymphocytes），它們會殺死癌細胞。

雖然這些實驗室是將辣椒素注射到腫瘤內，但是它們顯示出辣椒的生物活性具有活化和武器化免疫系統的力量，使其能夠去對抗癌細胞。為了讓你們瞭解使用在這些老鼠身上的辣椒素效力，其實科學家們每次治療只使用二百微克的辣椒素，相當於五分之一根哈瓦那辣椒（habanero pepper）所含的辣椒素。

太平洋大牡蠣

如同我在第九章告訴你的，太平洋大牡蠣具有DNA保護的特性。這種牡蠣是全世界最普遍養殖的品種之一，加上它帶有奶油和海水的味道，使它成為海鮮行家的熱門選擇。雖然牡蠣以具有作為催情劑的特性而聞名，但我們更應該注意它們在增強免疫方面的功效。這種功效來自牡蠣所含有的蛋白質。

中國山東大學（Shandong University）的科學家們從當地的一個魚市場購買太平洋大牡蠣，然後萃取出它的免疫刺激胜肽[30]。連續十四天，他們餵食體內生長著肉瘤癌細胞的老鼠這種牡蠣萃取物，並且比較牡蠣萃取物與一種化療藥物癌德星（cyclophosphamide）和完全沒有治療三者間的效果。結果顯示食用牡蠣萃取物的老鼠，相較於沒有治療的老鼠，腫瘤生長顯著減少了四八%。雖然接受化療的老鼠確實腫瘤縮小最多，但是化療也破壞了牠們的膽和胸腺。因為這兩個皆是免疫器官，所以會對免疫防禦系統造成不良的打擊。相反地，食用牡蠣萃取物的老鼠，其免疫器官反而尺寸增大，暗示牡蠣萃取物透過促進免疫功能去發揮它的抗癌效用。接受牡蠣萃取物的老鼠相較於沒有治療的老鼠，在打擊癌症的自然殺手細胞的數量上增加了兩倍，比起接受化療的老鼠則增加了三八%。

迷人的地方在於牡蠣含有多種免疫刺激物，甚至超過它的胜肽。中臺科技大學（Central Taiwan University of Science and Technology）的一組科學家證實太平洋大牡蠣中存在一種免疫刺激多醣類（polysaccharide）。含有這些牡蠣多醣類的萃取物可以刺激T細胞及自然殺手細胞[31]。當餵食實驗室中患有黑色素瘤的老鼠這些牡蠣多醣類後，相較於沒有接受治療的老鼠，腫瘤的生長顯著減少了八六％[32]。

如同國立臺灣大學（National Taiwan University）的科學家們發現的，牡蠣也具有抗發炎的益處。他們準備了一種溶液，這種溶液是清蒸牡蠣四小時然後將牡蠣肉與酒精混合以萃取出它的生物活性物質，包括蛋白質和β-葡聚醣[33]。科學家接著餵食腸道發炎的老鼠這種萃取物，這些老鼠對卵白蛋白（ovalbumin）這種存在於蛋白中的蛋白質嚴重過敏。這種過敏會導致嚴重腹瀉，腸子也因為嚴重過敏而受損。當這些過敏的老鼠食用牡蠣萃取物後，牠們對卵白蛋白的反應變得輕微許多。牠們的腹瀉改善了三〇％，腸內的發炎減少了三七％。在顯微鏡底下，儘管暴露在過敏原下，牠們的腸細胞看起來幾乎與正常無異。

貝類愛好者請注意：鹽水牡蠣現在具有免疫防禦活化、抗發炎和DNA保護等功效。除了作為催情劑外，這些益處應該會提高其聲譽。

甘草

一種根，非糖果，傳統上被當作一種香料，治療胃和呼吸道不適的草藥。它現在被發現可以增強免疫。甘草含有的生物活性物質包括異甘草苷（isoliquirtrin）、光甘草定（glabridin）和18-β-甘草酸（18-beta-glycyrrhetinic acid），最後一種物質是天然的甜味劑，其甜度是方糖的50倍，但是卻不會讓血糖上升。事實上，甘草酸反而可以藉由使細胞對胰島素更敏感而降低血糖。

蒙大拿州立大學（Montana State University）的科學家研究甘草顯示甘草素（glycyrrhizin）可以促進免疫防禦去對抗病毒感染[34]。他們把乾草素餵給被輪狀病毒（rotavirus）感染的老鼠吃，輪狀病毒是一種具高度傳染性的病原體，會侵略腸子導致腹瀉。在人類身上，輪狀病毒導致全世界三〇%以上的兒童因傳染性腹瀉而死亡[35]。

研究結果顯示餵食老鼠甘草素可以加速五〇%牠們身體擺脫病毒的能力。這是因為腸子中基因活性的增加，徵召了免疫T細胞與感染作戰，所以保衛腸內襯和淋巴結中的T細胞數量增多。有趣地是，腸子中的B細胞也增加了。回憶一下第五章，B細胞製造抗體去對抗感染，而且它們可以記憶那些細菌和病毒的樣子，以應對未來的感染。

關於甘草酸的注意事項：高濃度會干擾身體對鈉的調節。這也就代表攝取太多甘草會造成鹽分滯留和高血壓[36]。它也會改變血液中的鉀濃度，就可能影響心臟，而且也會影響到某些藥物[37]。因為這些潛在的副作用，服用甘草補充品時應該要多加小心。適量食用甘草並且留意你的血壓。

甘草也含有生物活性多醣類。這些多醣類可以催促身體製造一種蛋白質信號——介白素-7（interleukin-7），它會告訴身體產生更多免疫T細胞，如此一來會促使身體的抗癌反應。中國天津中醫藥大學（Tianjin University of Traditional Chinese Medicine）的科學家煮沸乾的甘草根，製作出含有多醣類的萃取物。他們檢驗其抗腫瘤的效果，透過每天餵食罹患結腸癌的老鼠這些甘草萃取物，持續兩個星期[38]。長有腫瘤的老鼠通常體重會下降，就像患有癌症的人類一樣。然而，被餵食甘草萃取物的老鼠反而體重增加，同時，牠們的腫瘤萎縮二〇％。老鼠的免疫器官——膽和胸腺——尺寸和重量也都有增加，顯示免疫活性的提升。

血液檢查顯示食用甘草的老鼠在輔助型T細胞和細胞毒性T細胞的數量上面皆有增加。研究期間，這些老鼠保持正常的活動、行為和外觀。相反地，沒有食用甘草的老鼠變得消瘦，如同癌症病患，而且牠們的毛皮變得毫無光澤。

當科學家們比較甘草與化療在老鼠身上的抗腫瘤效果時，他們發現餵食甘草萃取物的效果可以達到化療的六一％，而且沒有副作用。這類型的研究替甘草根等傳統藥物在支持免疫健康上的相關益處提供了科學上的依據。

鎮定發炎和自體免疫的食物

有時候，使過分活躍的免疫系統鎮定下來與增強它同樣重要。自體免疫疾病似乎是個棘手的病症，醫生使用高劑量的類固醇去抑制免疫。但是類固醇的問題在於它們具有副作用，可能造成意想不到的後果，像是使骨骼衰弱、皮膚變薄、形成白內障、傷口癒合受阻，甚至導致精神病。一般而言，類固醇雖然有效但卻不是最好的解決方法。食用可以馴服免疫系統的食物對於患有自體免疫疾病的人而言是重要的步驟。飲食可以幫助保護器官免受自身免疫系統的友好之火以及治療藥物的破壞。

有些食物可以靠降低發炎去緩解自體免疫的狀況。許多生物活性物質能夠藉著鎮定發炎的免疫細胞達成這個目的。其他具有益生原功效的食物，可以餵養健康的腸道細菌，如同我們在第八章提過的，藉此幫助微生物體製造自己的抗發炎代謝產物，像是丁酸。這些代謝產物可以減緩過度活躍的免疫細胞。當發炎平息，身體將更容易恢復正常的免疫平衡，以達到體內恆定的狀態。有效的飲食方案甚至可能讓自體免疫疾病的患者避免使用藥物。

任何經歷或照顧過類風溼性關節炎、狼瘡、硬皮症、多發性硬化症或發炎性腸道疾病等疼痛和致殘症狀的人都會告訴你找出緩解症狀的重要性。一旦克服了困難階段，預防未來再爆發通常就是患者和醫生的主要目標。保持症狀的緩解可以讓生活變得美好許多，而使用維持緩解的飲食策略是一項重大的勝利。

一種避免爆發的方式為避開會引起發炎的飲食模式[39]。法國古斯塔夫魯西研究所（Institute Gustav Roussy）的研究人員在一項六萬七千五百八十一名女性參與的研究中發現高動物性蛋白質（肉或魚類）含量的飲食會促使發炎，並且與發炎性腸道疾病的風險增高有關[40]。攝取大量糖分和汽水、少量蔬菜的人們也與罹患潰瘍性結腸炎（另一種發炎性腸道疾病）的較高風險有關[41]。因為一些飲食模式已知會引起發炎，如果你試圖鎮定自己的免疫系統，那麼避開那些食物將是重要的任務。

下一段，我將分享一些可以幫助鎮定過度活躍的免疫系統，以及保持免疫平衡的重點食物和飲食模式的證據，作為整體健康防禦策略的一部分。

用於狼瘡，含有維生素 C 的食物

狼瘡並不是一種疾病，而是一系列嚴重的自體免疫疾病，患者本身的抗體會攻擊關節、腎臟、肺臟、皮膚和其他器官。全球約有五百萬人受狼瘡所苦。治療需依賴會抑制免疫系統的藥物，但是它們往往會帶來嚴重的副作用。

含有維生素 C 的食物可以幫助調降體內的自體免疫反應。日本宮城縣立癌症中心研究所（Miyagi Cancer Center Research Institute）的研究人員領導一項長達四年的飲食和狼瘡研究。他們從日本東北部宮城縣內的二十一間醫院，招募了一百九十六位非活性期（inactive）或輕度（mild）狼瘡的女性。這些受試者的平均年齡為四十歲。研究人員評估因為狼瘡造成的器官受損和目前狼瘡的活性，然後受試者們填寫一份食物問卷。

分析了所有飲食參數後，研究人員發現相較於維生素C攝取量低的受試者，攝取最大量維生素C的受試者與活性狼瘡（active lupus）風險降低七四%有關[42]。顯示出最有益效果的維生素C含量為每天一五四毫克，相當於一．五顆大柳橙、一．五杯切片草莓、二杯生青花菜或八杯未經烹煮的小番茄（若製成番茄醬則不需要那麼多）所含的維生素C量。其他維生素C的良好來源包括卡姆果（camu camu，一種巴西水果）、西印度櫻桃（acerola，West Indian cherry）、芭樂和葡萄柚等水果製成的果汁。宮城縣研究是第一個證實膳食維生素C（易攝取到的濃度）與狼瘡活性間有關的研究。

維生素C以多種方式影響免疫系統，包括透過增加身體免疫Treg細胞的製造[43]。記得第五章說過Treg細胞負責一種獨特的任務嗎？它們可以調降免疫反應以恢復體內的免疫平衡[44]。類似狼瘡這種自體免疫疾病，升高的Treg細胞濃度可以透過維持免疫系統的平靜去預防免疫爆發，這可能解釋了維生素C為什麼有益的原因。

綠茶

綠茶再一次顯現其身為健康促進者的功用，這次是針對自體免疫疾病。你已經很熟悉的生物活性物質兒茶素藉由減少促炎T細胞的數量去調降免疫系統的活性。同時，兒茶素增加Treg細胞的產生，使得免疫系統的活性退回到正常水準[45]。別忘了兒茶素也具有抗血管新生和DNA保護的功用，顯示出自然之母如何將多種益處融入單一的活性物質之中。

塔夫斯大學珍梅爾美國農業部人類老化營養研究中心（Jean Mayer USDA Human Nutrition Research Center on Aging）的研究人員研究兒茶素對老鼠的影響，這些老鼠發展出一種自體免疫的腦部疾患，類似於人類的多發性硬化症。在老鼠身上，這種狀況稱為實驗性自體免疫性腦炎（experimental autoimmune encephalitis）。這些老鼠的腦神經絕緣體被剝去，就如同在人類多發性硬化症患者身上所看到的情況。結果是神經喪失、大腦發炎和疤痕的形成。然而，給予老鼠口服的兒茶素後，牠們的症狀減緩許多，免疫細胞也製造較少的發炎蛋白質。當檢驗老鼠的大腦，整體的發炎情況和神經受損也都有減少[46]。因此，綠茶能夠使過度活躍的免疫系統回到較平衡的狀態，同時減少大腦內的免疫破壞[47]。

靜岡大學（University of Shizuoka）、關西醫科大學（Kansai Medical University）、國立長壽科學研究所（National Institute for Longevity Sciences）和東京大學（University of Tokyo）的研究人員們合作調查綠茶在狼瘡這種自體免疫疾病上的益處[48]。他們利用一種不同的老鼠模型，這些老鼠自發性地產生類似狼瘡中所見的自體抗體。這些自體抗體造成的影響包括嚴重的腎臟損傷，這是狼瘡患者的可怕併發症之一。科學家們把綠茶粉混入一組老鼠的飲食中三個月的時間。第二組老鼠則食用普通的飼料[49]。血液測試顯示相較於食用正常飼料的老鼠，食用含綠茶萃取物的老鼠其自體抗體的濃度明顯較低。事實上，食用綠茶的老鼠，相較於普通飼料的老鼠，疾病的免疫沉積物（immune deposits）減少了八〇％以上。當科學家們檢驗腎臟，發現食用綠茶的老鼠相較於另外一組，因為自體免疫疾病導致的腎臟受損程度減少了四倍。因為腎臟受損較少，食用綠茶萃取物的老鼠壽命是普通飲食對照組的兩倍。

台灣國防醫學院的科學家們發現一個相似的保護性效果[50]。給予易患狼瘡的老鼠食用兒茶素五個月，腎臟損傷減少很多。此外，他們還發現綠茶會增加 Treg 細胞。這些細胞可以馴服免疫反應，並且減少疾病的嚴重度[51]。

這種益處也在人類研究上被觀察到。伊朗 Ahvaz Jundishapur University of Medical Sciences 的研究人員針對六十八名年齡介於十五到五十五歲，罹患狼瘡的女性進行了一項隨機、雙盲、安慰劑對照臨床試驗[52]。三個月的研究期間，一組受試者每天服用一個綠茶萃取物膠囊，內含的兒茶素量相當於四・七杯綠茶。另一組則服用安慰劑。研究人員透過定期的醫學和實驗室檢查去監控狼瘡疾病的活性。受試者提供血液和尿液樣本，並且填寫食物和生活型態調查報告。

三個月結束時，研究人員發現服用綠茶萃取物的女性體驗到狼瘡疾病的活性減少了兩倍。相反地，服用安慰劑的受試者則沒有經歷到任何狀況上的顯著改變。綠茶組的抗 DNA 抗體（anti-DNA antibody，狼瘡的指標）的血液濃度也較低。分析生活品質的調查報告，結果顯示與服用安慰劑的受試者相比，那些服用綠茶萃取物的人在身體功能和一般健康方面改善了30%。

綜合來看，這些研究描繪出綠茶在鎮定過度活躍的免疫系統，以及預防狼瘡的症狀和器官損傷上令人信服的力量。

鎮定自體免疫疾病的飲食模式

生機素食飲食

生機飲食涉及食用食物天然和未加工的狀態，意味它們未經烹煮或加熱不超過104°F。雖然一些土著文化是食用未烹煮的食物，但是現代生食主義（raw foodism）的概念源自部分十九世紀晚期和二十世紀初期德國的生活改革運動（Lebensreform movement，表示回歸自然），這個運動旨在反抗文明的「危險」。儘管技術上來說，生機飲食應該是無所不吃，但是其健康文化的版本應該是素食者（vegetarian）或純素食者（vegan）。生機飲食的擁護者宣稱未經烹煮的食物比起煮過的食物含有更天然的營養素和抗氧化劑及較少的毒素。批評者則點出生機飲食具有較高的食源性疾病風險，而且可能無法提供你的身體適當的營養平衡，加上一些關於生機飲食的信念是基於有關烹飪危害的謬誤。事實上，遺傳學研究證實人體已經進化成適應熟食[53]。

一些生機飲食進一步被稱為有生命的飲食（living diets），因為它們強調發芽的植物，認為植物在發芽時會製造有益的酵素。有生命的飲食包括含高濃度有益菌，像是乳桿菌的發酵食物。整體看來，生的、有生命的和純素飲食被相信具有較低的發炎可能性並且較不會刺激免疫。植物性的生機飲食可能因此能夠鎮定像是類風濕性關節炎等自體免疫疾病。

芬蘭圖爾庫大學醫院（Turku University Central Hospital）的研究人員研究生機飲食對四十三名受試者的影響，研究參與者大部分是四十歲快五十歲的婦女，皆罹患慢性且正發作中的類風溼性關節炎[54]。所有患者的關節都腫脹，血液中的發炎標記也升高。研究人員將患者隨機分配到兩個組別，連續一個月提供他們未經烹煮的生機飲食，或讓他們食用平常習慣的雜食飲食。研究使用的生機飲食是由植物性食材所組成，這些食材可能經過浸漬、發芽、發酵、混合或脫水的處理。食材包括杏仁奶、蘋果、酪梨、香蕉、甜菜根、藍莓、胡蘿蔔、腰果、花椰菜、發酵食物（小黃瓜、德國酸菜、燕麥）、無花果、大蒜、小米（millet）、紫甘藍（red cabbage）、海帶、芝麻、幼苗（綠豆、扁豆、小麥）、草莓、葵花籽、醬油、發芽小麥（Germinated wheat）和櫛瓜。所有動物性產品皆被排除在外。研究人員進行了一次訪談，並且檢驗患者尿液以確保有遵循飲食的規定。他們分析患者的血液和糞便樣本，然後將症狀的改善評分為「Hi」或「Lo」。

結果顯示生機素食飲食組中二八%的患者其症狀都出現高改善（Hi improvemen），而雜食飲食組則沒有任何一人得到高分（Hi score）。生機飲食組的糞便微生物體組成也有顯著改變，但雜食飲食組則沒有改變。這些發現暗示生機飲食可能透過改變減少發炎的微生物體去改善類風濕性關節炎的症狀。

高蔬菜／低蛋白質飲食

一種免疫抑制飲食可以幫助多發性硬化症的病患防止症狀爆發或疾病復發。義大利唐卡洛尼阿奇基金會（Don Carlo Gnocchi Foundation）的研究人員探索以持續一年的植物性飲食作為多發性硬化症的介入效果[55]。他們招募了二十名有復發緩解型多發性硬化症（relapsing-remitting MS）病史的志願者，這是一種令人沮喪的疾病反覆發作。選擇這些參與者的理由是因為他們過去一年間飲食模式的自我報告恰好落在兩個極端組別的其中一個。一組攝取的飲食為高蔬菜、低蛋白質含量。他們的飲食組成主要是新鮮水果和蔬菜、豆類、堅果、全穀和特級初榨橄欖油；魚類、家禽肉、雞蛋和乳製品的攝取量非常低；只吃少許的糖或鹽；而且不攝取酒精、紅肉或任何種類的飽和動物性脂肪。另一組則報告自己是食用典型的西方飲食，普遍含有紅肉、加工肉類、精緻穀物、含糖食品和飽和脂肪。研究期間，每四個月會安排一名專業的營養師對每位參與者進行訪談，以確保他們仍然食用相同類型的飲食。

研究開始和結束時，參與者會接受關於他們多發性硬化症的症狀評估。結果顯示高蔬菜／低蛋白質飲食組的參與者，相較於西方飲食組的參與者，其多發性硬化症的復發率減少三倍且較少殘疾。事實上，那些食用西方飲食的人報告在過去一年間殘疾程度增加。血液分析顯示純素飲食組的參與者血液中活化的免疫T細胞較少，與發炎有關的單核白血球的濃度較低。這個結果就等於預防多發性硬化症的復發和症狀上的緩解。

研究人員還採集參與者的糞便樣本，因為他們想要瞭解參與者的飲食、微生物體和免疫反應三者間的關聯。他們發現了一個關係：植物性飲食為主的參與者，腸道中稱為毛螺菌（Lachnospiraceae）的細菌高出了三五％，這種細菌會產生抗發炎的短鏈脂肪酸。毛螺菌也幫助Treg細胞成熟。Treg細胞可以調降多發性硬化症的免疫反應，從而抑制疾病[56]。雖然這項研究只包含少數的患者，但是兩種飲食模式所造成的改善和T細胞活性的差異很激勵人心，而且可能可以影響那些多發性硬化症患者將飲食模式轉變成植物性飲食。

自體免疫疾病方案飲食

另一種飲食模式，稱為自體免疫疾病方案飲食，主要衍生自原始人飲食（Paleo diet）。它已經被用作緩解發炎性腸道疾病（IBD）的一種策略。患有發炎性腸道疾病的人飽受嚴重的胃腸道症狀之苦，如：腹部絞痛、腹脹、腹瀉、直腸出血、喪失食慾和非蓄意的體重減輕。雖然稱為生物療法（biological therapies）的複雜藥物可以有所助益，但是，它們不總是能夠讓疾病獲得緩解——而且往往伴隨著副作用。

我們首先來看看原始人飲食。這種飲食是一種排除方案，概念是根據相較於現代的加工食品，舊石器時代（Paleolithic period）的人類所吃的食物並不會導致體內發炎。當然，儘管事實上，舊石器時代的人們到底是吃什麼並沒有留下很多證據，但是原始人飲食已經被小型的研究評估過，確定了它對腸道發炎的影響，而且推測它的抗發炎效果可能對過度活躍的免疫系統有所助益。

由加州的斯克里普斯研究所（Scripps Research Institute）所領導的一組研究人員決定查明更嚴格版本的原始人飲食——自體免疫疾病方案飲食——能否有利於發炎性腸道疾病的患者。在這個方案中，所有被認為會刺激腸道和導致腸子滲漏的食物皆會被排除。這些食物，根據自體免疫疾病方案背後的原則，包括所有的穀物、堅果、種籽、乳製品、茄科蔬菜（番茄、馬鈴薯和椒類）、所有的植物油和甜味劑。（記住，許多這些食物都在本書中被提及，而且它們已經展示出令人信服的證據，能夠經由多種健康防禦系統賦予我們健康相關的益處。）這種自體免疫疾病方案允許患者食用大部分的蔬菜、富含 omega-3 多元不飽和脂肪酸的海鮮、動物性蛋白質（包括肝臟）、特級初榨橄欖油、發酵食物和一些水果。為了開始實行此方案，首先有一個排除階段，在該階段中所有「引起問題」的食物都需要停止食用。接著是嚴格維持這個飲食方案一個月，直到所有發炎性腸道疾病的症狀都消失且整體健康出現改善。之後，被排除的食物可以逐漸加入飲食中，一次加一種以恢復飲食的多樣性，直到發炎性腸道疾病的症狀又再次出現，那麼引起問題的食物必須排除，而你則維持食用身體可以接受的飲食。

斯克里普斯的臨床研究招募了十五位病患，他們不是患有克隆氏症就是潰瘍性結腸炎，所有參與者都被指示執行十一週的自體免疫疾病方案飲食[57]。儘管這是個小研究，但是實行自體免疫疾病方案後，參與者發炎性腸道疾病的嚴重度有了非常明顯的改善。克隆氏症的參與者在Harvey-Bradshaw指數（Harvey-Bradshaw index，用來評估克隆氏症的嚴重度）上面顯示出五一％的進步。潰瘍性結腸炎的參與者在執行此方案六週後，直腸出血的狀況顯著減少，而且他們部分的梅奧分數（Mayo score，疾病嚴重度的評分系統）也進步了八三％。實行此飲食方案到第六週時，七三％的患者都經驗到症狀的減輕，而且持續到研究結束時的第十一週。

研究人員也發現執行自體免疫疾病方案的人腸子發炎減少的證據。一種會反映出發炎、被稱作鈣衛蛋白（calprotectin）的蛋白質濃度在研究期間下降了七六％[58]。利用內視鏡進行腸道檢查，研究人員看見患者的腸道內襯在研究結束時有出現改善。

當參考斯克里普斯的研究時，請記住一個重要的因素就是飲食並非那些參與者的唯一介入。一半的患者同時也接受發炎性腸道疾病的藥物治療，包括使用像類克凍晶注射劑（infliximab）、復邁注射劑（adalimumab）與安濆悠凍晶注射劑（vedolizumab）的生物療法。我們還需要進行更多只有單純檢驗飲食的研究，但是自體免疫疾病方案的確顯示與藥物治療一起對患者會有幫助，雖然它無法取代藥物。斯克里普斯的研究也沒有實驗將排除的食物加回飲食的益處，但是這一點對實際的生活情況是重要的，因為我們期望更多樣化的飲食。由於自體免疫疾病方案是一種排除飲食，所以要長時間堅守這種飲食並不容易。雖然我不認為長期實行這種排除飲食是健康飲食的理想選擇，但是能夠區辨會引發症狀的食物，同時避免它們肯定對減輕症狀有所助益。只要患者能夠作到這一點就可以緩解發炎性腸道疾病所帶來的痛苦。

總結

用吃去幫助你的免疫系統防衛自身健康就像是用耳機聽音樂一樣。如果你注意音量，那麼執行起來就很簡單。有時候你需要調高音量；有時候需要調降到更能忍受的範圍。很多時候你必須增進免疫系統以保護自己免於感染，例如在流感季節來臨時。當處在壓力的情況下，我們需要強化自己的免疫力。強壯的免疫防禦可以保護你避免無數來自外在的疾病（如：感染），同時保護我們免於內在發展出的疾病傷害（如：癌症或自體免疫疾病）。此外，如果你有癌症，你絕對需要盡一切可能去保護自己的免疫系統，並且提供你的免疫防禦最好的機會去找出與清除癌細胞。如果你接受高劑量的化療和／或放射線治療，這一點尤其重要，因為兩者皆會重擊你的免疫防禦系統。癌症治療期間採取免疫增進飲食甚至可能幫助你的藥物治療更加成功。

要記住的重點是：用你可以取得的所有東西來保護你的免疫系統。如果你正在接受一種新的癌症免疫療法，這需要依賴你的免疫系統去清除癌細胞，那麼你的免疫系統處於最佳狀態就至關重要。你的醫生無法幫你這個忙，但是你在家中可以正確地吃。

也要記住，你的腸道微生物體與你的免疫系統會透過腸子中一層果凍捲狀的腸道相關淋巴組織（gut-associated lymphoid tissue，GALT）去進行溝通。當你的腸道細菌健康，它們就會幫助你的免疫系統維持身體健康。所以第八章中提過可以保持微生物體健康的食物也有助於支持你的免疫防禦。這就是為什麼不要只專注在其中一種健康防禦系統的原因，它們總是一起合作。我在本書中討論過的五種健康防禦系統會以相互合作的方式去互相影響並支持你的健康。

另一方面，自體免疫疾病是一種嚴重的問題，在這種情況下，你的免疫系統過度具有攻擊性，可能對你的器官造成嚴重，甚至是危及性命的傷害。某些食物和飲食模式可以鎮定免疫系統，減少症狀和預防免疫爆發。這些疾病教導我們當涉及免疫，你希望它處於適居帶，整個系統不要過度活躍或太不活躍，而是恰到好處。針對自體免疫疾病，這可能需要持續微調你的飲食以確保發炎狀態的平息。

正如你所見，關於使用飲食去強化免疫的古老智慧已經正式進入了科學時代。利用本書的資訊，我們現在比起以往任何時候都能更輕易地把會影響免疫的食物融入每天的日常生活中。

影響免疫系統的關鍵食物

增強免疫（Immune Boosting）		鎮定免疫（Immune Calming）
陳年大蒜（Aged garlic）	金針菇（Enoki mushroom）	西印度櫻桃（Acerola）（維生素 C）
黑覆盆莓（Black raspberries）	甘草（Licorice root）	青花菜（Broccoli）（維生素 C）
黑莓（Blackberries）	舞菇（Maitake mushroom）	卡姆果（Camu camu）（維生素 C）
藍莓（Blueberries）	特級初榨橄欖油（Olive oil, EVOO）	小番茄（Cherry tomatoes）（維生素 C）
青花菜芽（Broccoli sprouts）	蠔菇（Oyster mushrooms）	葡萄柚（Grapefruit）（維生素 C）
雞油菌菇（Chanterelle mushrooms）	太平洋大牡蠣（Pacific oysters）	綠茶（Green tea）
栗子（Chestnuts）	石榴（Pomegranates）	芭樂（Guava）（維生素 C）
辣椒（Chile peppers）	香菇（Shiitake mushrooms）	柳橙（Oranges）（維生素 C）

增強免疫（Immune Boosting）		鎮定免疫（Immune Calming）
康科德葡萄汁（Concord grape juice）	核桃（Walnuts）	草莓（Strawberries）（維生素 C）
蔓越莓汁（Cranberry juice）	白蘑菇（White button mushrooms）	

第三部分

計劃、選擇和行動

讓食物發揮功用

「關鍵不是現在的你有多好，而是你將會變得多好才是重點」
——葛文德（Atul Gawande）

現在是改善你處理食物的方式及選擇該吃什麼的時候了。每一天，一天中的許多時刻，你都在下重要的決定，這些決定能夠讓你活得更好、更長壽，不會讓你面臨致命的慢性疾病。在第三部分，我將告訴你如何把關於健康防禦的新知識和許多會影響它們的食物實踐到生活中。

我創造出一個 5×5×5 架構，它可以用非常簡單的方式把提供你健康益處的食物與每日生活結合。我的方法不是一種全能飲食，也不是一種減重計劃。它是一個簡單的方法，可以幫助你有意識且持續地作健康的選擇，無論你從事什麼工作或住在哪裡。

關於你將要學習的這個方法最棒的部分在於它不是基於排除、限制或剝奪，反而是根據你最愛的食物 —— 你個人的喜好。對你健康的食物也是你最愛的食物是多麼美好的事情啊！根據我在第一和第二部分所分享的研究這確實是可能的。

這章前面，你將學習如何重新思考你的廚房、發現一些卓越的食物、實踐 5×5×5 架構，然後利用一些簡單、美味的食譜去開啟你更健康的新生活。最後，我要讓你用一種獨特的方式去窺視「食物即藥物」運動的最前線：食物的確被證實可以阻撓疾病。你可以靠吃去擊敗疾病，而我即將告訴你方法。

第十一章

5×5×5架構：逆轉疾病的飲食原則

你做到了！你首先學會了關於幫助你身體對抗疾病的健康防禦系統，然後再學習有關可以促進那些防禦系統的食物和飲料。現在，你已經準備好採取使你身體更健康和打擊疾病的行動了。這一章是關於應用這些新知識。我將提供你一種終身飲食計劃，這個計劃的基礎是建立在強化你學過的五種防禦系統的基礎上：血管新生、再生、微生物體、DNA防護和免疫。

這不是一個減重計劃、健身飲食或心智清晰計劃。它不是一種指示你每天或每餐該如何嚴格遵守的計劃。它比那些都好多了。這個計劃是關於自由，因為我絕對不會告訴你每天必須（或不可以）吃什麼。相反地，我將提供你一種愉快的新方式，把健康、防禦、促進的食物與你的生活型態結合，讓你看起來更好、感覺更好且活得更久。

我稱其為5×5×5架構。簡單來說，它是一種靠吃去擊敗疾病的方法。它將幫助你使用身體本身的能力去治癒自己以拯救你的生命。5×5×5 架構是我發展出來用於支持五個健康防禦系統的策略，透過在每餐和零食中加入至少五種你喜愛的健康支持食物，每天在你吃正餐或點心時有高達五次的機會：早餐、午餐、晚餐和你吃零食或點心的那幾個時刻。

因為 5×5×5 是一個架構，並不是一個規定，所以它可以適應你目前正在遵循的飲食計劃，無論是原始人飲食、三十天全食療法（Whole30）、歐尼舒飲食（Ornish）、低碳（low-carb）、植物為主、無麩質（gluten-free）、無過敏原（allergen-free）或生酮飲食——如果你沒有遵循任何一種飲食計劃，那麼它也能輕易地被執行。5×5×5 架構沒有拒絕接納任何人，因為它是一個更廣泛的概念，你可以輕鬆地結合其他方案。每個人都可以進行。

這個架構是屬於個人且獨特的，因為你是根據自己的食物喜好去創造。此外，如果你喜歡嚴格的指導方針，而且是飲食計劃的狂熱者，正在尋求控制熱量和逐週計劃，那麼 5×5×5 架構也適用於你。

5×5×5 架構很有彈性，而且不需要太多努力就能執行，所以使它容易遵守。加上它不是限制性的方案，它是關於添加有益食物到你的飲食中，而不是排除食物。這個計劃鼓勵你增加食物的選擇，而不是減少食物。如果你喜愛一次準備多餐或大量的食物可以運用此計劃；如果你喜歡每天準備新的餐點或你喜歡吃剩飯剩菜，也可以運用此計劃。

5×5×5 架構包含的每個概念都有你在本書中讀到的科學做其後盾，而且因為它提供大量的選擇，所以全球通用。這使它適用於初學者、健康愛好者、營養師和健身教練。

5×5×5 架構不是一個累垮人的七天、十天或三十天計劃。反之，這個計劃的設計是讓你可以輕鬆遵守，然後長期融入你每一天的生活中。它流動且有彈性，同時有考量到每天的情況都不同、每個人都不一樣，而且狀況隨時都在改變。

我將告訴你如何運用這個架構，如此一來你可以在多種環境和不同的情況下實行健康飲食。對大部分人來說，在每種情境下強迫自己執行單一飲食計劃並不實際。我的原理是你的飲食應該要能夠隨你能找到的食物、社會條件和預算去進行調整。5×5×5 架構可以成功是因為它不是關於完美；它是關於選擇。每日的選擇很重要，而更重要的是，它們會不斷加乘！

如何使用 5×5×5 架構

■首先，使用本書第三三四頁的食物清單，從二〇〇多種至少有益於其中一種健康防禦系統的食物中挑選出你最愛的項目。如此一來，可以幫助你建立個人偏好的食物清單。

■然後，每天選擇五種食物。確保每一種食物皆能支持至少一個防禦系統，然後確保經由這五種食物，你可以幫助到全部的健康防禦系統。

■最後，在一天中將那五種食物分配在五次的正餐、點心或其他進食的場合之中，你可以把這五種食物當成餐點的主食或配菜。大多數人每天會有五次的進食機會（早餐、午餐、下午點心、晚餐、飯後點心），你會發現將你選擇的食物與這五個時刻結合是最容易的方法。不過你可以把五種食物當成一組，在同個時刻一起享用。根據個人的喜好，你可以經常或偶爾食用這五種食物，只要確定你在一天之中有讓身體獲得這些食物的機會。

之後，在第十四章，我會提供餐點的範例，讓你明白如何將這個架構應用到每天的生活中，並且分享一些美味又容易準備的食譜，它們會讓你知道如何輕易地將促進健康的食材安排到一週的餐點中。我也會告訴你關於如何用這種方式進食的更具體細節。但是首先，讓我告訴你一些我用來製作這個架構的指導原則。

生活不總是完美

正向的食物選擇能夠強化你的健康防禦，但是偶爾你會面臨到好的選擇取得不易或無法取得的情況。這就是為什麼定期做出好的選擇有助於平衡我們偶爾做出那些不那麼健康的選擇的影響。這也是為什麼瞭解你的整體健康風險如此重要的原因，而你可以從附錄 B 的風險評估（Risk Assessment）

得知，風險評估將讓你知道你目前的狀況有多麼急迫或仍有空間。如果你處在綠色區域，表示你有更多餘裕；可是，如果你處在黃色或紅色區域，而且又無法做健康的選擇時，盡快執行你能夠控制的5×5×5架構是非常值得的。

就我自己而言，當我知道在某個情況下我的食物選擇會受限於較不健康的種類時，在那餐的前一餐或後一餐，甚至是隔天，我會選擇讓自己吃下更多較健康的食物。當你吃進更多健康食物時，你胃的空間就減少——在生活中就代表不健康食物的減少。讓好的取代壞的。

吃你喜愛的

5×5×5架構賦予你選擇吃什麼和何時吃的自由。起點是從一張已知能增進你防禦系統的清單中挑選出你喜愛的食物。這些食物變成你個人健康架構的一部分——你可以選擇它們。每個人都喜歡吃自己愛的食物。我的目的是創造一個架構，而不是一份告訴你必須吃什麼或必須從飲食中移除什麼食物的處方箋。

執行高度限制計劃的人們容易破戒，回復他們舊有的習慣（通常不健康），因為他們必須放棄太多自己喜愛的食物。如果你像我一樣，一直吃相同的東西就會感到厭煩。5×5×5架構就是設計來避免這個問題，從你個人喜愛的食物開始，你可以自由變化你的食物清單。當你食用自己原本就喜愛的食物時，要保持健康的習慣將會更容易。

使它個別化

我的原理是沒有一種全能的健康方案可以適用於每個人。我們醫生都知道未來我們與病患間的合作將變得更趨於個別化。我們正從千篇一律的方法轉變成針對每個個體提供獨特的建議，根據他們身體（和細胞，甚至是基因）的特殊需求與期待。以每位患者的個別組成和情況為基礎，目標將結合最佳的治療與生活型態的調整。

然而，你不必等到未來才開始從個別化的健康方案獲益。你可以利用 5×5×5 架構創造出自己的解決辦法，藉由每天食用個別化的飲食、考量到你的個人喜好、食物過敏和敏感、健康風險和擔心、生活情境、預算和其他對你而言重要的條件。如果你因為醫學上的理由而不能食用某些食物，那也屬於個別化的範疇。選擇你喜歡的健康食物，然後避免你不喜歡的。

讓它可以永續

合理的計劃是你可以堅持並且對你有意義的計劃。試圖執行一個他人所設計的計劃就像嘗試把雙腳塞入一雙過小的鞋子一樣。你不會感覺良好，而且你將無法堅持很久。針對長壽和疾病預防，飲食的多樣性會帶來益處。健康的回報不會來自菜單上的任何單一品項，而是進入你身體的各種食物隨著時間混合，才能為你提供對抗疾病的益處。因為5×5×5架構是個別化的，根據你的喜好，而且可以隨生活情境去調整，所以你可以永續實行。

可以調整

每個人的情況都會隨時間而改變，每天都不一樣，甚至一天中就會有所不同。舉例來說，當你在工作場所時，你能接觸到的食物就跟週末在家時有區別。你在餐廳可以選擇的食物，與你在自家廚房可以找到的食物，有非常大的差異。當你受邀到某人的家裡作客，他們決定招待客人的食物，可能與你一般自己吃的大不相同。如果你正在旅途中或在度假，你的目的地可能擁有與你在家鄉時完全不同的新食物選擇。5×5×5架構的設計是有彈性的，當生活改變時，可以隨著情況的變化去進行調整。

如同生命的許多面向，能夠調整且有彈性是成功的關鍵。我喜歡把逆轉疾病的科學食療聖經想成是綜合格鬥（mixed martial arts，MMA）。綜合格鬥時，兩位選手會進入一個八角籠中，進行每回合五分鐘的格鬥比賽。參賽者可以不限於一種打鬥的風格（如拳擊）；相反地，在面對自己的對手時，他們可以使用多種打鬥技巧（合氣道、拳擊、柔道、功夫、摔角）。得分和勝利的目標勝過嚴格遵守任何一種風格或哲學。武術專家李小龍，被認為是綜合格鬥的先驅者之一，曾經解釋過他的打鬥風格之所以特別，正是因為沒有任何風格。他將各種武術技巧融入到他的實踐中，以達到具流動性和適應性的目標。李小龍甚至使用過擊劍技術（fencing）去擊敗對手。

當涉及食物，靈活性對我們的長期健康同等重要。我的意思為，首先，你必須提高對自己狀況的警覺性（你的情緒、食慾和壓力程度都會影響你的食物選擇），正確的信念是基於科學證據和採取行動的意願；接著，你必須使用所有工具。不是每個人都總是可以找到有機、非基因改造、永續養殖、當地栽種、草飼和野生的食物。人們處於忙碌的生活中時通常以驚人的速度在過生活，而許多時候他們只能受限於時間和資源，無法取得或很少吃到在一個更理想的情況下自己會喜歡的食物。

5×5×5 架構可運用在這些情境下。藉由採取流動的方式去選擇食物，5×5×5 架構讓你能夠維持一種健康的飲食，使用任何你可以取得的健康食物、飲料和食材去活化你的防禦系統以對抗疾病。你需要意識到自己周圍環境存在的健康選擇，預期你可能在取得品質良好、健康的食物上會遇到困難的情境，然後臨時使用你手邊現有的食物。一旦你練習如何變得靈活有彈性，靠吃去擊敗疾病將變成一種自然且輕鬆的每日本能反應。

實行 5×5×5 架構

5×5×5 架構把所有你在本書中學到的資訊集結到一個簡單的實行計劃，它將增進你的健康、滿足你的味蕾和保護你免於疾病的傷害。

以下是運用它的方式。三個5中的每一個5，都代表你可以為自身健康所採取的行動：

5個健康防禦系統
5種每天選擇的健康防禦食物
5次每天食用它們的機會

我們來解釋清楚吧！

5×5×5 架構中的第一個5：健康防禦系統

你的體內存在著五個健康防禦系統：血管新生、再生、微生物體、DNA防護和免疫。這些系統讓你的健康維持在一種完美平衡的狀態。當你的健康出現輕微的擾亂時，這些系統會調整自己去修正問題，然後持續在幕後運作，所以你甚至不會注意到——這是你希望在一生中健康呈現出來的樣子。

如果你每天做一些事情，你將鞏固整體對抗疾病的抵抗力，發展出保護你健康根本的終身習慣。為了支持和強化這五個健康防禦系統，你需要第二個5。

5×5×5架構中的第二個5：健康防禦食物

第二個5是關於你每天至少選擇五種喜愛的食物，加到每天的飲食中。你不需要許可才能吃喜歡的東西，因為我將幫助你創造出自己喜愛的食物清單。清單中的食物和飲料皆有科學證明與至少一個健康防禦系統有關。有些你愛的食物會影響一個系統，其他則會影響多於一個的防禦系統，少數甚至可以同時增進五個防禦系統。（本書將在第十三章分享這張清單。）

驚人的是，當你每天針對五個健康防禦系統選擇五種不同的食物時，每週就會吃到三十五種促進健康的食物——一年下來就累積了一八二〇個健康的食物選擇！這些將是你放在健康銀行的存款，而且在很大程度上可以抵銷我們每個人偶爾較不健康的食物選擇。讓我們算個數學：假設你一年選擇吃下了一〇〇種不好的食物（炸物、燒烤紅肉等）。如果你遵循 5×5×5 架構，你有九五%的食物選擇仍然是健康的。再次重申，讓好選擇多過壞選擇。

我要澄清，你不是每天只能吃選擇的五種食物，而是把精心挑選的五種食物加入一天吃的其他食物裡面。此外，每天很可能不是相同的五種食物。如果你喜歡當然可以每天重複，但是重點是每天至少吃清單上的五種食物。當然，這不會限制你的健康選擇。你可以準備任意數量的健康食材。你累積愈多健康的食物，你的堡壘就會吃到愈多，並且建造出你的健康銀行。

5×5×5 架構中的第三個5：食用健康防禦食物的機會

最後一個5表示我們何時吃：正餐和點心。事實上，我們大部分人每天有五次用餐時刻：早餐、午餐、晚餐，可能還有下午和晚上點心。這就代表你每天有五次機會去食用自己選擇的五種健康食物。最棒的消息是這五次機會是選擇性的。你可以在一餐中就吃完那五種食物，或將它們分散到幾餐之中。這就讓你可以隨著情境改變去靈活調整健康的飲食，包括當你正忙碌，可能必須跳過一餐的時候。

我設計為五餐是為了強調出豐富的訊息。我沒有建議你跳過或吃更多餐。如果你偏愛進食更多或更少次，你仍然可以使用 5×5×5 架構。如果你偏好不定時用餐，你也可以使用 5×5×5 架構架構。不過大多數人發現最容易食用到他們選擇的五種食物的方法就是與每天會遇到食物的那五個時刻結合，可是你還是可以依照適合自己的方式去執行。

一旦你踏出第一步，你將發現它非常容易實行，因為它靈活、客製化、實際且具習慣養成的特性。更重要的是，它是根基於你的喜好。

讓我們開始吧！

第一步：創造你的個人偏好食物清單

針對 5×5×5 架構，首先要根據你真心喜歡的食物來創造一份自己的個人偏好食物清單（personalized preferred food list，PFL）。你可以從下面所有食物的列表中建立自己的清單。你已經在本書中讀過它們。現在，拿一枝筆，檢閱這份列表，然後在每個你喜歡的食物或飲料的方框中打勾。請誠實並花些時間，因為有些項目可能無法馬上判斷。針對你不熟悉的選項，用 Google 搜尋圖片，你認識它嗎？你曾經吃過嗎？即使你不是健康食物的愛好者，透過 5×5×5 架構你將很快成為挑選支持健康防禦系統食物的專家。任何列表中你不喜歡、過敏或無法忍受的食物，請直接忽略（不要在方框中打勾）。

偏好食物清單

水果類

- □ 西印度櫻（Acerola）
- □ 翠玉蘋果（Apples- Granny Smith）
- □ 五爪蘋果（Apples-Red Delicious）
- □ 小皇后蘋果（Apples-Reinette）
- □ 杏桃（Apricot）
- □ 苦瓜（Bitter melon）
- □ 野櫻莓（Black chokeberry）
- □ 黑棗（Black plums）
- □ 黑覆盆莓（Black raspberries）
- □ 黑覆盆莓（乾燥）
- □ 黑莓（Blackberries）
- □ 黑莓（乾燥）
- □ 藍莓（Blueberries）
- □ 藍莓（乾燥）
- □ 卡姆果（Camu camu）
- □ 櫻桃（Cherries）
- □ 櫻桃（乾燥）
- □ 蔓越莓（Cranberries）
- □ 蔓越莓（乾燥）
- □ 枸杞（Goji berries）
- □ 葡萄柚（Grapefruit）
- □ 葡萄（Grapes）
- □ 芭樂（Guava）
- □ 奇異果（Kiwifruit）
- □ 荔枝（Lychee）
- □ 芒果（Mangoes）
- □ 油桃（Nectarines）
- □ 柳橙（Oranges）
- □ 木瓜（Papaya）
- □ 桃子（Peaches）

- □ 柿子（Persimmon）
- □ 粉紅葡萄柚（Pink grapefruit）
- □ 李子（Plums）
- □ 石榴（Pomegranates）
- □ 覆盆莓（Raspberries）
- □ 草莓（Strawberries）
- □ 青葡萄乾（Sultana raisins）
- □ 西瓜（Watermelon）

蔬菜類

- □ 陳年大蒜（Aged garlic）
- □ 芝麻葉（Arugula）
- □ 蘆筍（Asparagus）
- □ 竹筍（Bamboo shoots）
- □ 比利時苦苣（Belgian endive）
- □ 小白菜（Bok choy）
- □ 青花菜（Broccoli）
- □ 球花甘藍（Broccoli rabe）
- □ 辣椒（Chile peppers）
- □ 芹菜（Chinese celery）
- □ 甘藍葉菜（Collard greens）
- □ 茄子（Eggplant）
- □ 苦苣（Escarole）
- □ 蕨類嫩芽（Fiddleheads）
- □ 綠捲鬚生菜（Frisee）
- □ 四季豆（Green beans）
- □ 紅葉萵苣（Red-leaf lettuce）
- □ 紅黑皮番茄（Red black-skin tomatoes）
- □ 羅馬花椰菜（Romanesco）
- □ 蕪菁甘藍（Rutabaga）
- □ 聖馬扎諾番茄（San Marzano tomatoes）
- □ 德國酸菜（Sauerkraut）
- □ 菠菜（Spinach）
- □ 櫛瓜花（Squash blossoms）

- □ 青花菜芽（Broccoli sprouts）
- □ 高麗菜（Cabbage）
- □ 酸豆（Capers）
- □ 胡蘿蔔（Carrots）
- □ 花椰菜（Cauliflower）
- □ 西洋芹（Celery）
- □ 小番茄（Cherry tomatoes）
- □ 菊苣（Chicory）
- □ 羽衣甘藍（Kale）
- □ 韓式泡菜（Kimchi）
- □ 芥菜（Mustard greens）
- □ 洋蔥（Onions）
- □ 泡菜（Pao Cai）
- □ 蘆筍菊苣（Puntarelle）
- □ 紫馬鈴薯（Purple potatoes）
- □ 紫菊苣（Radicchio）
- □ 瑞士甜菜（Swiss chard）
- □ 柑橘色番茄（Tangerine tomatoes）
- □ 特里維素菊苣（Tardivo di Treviso）
- □ 番茄（Tomatoes）
- □ 蕪菁（Turnips）
- □ 山葵（Wasabi）
- □ 西洋菜（Watercress）

豆／真菌類

- □ 黑豆（Black beans）
- □ 雞油菌菇（Chanterelle mushrooms）
- □ 舞菇（Maitake mushrooms）
- □ 羊肚菇（Morel mushrooms）
- □ 香菇（Shiitake mushrooms）
- □ 大豆（Soy）

- □ 鷹嘴豆（Chickpeas）
- □ 金針菇（Enoki mushrooms）
- □ 扁豆（Lentils）
- □ 猴頭菇（Lion's mane mushroom）
- □ 海軍豆（Navy beans）
- □ 蠔菇（Oyster mushrooms）
- □ 豌豆（Peas）
- □ 牛肝菌菇（Porcini mushrooms）
- □ 松露（Truffles）
- □ 白蘑菇（White button mushrooms）

堅果、種籽、全穀和麵包

- □ 杏仁醬（Almond butter）
- □ 杏仁（Almonds）
- □ 大麥（Barley）
- □ 巴西堅果（Brazil nuts）
- □ 腰果醬（Cashew butter）
- □ 腰果（Cashews）
- □ 栗子（Chestnuts）
- □ 榛果（Hazelnuts）
- □ 夏威夷火山豆（Macadamia nuts）
- □ 花生醬（Peanut butter）
- □ 花生（Peanuts）
- □ 胡桃（Pecans）
- □ 松子（Pine nuts）
- □ 開心果（Pistachios）
- □ 米糠（Rice bran）
- □ 芝麻（Sesame seeds）
- □ 酸麵包（Sourdough bread）
- □ 南瓜屬植物種籽（Squash seeds）
- □ 葵花籽（Sunflower seeds）
- □ 中東白芝麻醬（Tahini）
- □ 核桃（Walnuts）

- □ 奇亞籽（Chia seeds）
- □ 亞麻仁籽（Flax seeds）
- □ 德式黑麥麵包（Pumpernickel bread）
- □ 南瓜籽（Pumpkin seeds）
- □ 全穀（Whole grains）

海鮮

- □ 鯷魚（Anchovies）
- □ 北極紅點鮭（Arctic char）
- □ 大目鮪（Bigeye tuna）
- □ 黑鱸（Black bass）
- □ 藍鰭鮪魚（Bluefin tuna）
- □ 藍勃舵魚（Bluefish）
- □ 烏魚子（Bottarga）
- □ 魚子醬（Caviar, sturgeon）
- □ 烏蛤（Cockles）
- □ 鱈（Hake）
- □ 大比目魚（Halibut）
- □ 鲂魚（John Dory）
- □ 鯖魚（Mackerel）
- □ 菲律賓花蛤（Manila clam）
- □ 地中海海鱸（Mediterranean sea bass）
- □ 蠔油（Oyster sauce）
- □ 太平洋大牡蠣（Pacific oysters）
- □ 鯵（Pompano）
- □ 紅魚（Redfish）
- □ 鮭魚（Salmon）
- □ 沙丁魚（Sardine）
- □ 鯛（Sea bream）
- □ 海參（Sea cucumber）
- □ 龍蝦（Spiny lobster）
- □ 墨魚汁（Squid ink）
- □ 劍旗魚（Swordfish）
- □ 鮪魚（Tuna）

- □ 東部生蠔（Eastern oysters）
- □ 魚卵（鮭魚）
- □ 烏魚（Gray mullet）
- □ 虹鱒（Rainbow trout）
- □ 剃刀蚌（Razor clams）
- □ 秋姑魚（Red mullet）
- □ 黃尾鰤（Yellowtail）

肉類

- □ 雞（雞腿肉）

奶製品類

- □ 卡蒙貝爾起司（Camembert cheese）
- □ 切達起司（Cheddar cheese）
- □ 愛丹起司（Edam cheese）
- □ 衣曼塔起司（Emmenthal cheese）
- □ 高達起司（Gouda cheese）
- □ 亞爾斯堡起司（Jarlsberg cheese）
- □ 莫恩斯特起司（Muenster cheese）
- □ 帕馬森乾酪（Parmigiano Reggiano）
- □ 斯蒂爾頓起司（Stilton cheese）
- □ 優格（Yogurt）

辛香料／草藥

□羅勒（Basil）
□肉桂（Cinnamon）
□人參（Ginseng）
□甘草（Licorice root）
□墨角蘭（Marjoram）
□牛至（Oregano）
□薄荷（Peppermint）
□迷迭香（Rosemary）
□番紅花（Saffron）
□鼠尾草（Sage）
□百里香（Thyme）
□薑黃（Turmeric）

油

□特級初榨橄欖油（Olive oil, EVOO）

甜點

□黑巧克力（Dark chocolate）

飲料類

□啤酒（Beer）
□紅茶（Black tea）
□綠茶（Green tea）
□茉莉香片（Jasmine tea）
□紅酒（蘇維濃、卡本內弗朗和小維鐸）
□煎茶（Sencha green tea）

□洋甘菊茶（Chamomile tea）
□濁蘋果酒（Cloudy apple cider）
□咖啡（Coffee）
□康科德葡萄汁（Concord grape juice）
□蔓越莓汁（Cranberry juice）
□混合莓果汁（Mixed berry juice）
□烏龍茶（Oolong tea）
□柳橙汁（Orange juice）
□石榴汁（Pomegranate juice）
現在，看一眼你勾選後的清單。恭喜你！你已經從總清單中挑選出自己喜愛的食物。每一種食物皆被證實至少能活化一種健康防禦系統。讓我們將這份資訊與下一步結合。

第二步：快照

既然你已經識別出自己偏好的食物，現在是時候強調你的偏好將如何幫助每個健康防禦系統。請翻到附錄A，影印一份5×5×5每日備忘錄（5×5×5 Daily Worksheet）。該備忘錄列有多頁的食物，按照它們能支持的防禦系統作分類：血管新生、再生、微生物體、DNA防護和免疫。在這份備忘錄上勾選出你第一步選擇的偏好食物，如此一來你會更清楚知道它們負責活化的防禦系統。如果你在備忘錄上勾選了很多次相同的食物，不用擔心，這是因為它們可以影響多種防禦系統。你偏好的食物只要出現在備忘錄上，不管幾次都要勾選。

一旦你將偏好食物轉移至備忘錄後，拿出手機並把每一頁備忘錄都拍照。現在你可以隨身攜帶一份個人的5×5×5偏好食物清單（PFL），無論你身在何處。

現在你的PFL存在手機中，所以當你在雜貨店、餐廳，甚至是晚宴中，選擇食物就變得非常容易。起初，你可能會發現自己不時參考這份清單，不過一旦你熟悉了自己的偏好，辨別出你的健康喜好將會習慣成自然。當你在超市中採買，試著決定要買哪些食物時，這些照片也是一份很好的全年購物清單。

第三步：每天選擇五種

現在，你已經準備好將完整的5×5×5架構付諸實行了。一星期中的每一天，你都要瀏覽一遍自己的PFL，並且挑選出五種不同的食物，每個防禦類別各挑一種。如果某些食物影響不只一種防禦系統也沒關係。你要把這五種食物分配到一天當中食用完畢。如此一來，你每天都能夠為五個防禦系統提供支持。

除了這五種食物外，其餘一天中你可以自由選擇其他食物（請挑選健康的——也可隨意從本書的清單中尋找）。寫下或記錄你每天選擇的五種食物。為求方便，你可以使用手機中的應用程式。又或者，你可以把食物寫在一張紙上、記事本或日記中。如果你記錄在行動裝置裡面，這張清單會跟著你一整天。如果你習慣計劃或採買整個星期的餐點和食物，從星期天開始製作你的每日清單，並且安排好這個禮拜內所有你想加入餐點中的食物。

許多食物影響不只一種防禦系統。這是件好事。舉例來說：蘑菇可以促進免疫並且增進你的微生物體。牛至可以抗血管新生、幫助修復DNA，並且鎮定你的免疫系統。這裡有個規則：如果你選擇的食物具有一種以上的助益，它還是只能算五種食物中的一種。你仍然必須找到另外四種分屬在每個防禦系統底下的食物。如果其中一種食物包含了所有系統，你還是需要挑選其他四種，以達成共五種食物。

這些步驟很容易堅持，而且不需要徹底改變你往後人生的飲食習慣。添加健康防禦食物到你的生活中是一種實際的作法。你可能會發現使用5×5×5架構後感覺是如此良好，你想要每天增添更多食物。我鼓勵你這麼做。我也希望挑戰你嘗試你不知道自己會喜歡的新食物。只要多勾選一個方框，然後拍一張新照片就好。你的ＰＦＬ清單應該會隨時間成長並改變。最終你會發現自己在一餐中選擇了多樣健康食物，因為你將擁有哪些食物能賦予你健康的知識。你的朋友、家人和同事將會問你為什麼你會選擇那些食物，而你將能夠告訴他們一些他們不知道的事情。逆轉疾病的科學食療聖經將會變成一種本能而且充滿趣味。

如果你有興趣根據打擊特定疾病的能力去挑選食物，稍後在本章中及第十五章，我會告訴你如何用這種思考方式去做選擇。有關哪些食物會影響每個防禦系統的簡便指南，請看附錄Ａ；而在第一部分，你可以找到各個防禦系統影響哪些疾病的表格。

第四步：吃挑選的五種食物

現在，你已經準備好實行了。取得你選擇的五種食物，然後在你選擇的時間食用它們。彈性很重要，因為你的時刻表和食用某些食物的方便性可能會隨著每天和各個情境而有所不同。它完全取決於你，關鍵在於每天都要活化五個健康防禦系統，這就是５×５×５架構。最終，你將會自然地做很多好選擇，以至於幾乎你每天吃的所有食物都能夠防禦你的健康。

第五步：引導你的生活

有個問題我被問了很多次——這個架構能夠與原始人、海素（pescatarian）、生酮、素食、純素、無麩質、無乳製品或其他飲食限制相容嗎？答案是可以。如果你遵循一種特定的食物哲學，你仍然可以使用這個架構，因為偏好清單上的食物選擇是如此廣泛。你只是需要熟悉基於你的飲食規則有哪些食物你不能食用，然後將它們從你的偏好清單中排除即可。

5×5×5 原型

我們大多數人的生活都符合幾種常見的情節，這些情節對持續實踐健康的飲食構成某些挑戰。所以我創造了一系列原型，向你展示如何使用 5×5×5 架構去引導你的生活。看看這些原型中的其中一個是否代表你的生活（可能都不符合，但是也沒關係）。這些只是範例，而且每個人都不一樣，但是我會提供一些幫助了他人（和我自己）走在健康飲食之路上的訣竅。即使你對某個情況沒有感同身受，但是這些訣竅可以提供每個人寶貴的價值——無論如何，請使用它們！

忙碌的父母

如果你有孩子，你絕對曉得我在說什麼。你可能有不同年齡階段的孩子，甚至嬰兒。你感覺好像無時無刻都被你的孩子、伴侶、老闆、延伸家庭和朋友所佔據，很難找到時間。你感覺很難在生活中的任一領域表現突出，因為同時承擔了太多工作。如果你的孩子年紀還小或生病，你可能會睡眠不足或睡不好。你可能必須接送孩子上學、去幼稚園或參加各種不同的活動。在這個生命階段，很難找出時間去照顧自己，但是在許多優先事項之中，你真的需要健康飲食。如果你沒有適當的能量，你的健康會受損害。你的孩子需要你示範出好行為，而且他們值得擁有健康的父母。你的伴侶也是。計劃你的餐點可以幫助你在這個忙碌的生命階段實現更好的健康狀態。

以下為當你需要提前計劃時，5×5×5架構可以怎麼幫助你：

- 星期天時安排一段時間檢視你的偏好食物清單。提前預想當週的計劃。挑選五種你想要每天吃的食物。
- 如果你有一位伴侶，請他們勾選一份自己的清單，如此一來，你在購物、計劃和烹煮時可以比較或結合雙方的清單。
- 計劃分批烹煮你所選擇的健康防禦食物，這樣你可以同時準備好一整週的餐點，以及可以當午餐的剩餘飯菜。使用這種方式，你可以在晚餐和午餐的時間食用到那五種食物，而且每天只需要花少許心智能量在思考健康的食物上面。用一天去烹調和準備就可以提供你在一週五個工作天中每天必需的五種食物。一些分批烹煮的概念包括：

1. 煮一鍋湯或燉菜，可以當作晚餐和隔天的午餐。
2. 烤蔬菜，並將其加入那週的多道餐點中。
3. 煮熟大量穀物，像是可以使用一週的藜麥和糙米。

■ 同時，身邊保存一些健康的零食，像是唾手可得的堅果和水果。
■ 利用可將新鮮產品和其他食材宅配到家的服務，以節省時間。
■ 每次用網路訂購食物時，記得參考你的PFL。

空中飛人

你是個忙碌的專業人士。可能你的事業正在發展或你的工作需要經常旅行。你感覺自己總是在旅途中，從一個地方移動到另一個地方。說實話，無論何時，當你必須在旅途中用餐，不論是在機場、飛機上、客運上、車裡或旅館中，那些食物通常對你並不是很好。事實上，通常是糟透了。每餐都外食會變得無趣，此外，因為你在移動，所以很難持續做出健康的選擇。

你將面臨的狀況必須使用綜合格鬥的技巧加上適應情境，使用任何能夠幫助你的東西。如果你必須在機場或飛行途中進食，第一件事就是打開你的相簿，檢查在有限的菜單上是否有任何你偏好清單上的選項，然後點菜。記住，每份餐點或零食都是建構防禦系統的機會。如果你必須使用旅館的客房服務，或在餐廳用餐也要採取相同的辦法。

以下為當你在旅途中時，該如何使用 5×5×5 架構的訣竅：

- 當你準備出發時，檢視你的偏好食物清單，並且挑選出你要去的地方最有可能找到的食物。如此一來，當你抵達目的地時，心理上已經適應了這些選擇。
- 從 PFL 中挑選出不容易壞的食物，這樣在你離家前，可以輕易包裝並且攜帶。像是堅果、綜合果仁、自製的早餐棒和巧克力。
- 當你在一間餐廳用餐時，翻開菜單的同時就要交叉參考有什麼包含在你的 PFL 裡面，然後你點的餐點盡可能包含每日的五種食物，如果沒辦法，盡量愈多種愈好。如果你沒有看到任何符合你需求的食物，特別要求廚房在餐點中加入符合 5×5×5 架構的食材。
- 有時候你會發現開胃菜中包含你的 PFL 上面的食物，但是主菜卻沒有。這種情況下，點兩份開胃菜去取代較不健康的主菜。
- 如果你將住在一間旅館數天，而且你很有動力，那麼訂一間有冰箱的房間。你可以到附近超市採買你偏好清單上的食物，然後存放在冰箱中。

■在當地咖啡店購買咖啡或茶，你也可以攜帶自己的茶包，在旅行時，它們很方便。（我個人的最愛是由血管新生基金會與 Harney & Sons 共同開發的客製化血管新生茶。）

年輕的搖滾明星

每個人在成人早期都是一個搖滾明星。以下是這種原型的描述。你是一位與室友同住或獨居的二十多歲年輕人。你努力工作也努力玩樂。你享受自由和獨立。看起來很好與感覺很好對你而言都很重要，所以你去健身房、跑半馬，可能還有健身教練。身體強健、體態均勻是你最在意的事情之一，但是健康飲食往往出現問題。老實說，有時候晚上出門會狂歡過頭，而你一定知道這樣對你的健康不好。但是你還年輕，身體的恢復力很好，所以稍微放縱後也可以輕易復原。讀了這本書後，你現在知道今天造成的傷害會在日後引發問題。你的健康防禦系統現在正施展它們的魔力，但是長期消耗它們會令你十年或二十年後的下一個人生階段遭遇痛苦。你不希望自己變成那樣，但是你也不希望花時間去擔心未來。

以下是如何使用 5×5×5 架構，讓你可以魚與熊掌兼得：

■每天早上，回顧你的 PFL，並且挑選出五種當天要吃的食物。讓它們成為你每日個人挑戰的一部分，尋找它們、食用它們，然後在你的每日代辦事項上打勾核對。如果你那天稍早就吃完那五種食物，剩下的時間，你就擁有更多空間，與朋友相見時也可以嘗試新的食物。

■下載一個應用程式，讓你可以追蹤你的每日目標。既然你毫無疑問是一個喜歡全力以赴的人，你應該每天至少能夠攝取自己選擇的那五種食物。

■如果你有在健身，在健身之前或之後吃完大部分的五種食物，使其變成你健康和運動常規的一部分。

■如果你每天都有喝咖啡和喝茶的習慣，可以這麼想：你已經食用了五種食物中的其中一種，所以現在你只需要再選擇四種食物就好。

■把這件事變成一種競賽去激勵自己。找一個朋友或同事，願意接受這項友善的挑戰，看看誰可以持續實行 5×5×5 架構最久。

■自己煮飯。學習如何準備餐點。購買一些我在下一章會討論到的最基本設備，這會讓用健康的方式烹調變得容易許多。在遵循 5×5×5 架構上，經常自己做飯相較於每天外食可以提供你更多控制權和彈性。

中年智者

這是另一種經典的原型。在打拚自己的職涯和家庭後，你終於抵達了比較輕鬆愜意的人生階段。你擅長計劃，並且設法掌握家庭、工作、社交生活和個人興趣間的平衡。你能夠控制自己的決定和資源。現在，你瞭解自己，而且對自己喜歡和不喜歡的東西感到滿意。

當涉及食物，你知道你會吃什麼以及你可能不會嘗試的食物。你可以選擇成為一種習慣的生物。即使你認為自己比生理年齡年輕，但實際上你的朋友們都開始顯現老態，而且罹患了一些十年前你根本不會想到的疾病。你甚至可能已經失去了幾位因為慢性疾病而去世的朋友或家庭成員。不論你是否喜歡，你內心也開始無法避免地想到自己的死亡。

以下為如何使用 5×5×5 架構的辦法，即使你很聰明且喜歡按照自己的方法做事：

■ 利用你的自覺和經驗去勾選所有清單上的偏好食物，然後辨識出你最愛的那些。把你最愛的項目圈起來。

■ 提前計劃週末，並且事先挑選你每天要吃的五種食物。請非常專心和認真思考你要如何食用 5×5×5 架構中被勾選出來的食物，且要確定聚焦在最能為你帶來喜悅的食物。

■ 如果你要外出用餐，想想哪裡可能找到你 PFL 上面的食物。你很可能已經知道哪些餐廳最有機會找到清單上列舉出的較健康食材。看看你可以在一餐中享用到幾種清單上的食物。

■如果你還不是位技巧熟練的家庭廚師，烹煮健康的食物可以變成你的新嗜好。觀看網路上的烹飪教學或報名烹飪教室以精進你在廚房中的技巧。藉由烹煮自己的餐點，你不僅能夠給予自己健康的禮物，你還可以提供健康給你的家人和朋友。（下一章我會談到許多有用的廚房訣竅和招數，你一定要試試。）

面對嚴重疾病的人

如果你目前正在與一個疾病戰鬥，當你閱讀此書時很可能正在經歷一種急迫感。你想要擊敗疾病，並且恢復自己的健康或你關心的人的健康。即使情況讓人感到難以忍受，但是你可能有家人、朋友和醫生正在盡自己最大的力量提供協助。你可能沒有體力準備餐點或烹煮。如果你是生病的那個人，你可能甚至完全沒有食慾。不過請謹記在心，食物是一種武器，可以活化身體天然的健康防禦系統。如果正確啟動，你的健康防禦系統會知道如何把你的身體帶回一種健康的穩定狀態。

以下是你這種狀況下使用5×5×5架構的實用辦法：

■飲食上有任何改變都要與醫生討論。

■尋求家人、朋友或支持網絡的協助以幫助你瀏覽PFL中的食物。讓他們唸清單給你聽。你告訴他們要勾選哪些項目。如果他們已經知道你喜愛什麼食物，讓他們幫你完成這項工作，然後你檢查這份清單以確定他們勾選的是正確的。請他們用自己的手機拍下清單照片，做為當他們想要帶東西來給你吃時的參考。

- 請幫助你去雜貨店採買、餐點計劃和烹煮的人都保留一份你的PFL，然後創造一份每週計劃。
- 因為你可能不會吃得像從前一樣那麼多，試著將五種食物全部放在一餐或兩餐中食用完畢。
- 如果你在醫院，詢問是否可以與營養師主管討論，請他們協助實現你的PFL。非常少人會喜歡吃標準的醫院備餐，所以詢問營養師是否能客製化餐點。如果你需要幫助才能實現你的要求，尋求醫院病患權益服務的協助。
- 無論你正面對哪種疾病，你都應該特別注意自己的飲食，因為你的飲食可以幫助強化身體的健康防禦，而且正確的食物可能可以與你正在服用的藥物相輔相成。

結合5×5×5架構的圈內人訣竅

為了幫助你將5×5×5架構融入你的生活，這裡是一些圈內人的訣竅。以下五種訣竅在指引我處理自己的飲食上有非常大的幫助。

退出清盤俱樂部（Clean Plate Club）

不管你是如何被撫養長大，但是一定要吃完盤子中的每口飯菜，無論還剩多少都是不健康的習慣。我們每個人都經歷過已經吃飽了，但還是必須吃完盤子中某人幫我們裝盛的食物的糟糕用餐經驗。清空盤子的過時觀念可以回溯至一九一七年，當時是食物匱乏的第一次世界大戰期間，而這種觀念導致進食過量和肥胖[1]。

每餐都要適量，吃到不再感到飢餓即可。日本人有個原則：「hara hachi bun me」，意思是「吃到八分飽」。這是一種聰明的策略，因為你的身體在你感覺飽之前就已經獲得足夠的食物了。第一口食物嚐起來真的很美味。當你開始感覺較滿足後，你可能會注意到食物不像第一口那麼誘人，但是你可能會出於習慣或被「清空盤子，否則就是浪費食物」的觀念所制約住而繼續進食。

我在這邊允許你把食物留在盤子裡。把進食速度放慢，讓你胃裡的食物刺激飽足荷爾蒙的釋放，它們會告訴大腦阻斷你的食慾。這種現象可能需要花上二十分鐘才會發生。如果你狼吞虎嚥地吃完一餐，在你自然的飽足反應開始運作前，盤子中的每樣食物早就進入了你的身體。結果是你會過量進食。

當食物開始喪失吸引力時，暫停並留意。當你進食的時候要傾聽身體的聲音，所以請把手機或筆記型電腦放到一旁，並且關掉電視。不要在盤子中放太多食物。然後在你感覺自己快失去控制前就先遠離每樣餐點。

每週跳過幾餐

大部分飲食和長壽的研究皆顯示限制熱量可以延長生命。超過兩年持續限制一五%的熱量不僅減緩新陳代謝的老化，在一個研究中還造成體重減輕十九磅[2]。除了抗老化和減重的益處外，熱量限制會有益是因為它活化了全部五種健康防禦系統。一六：八飲食法、五：二輕斷食、吃——停——吃（Eat-Stop-Eat）以及戰士飲食（Warrior Diet）等流行的飲食方式都在限制熱量，但是有其他簡單的方式可以執行。

這裡有個容易的方法：每週跳過幾頓早餐或午餐。如果你生活忙碌，很可能已經這麼做了。如此一來，你將減少一五%的用餐量。然而，如果你決定跳過一餐，請確保你仍然每天有吃到選擇的五種食物。如果你把它們加入你吃的某一餐或點心中就能輕易達成。當涉及斷食，要注意長期極端斷食和酮體生成（ketogenesis）對健康人體會造成什麼影響尚未清楚。如同與飲食有關的各個層面，極端措施通常可以產生短期的益處，但是可能會對你的健康造成長期的後果。如果你跳過任何餐點，請確保其合理性。

謹慎進食

每次當你吃東西時，一定要謹慎：花一點時間思考自己要吃什麼。思考一下為什麼要吃：你是想幫助身體變得更健康，而不只是要食物或熱量塞滿你的系統。食物包含生物活性物質。有意地將它們用在你的健康上面。傾聽身體的聲音。在包裝食物、加工食物、速食和外送服務的時代出現之前，人們吃東西是依靠本能而且吃天然的食物。我們的身體被設計為會自己協調，而且它會告訴你的大腦自己需要什麼。現在我們知道這些訊號可能也來自你的微生物體，所以進食也是為了要好好照顧我們的腸道菌群。

與你喜歡的人一同用餐

進食不僅是一種生存的行為，也是文化、傳統和愉悅的行為。居住於藍色寶地（Blue Zones）——沖繩（日本）、薩丁尼亞半島（義大利）、伊卡里亞島（希臘）、尼科亞（哥斯大黎加）、羅馬琳達（美國加州）的百歲人瑞，他們彼此的飲食差異非常大，有時候不同到令人感到驚訝，但卻都引領他們邁向健康和長壽。不過他們分享的一個共通點為社區和緊密的社會連結。最好在朋友和家人的陪伴下享用你的食物。

只要可能，盡量避免單獨用餐。人類是一種社會性物種，此外為了喜悅而進食通常需要包含他人。即使是狩獵採集者也與他們信任的社會網絡共同進食，如此一來，他們才能分享自己蒐集到的珍貴食物。許多文化中，一群人一起吃飯可以讓廚房準備更豐富的菜餚，所以每個人都能獲得更多樣化的食物。一起吃通常代表一起準備餐點。烹調使你感激自己準備的食物，並且賦予你與吃下去的食材間有更好的連結。

嘗試新食物

新的經驗是自我成長的一部分。這是觀看電視料理節目、食物遊記和餐廳菜單的吸引力之一。當你精熟5×5×5架構後，你將會發現比起你曾經想過的，還有更多食物能夠支持我們的健康防禦系統。這些食物裡面有許多是你會喜歡的，而有一些你可能從未在意。不過絕對會有些新食物是你沒有嘗試過的，因為幾個原因，我建議你每六個月更新一次自己的PFL。第一，研究將會揭露可以擊敗疾病的新食物證據，而你應該看看自己是否想把它們加入你的飲食中。第二，我鼓勵你去探索沒有嘗試過的食物，因為發現是生命喜悅的一部分，特別是與好食物有關的時候。在第十四章，我將提供食譜和一週餐點計劃的範例，讓你能有個好的開始。

但是首先，我們要去一趟廚房。

第十二章

重新思考廚房

現在你已經知道如何創造出個人的5×5×5架構，但是你需要工具才能執行——從你的廚房開始。你可能是那些忙碌人們之中的其中一人，大部分時間都是外食，而那並非通往健康的最佳道路。擁有在家準備健康餐點或點心所需的工具可以讓自己動手帶來的健康容易許多。

這章的資訊將幫助你從想吃的食物中獲得最大的益處。逆轉疾病的科學食療聖經，你必須選擇正確的食物、適當儲存它們，然後以最能提供健康益處的方式去處理和準備食物。這些步驟的重要性不僅是因為風味和食物安全，正確的烹煮過程可以幫助保留，甚至增強食材中的健康促進特性。當你外食的時候，你無法控制食材或準備過程。當你在家煮飯，你具有完全的控制權。

你需要適當的工具去準備和烹煮，加上儲藏室裡的正確食材。在這個章節中，我將領導你重新思考自己的廚房，並且告訴你手邊確切需要哪些工具。

廚房總是我家的中心。成長過程中，當我從放學回家，瓦斯爐上總是烹煮著美味的菜餚。我對童年晚餐氣味的回憶直到今日都帶給我一種安心、舒適的感覺。因為我對食材的切片、切塊、混合、炒、燉或蒸總是很感興趣，所以我的媽媽教我關於食材的知識，以及她準備食物的方法。最終，我從她的食譜中學會烹煮我最愛的菜餚。

今天的廚房與我們祖父母那代的不一樣。基本的廚房工具和設備曾經無處不在，通常被當作結婚禮物以幫助一對新人開始新生活，或是從上一代傳給下一代。如今，儘管許多人都擁有電視烹飪節目和電視購物節目介紹的廚房小工具，但是一些家庭廚房卻缺少了最基本的設備。你不需要大量時髦的器具才能創造出美味、健康的餐點，但是有一些基本工具是你應該擁有的。

我們來看看一些健康取向的廚房應該具備的東西——從櫥櫃到食品儲藏室。我也會告訴你為了能夠輕鬆又健康的烹調，每位家庭煮夫或煮婦都應該要知道的一些最棒技巧

工具

每間廚房都必須擁有一些基本的工具，才能以健康的方式去準備和烹調食物。一些人偏愛簡約的廚房，可是裡面必須具備基本的工具，讓你可以在家準備健康的餐點。

■菜刀（八吋的主廚刀（chef's knife）與削皮刀（paring knife））：不鏽鋼或陶瓷刀可以提供你切割性能又耐用。此外，它們容易清理。

■食物夾（Metal tongs）：金屬製的食物夾可以幫助你在烹煮時從鍋子或平底鍋中夾出高溫食材。

■金屬濾盆：瀝乾義大利麵、清洗蔬菜和水果。

■高品質平底鍋（陶瓷塗層、不鏽鋼或鑄鐵煎鍋和炒鍋）：鍋子應該不含塑膠，這樣才能放在爐子上、放入烤箱，而且容易清潔。

■附蓋的湯鍋：製作高湯和湯。

■鑄鐵荷蘭鍋（Dutch oven）或附蓋烤鍋（casserole dish）：用烤箱慢慢煨煮燉菜。

■玻璃或陶瓷烤盤（baking dishes）：烤蔬菜、海鮮和家禽肉。

■烤盤（Baking sheets）：不鏽鋼最好，但是鋁製的導熱更均勻（在鋁盤上鋪一張烤盤紙）。

■竹製蒸籠（Bamboo steamer）：容易清理、輕便，而且不需要油脂就可以快速烹煮食物。

■中式炒菜鍋（Wok）：鑄鐵或碳鋼；絕對不要買沒有把手的中式炒菜鍋。尋找把手為全金屬（沒有塑膠）的鍋子。

■電鍋：使煮飯變得非常容易，而且不費腦筋。只要加水然後按下按鍵，當米飯煮好，它會自動讓你知道。不需要為了完美的時間點而看守爐子，或是擔心米飯燒焦，黏在鍋子底部。

■食物研磨器（Food mill）：用來碾碎和過濾食物，以移除種籽、果皮和大塊食物。買個附有多種刀片的不鏽鋼研磨器。

- 烤箱：微波爐的替代品，可以快速加熱食物。
- 砧板：買一個木製砧板；木頭對你的刀子最好，而且是用來切食物最天然的平面。
- 削皮器
- 開罐器
- 攪拌器：全金屬製
- Microplane 刨刀：磨碎起司和堅果以及增加風味的果皮。
- 胡椒研磨罐
- 木製湯匙
- 不鏽鋼長柄杓
- 攪拌機（blender）：製作奶昔和湯。
- 玻璃製液體量杯（Glass liquid measuring cup）
- 不鏽鋼乾式量杯（Stainless steel dry measuring cup）
- 金屬量匙
- 咖啡研磨器（Coffee mill）：買兩個，一個用於咖啡；一個用於香料。
- 法式咖啡濾壓壺（French press coffeemaker）：讓咖啡的生物活性物質得以溶解於水中，不會留在濾紙上。

■熱水瓶：只需要按一個按鈕就可以用熱水泡茶。

■紅酒開瓶器或拔塞鑽

■食物保鮮盒：玻璃製，絕對不要塑膠製。

落在「最好要有」的類別的器具可以讓你使用更精巧的方式去準備和儲存健康的食物。這些器具不一定要擁有，但是對你的工具組來說是很棒的附加物。

■手持攪拌器（Immersion blender）：手持式的混合器，可以在一個容器中把食物研磨成糊狀（攪拌湯時很棒）。

■果汁機：製作各式各樣果汁的簡便方法。

■研缽和研杵：搗碎大蒜和製作青醬時非常實用。

■蘑菇刷（Mushroom brush）：不用清洗蘑菇就能清潔它們，如果是野生採收或使用堆肥種植的蘑菇（堆肥通常含有稻草、馬和雞糞），這種刷子可以移除蘑菇上面來自森林的塵土。

■鐵板（Plancha）：置於火焰或其他熱來源上方的金屬烹煮平面。它可以提供均勻的加熱平面，並且避免脂肪滴到木炭或火焰中，這可能會產生有毒煙霧。這塊板子應該是鑄鐵的，而且可以擺在爐子或烤架上。

■壓力鍋：以保存食物營養的速度烹煮。
■慢燉鍋（Slow cooker）：一種插電的重陶瓷鍋，使用這個鍋子，讓你可以在白天無人在家時烹煮一道餐點，當你晚上回到家就準備可以吃晚餐了。

為新的東西騰出空間

當我協助配備廚房時，我會做的第一件事情為丟掉舊東西，以騰出空間給有益於健康的新物品。如果你仔細觀察，你可能有些不再需要、沒有作用的設備，而且可能有幾樣最好沒有的物品。如果你有以下這些，丟掉它們：

■無柄、使用鐵氟龍製成的平底鍋：避免鐵氟龍，因為它在爐子上非常容易過熱。當塗層因為高溫而過熱時，它會釋放出有毒煙霧，造成稱為鐵氟龍流感（Teflon flu）的疾病，可以殺死鳥類。在人類身上，這種情況稱為聚合物煙霧熱（polymer fume fever），而它會嚴重損害你的肺臟[1]。
■塑膠製保鮮盒：塑膠會隨時間破裂，然後汙染食物。使用玻璃容器保存剩餘飯菜、湯和燉菜。
■塑膠餐具和工具：抹刀、湯匙、濾網、量杯等。
■保麗龍和塑膠杯：兩者皆含有會隨熱液體溶出的化學物質。使用陶瓷杯裝你的熱飲。只要可能，去外面買飲料時自備環保杯。

你的食品儲藏櫃

「食品儲藏櫃（pantry）」這個字來自法文的麵包——pain（發音近似pen）。在中世紀，pantry是一個存放麵包和其他食物的空間。在現代，pantry通常是廚房中的一個櫃子或架子，用來儲存乾貨、果醬和不需要冷藏的包裝食品。當你的食品儲藏櫃囤積了正確的食材，你就已經準備好經常烹煮健康的餐點，而且在超市時，可以專注於挑選新鮮的食材。然而，食品儲藏櫃往往會變成一個凌亂的小空間，裡面未使用和長期被遺忘的食品佔據了架上的空間，所以我鼓勵你定期檢查和清理你的食品儲藏櫃。

裡面是否有他人送給你作為禮物和你從未想吃的食品呢？是否有為了某個食譜而購買的陳舊包裝食品，且只使用過一次？使否有你在一次度假途中所買的食物，然後就被你丟進櫃子裡多年？如果上述任一項問題的答案是「可能」，那麼檢查的時候到了。現在就審視你的食品儲藏櫃，之後每六個月檢查一次。丟棄過期的老舊食品還有你不想吃的東西（也可以送人）。藉由定期清理你的食品儲藏櫃，就能避免過期的項目不斷累積。此外，這麼做也可以提醒自己已經擁有、可用於烹調的健康食物。

以下為儲藏櫃架上應該存放的關鍵食材。這章結尾會提供每個項目的保存期限。

油和醋

■特級初榨橄欖油：儲備由下列任一種單果橄欖製成的冷壓橄欖油，它們含有最高濃度的多酚：Koroneiki（希臘）、Moraiolo（義大利）和 Picual（西班牙）。將橄欖油存放在深色的罐子或瓶子中，避免受到光線照射，防止它變質和降低生物活性物質的健康特性。

■真正的陳年巴薩米可醋（balsamic vinegar）來自義大利的摩德納（Modena）或雷焦艾米利亞（Reggio Emilia），它價格昂貴但值得。如果你居住的當地商店沒有進貨，你可以上網訂購。除了絕佳的風味外，它含有梅納汀（melanodin），可以預防 DNA 受損[2]。蘋果醋（Apple cider vinegar）是另一個儲藏櫃中的好項目，它已經被證實能夠降低血液中的膽固醇濃度[3]。將蘋果醋儲存在涼爽、陰暗的地方。一些巴薩米可醋已經製好百年以上，所以它們可能比你的儲藏櫃更耐放。

乾貨

■乾香料：羅勒、小豆蔻（cardamom）、肉桂、丁香（clove）、普羅旺斯香草（herbs de Provence）、肉豆蔻（nutmeg）、牛至、辣椒粉（paprika）、迷迭香、百里香、薑黃、香草莢（vanilla bean）。儲存在密封的玻璃容器中。

■黑胡椒：含有胡椒鹼（piperine），可以增加其他食物生物活性物質的吸收率，像是薑黃所含的薑黃素[4]。購買完整的胡椒粒，需要時用胡椒研磨罐磨碎。

■豆類：多種品種的豆子（紅豆、黑豆、鷹嘴豆、蠶豆、笛豆（flageolet）、大北豆（Great Northern）、腎豆（kidney）、扁豆、海軍豆、斑豆（pinto））。豆類會在一至兩年內喪失其天然水分。它們的維生素最終會減少，五年後會消失[5]。

■米飯：糙米（來自加州、印度或巴基斯坦的稻米被認為較安全，被砷汙染的機會較少；避免來自阿肯色斯、路易斯安那或德州的稻米[6]）或是胚芽米（haiga，含有益的胚芽）。由於糙米中含有天然的油脂，它在儲藏櫃中只能保存六到八個月。

■粉類物質：全麥、無麩質、竹芋粉（arrowroot）、椰子粉和莧菜粉（amaranth）。儲存在密閉容器中。

■義大利麵／麵條：全麥義大利麵、墨魚麵與蕎麥麵（蕎麥可以增進免疫力）[7]。

■咖啡：買烘烤過的咖啡豆，需要時再研磨。儲存在密閉容器中，避免光線和熱，它們會降低咖啡豆的風味和生物活性物質。目前尚未清楚冷凍咖啡豆是否對保存期風味更好，也不清楚冷凍對咖啡生物活性的影響[8]。

■茶：綠茶、烏龍茶、紅茶和洋甘菊茶包或茶葉。存放於深色容器。

■堅果：杏仁、腰果、夏威夷火山豆、胡桃、松子與核桃。因為它們的油脂含量高，無法儲存太久。你可以冷凍堅果，讓它們保存久一點，但是我建議你只買幾週內能食用完的量。

■果乾：杏桃、藍莓、櫻桃、蔓越莓、芒果、木瓜和葡萄乾皆可與堅果混合，成為很棒的零食。亞硫酸鹽通常被用作防腐劑，會導致過敏反應，但是許多有機品牌不含亞硫酸鹽。

■乾菇類：乾羊肚蕈（morels）、牛肝菌、香菇和雞油菌菇皆可浸泡在溫水中恢復原狀，於烹煮時為菜餚增添風味。儲存在密閉容器中。

■罐裝海鮮：西班牙或葡萄牙的罐裝鯷魚、沙丁魚、鯖魚、鰹魚（bonito tuna）、蛤蜊和墨汁小烏賊都很美味。罐頭可以保存數年，但是如果罐頭出現裂縫或嚴重凹陷，請丟棄不要食用。

■全穀：大麥、蕎麥、庫斯庫斯（也稱北非小米，couscous）、二粒小麥（farro）、燕麥（oats）和藜麥。存放在密閉容器中。

■種籽：奇亞籽、南瓜籽、芝麻和葵花籽。它們富含天然油脂，在室溫下很快會變質，所以無法良好保存，一次只買小份量。

■酸豆：來自潘特勒里亞島（island of Pantelleria）的 Jarred Sicilian 酸豆，其中被認為最好的是用鹽醃漬保存。開罐後記得冷藏。

醬汁和醬料

■拉差香甜辣椒醬（Sriracha sauce）：由辣椒、醋、大蒜製成的一種受歡迎的辣椒醬，用於浸漬食物，以泰國東邊的一個沿海城鎮——Si Racha 命名。開罐後應該放入冰箱冷藏。

■辣椒醬（Chile paste）：辣椒製成的醬料，用於烹煮和調味。

■罐裝番茄：聖馬札諾番茄含有最高的茄紅素。

■番茄醬：罐裝或瓶裝。最佳的瓶裝版本為用聖馬札諾番茄製成，其雙倍濃縮（double-concentrated）的產品具有強烈的風味。一旦打開，儲存在冰箱中，並且於三個月內食用完畢。

■鯷魚醬：由鯷魚、鹽和橄欖油製成的醬料，用於增添食物風味。未開封可以保存數年。開封後請冷藏保存。

■味噌：由鹹味的發酵大豆、米飯和大麥製成，充滿鮮味。開封後冷藏保存。

■蠔油：來自亞洲的鮮味醬汁。開封後冷藏保存。

■醬油：發酵產品，最好存放在涼爽、陰暗的地方。開封後最好冷藏。

天然甜味劑

■蜂蜜：紐西蘭的麥蘆卡蜂蜜（Manuka honey）可以刺激免疫系統，搭配茶和檸檬可以舒緩喉嚨痛[9]。

■楓糖漿（Maple syrup）：Grade A琥珀色（Grade A amber，楓糖漿等級）含有超過二十種多酚生物活性物質[10]。

■楓糖（Maple sugar）：由楓糖漿製成的天然甜味劑。被發現含有三十種生物活性多酚，其中一些具有抗氧化與抗發炎的特性[11]。

瓶裝水的注意事項

許多人會在儲藏室中存放瓶裝水，以便輕易取得飲用水，但是我建議你避免經常飲用存放在塑膠瓶中的水。研究顯示即使是不含BPA的塑膠，仍然具有稱為塑膠微粒（microplastics）的塑膠粒子會流入你喝的水中。一項研究發現八盎司的瓶裝水中含有多達二四〇〇個塑膠微粒[12]。在冰箱中存放一罐用玻璃水壺裝的冰水作為替代辦法。你可以把切片柑橘、核果（如桃子）、莓果、芹菜或小黃瓜等加入水壺中，除了增加新鮮和些許風味外，也可把有用的生物活性物質加入水中。

基本的烹調技巧

健康的飲食始於新鮮、高品質的食材。但是一旦你擁有它們，你需要知道如何烹調。許多烹調技巧可用於準備健康的食物，但是對一個家庭廚師而言，有些技巧較其他技巧簡單。隨著電視上出現大量的烹飪節目，你可能幾乎看過餐廳所使用的各種烹飪方法，但是讓我們專注於在家中可以使用的那些技巧吧！

接下來是你應該具備的基本廚房技巧。這些能夠讓你用多種方式去處理自己最愛的食物，同時保持你的餐點有趣、新鮮和不重複。你可能已經熟悉了一些技巧，但是既然我們要將你的計劃、工具和食材結合，還是要先回顧一些準備餐點的最佳方式。請注意，技巧裡面絕對不會包含油炸或微波食物。

■蒸：一種非常健康的方法，在一個金屬或木製容器中利用蒸氣去加熱和烹煮食物。竹製蒸籠可以放在裝水的中式炒菜鐵鍋中，加熱到沸騰。你可以做個變化，把食物、一些液體和香草用烘焙紙包裹起來，然後烘烤。這就是紙包料理（en papillote）。裡面的液體將在包裹內產生蒸氣，如此一來可以鎖住烹調時的汁液。

■汆燙（blanching）：涉及把蔬菜放入滾水中一段非常短的時間（時間依蔬菜量和種類而有不同），再把它用冷水沖洗，然後瀝乾的技巧。這是準備炒菜、移除蔬果皮，以及一些蔬菜的苦味的絕佳方法。

■炒：在中式炒菜鍋中，用少量熱油（不要讓油冒煙）快速攪動並烹煮食物的技巧。這個技巧會使食材表面乾焦以保存營養和味道，同時快速煮熟食材。小心不要使用太多油或溫度過高達到油的發煙點（smoking point）。如果你用橄欖油去炒菜，請使用淡味橄欖油（light olive oil），不要使用特級初榨，因為它會使食物燒焦並出現異味。

■嫩煎（Sauteing）：使用平底鍋，加熱一點油去煮熟食物的技巧，通常食物會被切成片狀。

■小火慢煮（Poaching）：把需要小心處理的食物，像是魚類，溫柔地置於徐徐沸騰的水中（一七六°F～一九四°F之間），以低溫緩慢燉煮的同時萃取出食材的風味和生物活性物質，可以作為醬汁或高湯。

■中火慢煮（Simmering）：溫柔地在液體中烹煮食物的方式，先煮到沸騰，然後轉中火，維持在沸點左右的溫度（稍低）繼續烹煮。把番茄燉煮成醬汁可以將它們的茄紅素轉變成有益且更容易被吸收的化學形式。

■燉煮（Braising）：把食物放入厚底鍋乾煎，然後加入液體（通常是高湯）和其他食材，接著蓋上鍋蓋。食物燉煮到完全熟透，所有風味都融合在一起。燉煮好的液體會變得非常美味，可以用於醬汁。

■慢煮（Slow cooking）：靈感來自烤箱中的傳統燉菜，以低溫燉煮浸泡在液體中的食物數個鐘頭，通常是使用電子器具，像是慢燉鍋（Crock-Pot），即使人不在場時也可以燉煮。慢煮對於不在家或每天都很忙碌，但仍然希望準備大量餐點的人來說很方便。

■加壓蒸煮（Pressure cooking）：一種快速烹煮的方法，利用蒸氣在一個高度密閉的容器中產生高溫，減少烹煮的時間。對在高海拔地區煮飯時特別有用；在高海拔地區，水的沸點會變低，所以很難把食物煮熟，即使是義大利麵也是，因為水不夠熱到足以變成蒸氣。小心：壓力鍋內設有特殊的預防措施，防止蒸氣引起爆炸或嚴重燙傷。

■乾煎（A la plancha）：Plancha 在西班牙文的意思為「用鍋煎」。這是一種將極燙的金屬平面或石頭置於火焰上方，然後在上面烹煮蔬菜、魚或肉類。乾煎很快可以使外部乾焦，並且鎖住食物的營養和味道，類似使用中式炒菜鍋煎炒食物，只是它是在一個平面上進行。

■燒烤（Grilling）：每個人都知道這種原始的烹飪技巧，把食物（通常放在金屬架或鐵叉上）置於火焰或熱木炭的上方。此外，使用在食物上方的熱源進行燒烤稱為燒炙（broiling），通常是在烤箱內進行。你可能不知道的是燒烤肉類（非蔬菜）會產生多環芳香族碳氫化合物（polycyclic aromatic hydrocarbons，PAH）。這些是致癌物質，當肉類的油脂滴到火焰和煙霧時就會形成。上升的煙霧將致癌物質沉積在燒烤的肉上。燒烤的高溫也會把肉類的氨基酸和蛋白質轉變成有毒的雜環胺化合物（heterocyclic amines，HCA）。進行燒烤前先把動物性蛋白質用橄欖油、薑黃、醬油和水果醃泡，已經顯示可以減少致癌物質的形成[14]。如果你在烤架上烹煮蔬菜，請用中火燒烤。燒烤前徹底把烤架清理乾淨，如此一來才不會吃到上次肉類烤焦所產生的致癌多環芳香族碳氫化合物。在乾淨的烤架上燒烤蔬菜只要蔬菜不燒焦就不會產生致癌物質。記住，燒焦的食物嚐起來不好吃，而且也不安全。

■烘烤（Roasting）：把一個包裹起來的食物（像是蔬菜或肉類）利用烤箱中發散的乾熱源煮熟。使用非常低的烤箱溫度（二五〇～三〇〇℉）可以烘烤出最軟嫩的肉類和蔬菜，使用溫度計去檢查食材是否熟透。為了增添風味和盡可能維持食物的濕潤度，你可以利用醃泡汁、在過程中經常塗抹油脂或加入一點橄欖油。

烘焙（Baking）：在烤箱中利用乾熱去烹煮食物，食物通常是麵糊或麵糰的形式。

■醃製（Marinating）：一種準備的步驟，醃製是在烹煮前把一個食物塗抹或浸泡於調味好的液體中，無論接下來是要使用烘烤、嫩煎、炒或中火慢煮。醃製食物可以幫助軟化結實的肉品，並且烤架上的肉提供一些保護，防止致癌物質的形成。針對魚和蔬菜，醃製可以作為一種添加健康防禦香料、香草和油品的方式。

■醃漬（Pickling）：將蔬菜浸泡和發酵於濃鹽水或醋之中的古老技術，這種技巧可以延長食物的保存期限。這個過程會改變口感和味道，產生與食物本身完全相異的版本。控制鹽分、醋和天然細菌的使用促成了醃漬的過程。醃漬讓夏季蔬菜得以保存，而且可以在冬季被食用。如同你在第八章看過的，許多發酵食物，像是韓式泡菜、德國酸菜和泡菜都是富含健康細菌的醃漬蔬菜，所以這些食物可以提供我們益生菌。

更促進健康的技巧

這裡是幾項更能促進健康的烹飪和準備訣竅：

■當烹煮蔬菜時，確保使用到所有可食用的部分：像青花菜，不要只烹煮花的部分；也要處理它的莖。蘑菇也是同樣的道理。雖然我們傳統上只烹煮蘑菇頭，然後捨棄莖，但是請使用它們！青花菜和蘑菇的莖都較其上半部（小花和帽子）含有更高濃度可以支持健康防禦系統的生物活性物質。同樣地，請購買整支、新鮮，包括綠葉的胡蘿蔔，然後烹煮葉子，胡蘿蔔的葉子具有效的抗血管新生特性。此外，當你烹煮番茄時，保留它的果皮，其含有高含量的茄紅素。

■避免油炸，還有絕對避免使用回鍋油：油每次被加熱，它就會分解。重複加熱，它的化學結構會變得更不穩定，然後油會開始變質，分解成可以損害DNA的氧化產物。

■如果要用油，選擇特級初榨橄欖油：但是不要過度加熱橄欖油（或任何其他的油品）到它的發煙點，這樣會產生有毒煙霧，並且把油轉變成有害的反式脂肪。如果你要嫩煎或炒食物，只能使用鑄鐵、不鏽鋼或無柄的陶瓷鍋。

■利用烤箱或爐子取代用微波爐重新加熱食物：避免微波澱粉類食物，因為高熱會把澱粉轉變成有害的聚合物（糖化終產物），它們會堆積在你的體內，對你的器官造成損傷[15]。如果你工作時會自備午餐，把食物裝在玻璃或金屬容器中（不要塑膠）。如果你的工作場所沒有烤箱或爐子，那麼把熱食裝在膳魔師的保溫容器中，避免使用微波爐加熱。

把食物保存在冰箱內

當你帶著新鮮食物從市場返家後的第一件事就是把食物放好。除非你立刻要食用以下的水果和蔬菜，否則應該把它們放入冰箱冷藏，下列表格也有顯示它們能夠存放的時間。檢查和清理冰箱對健康飲食來說很重要。瞭解食物的保存期限將幫助你計劃購物清單還有一次該買的量。

冰箱內食物的建議保存天數

食物品項	保存天數
蘋果	三週
黑莓	平鋪在紙巾上面，二～三天
藍莓	一週
小白菜	三天
青花菜（包括球花甘藍）	一週
高麗菜	一～二週
胡蘿蔔	二週
芹菜	二週
甜菜	三天
櫻桃	三天，保存在非密閉的碗中
辣椒（新鮮）	二週
蔓越莓	四週

食物品項	保存天數
菊苣	五天
薑（新鮮）	三週
葡萄	三天
四季豆	一週
羽衣甘藍	三天
奇異果	四天
檸檬	三週
萵苣	五天
芒果	四天
蘑菇	儲存於紙袋中，一週
牛至	二週
豌豆（新鮮）	在豆筴中可保存四天
石榴（整顆）	三週

食物品項	保存天數
紫菊苣	四天
覆盆莓	平鋪在紙巾上面，三天
波菜	三天
核果（杏桃、油桃、桃子、李子）	五天
草莓	三天
西瓜	還沒切，一週；已切，二天
櫛瓜	五天

如何保存海鮮

規律食用海鮮對你的健康很重要。如果你經常吃海鮮，那麼你一定已經很熟悉購買和烹煮魚類的邏輯。如果你是魚類新手，我想提供你一個概要，讓你知道烹煮魚類非常容易。從漁販那邊購買剛捕獲的新鮮魚類，對於居住在靠近海邊的人而言是件簡單的事。漁夫們在夜晚出海，然後隔天早上將他們捕到的魚賣給魚販。但是對大部分住在內陸地區的人們來說，商店可以買到的魚已經經過運送，並且放在冷凍櫃中展示。無論你在哪裡買到了魚，最佳計劃是把它帶回家，用冷水洗乾淨、輕拍到乾，然後在當天或隔天就吃掉。把魚放在冰箱中，直到你準備烹煮它。在漁船上經過急速冷凍再真空包裝的魚是無法取得新鮮魚類的內陸人的良好替代品。事實上，這樣處理過的魚類品質甚至更好，因為它在被捕獲上岸後的幾分鐘內就被冷凍起來。如果你購買冷凍魚貨，在你要烹煮它前，請把它存放於冷凍庫中。

活的貝類，如蛤蜊和淡菜，一旦你回到家就需要立刻冷藏。把它們放入一個大碗中（沒有一滴水，因為淡水會殺死它們），然後蓋上一塊濕毛巾以維持濕度（絕對不要把它們放在密閉的塑膠袋中，否則它們會死亡）。把大碗放入冰箱。蛤蜊以這種方式最多能夠存活一星期，而淡菜最多只能存活三天。新鮮龍蝦、螃蟹或冷凍烏賊都非常容易腐爛，必須在你購買的當天食用。

存放在廚房儲藏櫃的食物保存期限

食物品項	保存期限
豆類（乾）	一～二年
黑胡椒	一～三年
紅茶	二年
罐頭番茄	一年
酸豆（密封的）	一年
辣椒醬	一年以上
咖啡粉	三～五個月
咖啡豆	九個月
果乾	六～十二個月
乾蘑菇	一年以上
乾香料	一～三年
特級初榨橄欖油	二年

食物品項	保存期限
麵粉	六個月
大蒜	二個月
葡萄柚	一週
綠茶	一年
蜂蜜	二年
楓糖	四年
楓糖漿	四年
味噌	一年以上；開封後請冷藏，一年內食用完畢
堅果	六～九個月
洋蔥	二個月
蠔油	一年；開封後六個月
義大利麵／麵條	一～二年
松子	二個月

食物品項	保存期限
紫馬鈴薯	三週
米飯	六～八個月
種籽	二～三個月
紅蔥頭	一個月
醬油	永久；開封後二～三年
香甜辣椒醬	一年以上
罐頭海鮮	三年以上
番茄醬	一年以上；開封後冷藏可以保存三個月
新鮮番茄	三～四天
醋	五～十年以上
全穀	六個月

你的廚房已經被改組過，需要的工具也準備齊全，烹煮技巧更加精進。現在，我們再來看看食物的另一面。整個第二部分，你學習了許多能夠提供健康益處的食物和飲料的證據，而在第十一章，你

可以從實證為主的清單中挑選食物來建立你的個人偏好清單，並且選擇你喜歡吃的食物去防衛你的健康。接下來，讓我們從如何挑選食物去烹煮和食用的過程中得到樂趣。我將告訴你為什麼有些食物真的與眾不同，以及一些你可能尚未嘗試過，但是對於持開放態度的人來說是非常值得探索的食物。

第十三章

與眾不同的食物

我想要讓你認識另外一組食物，我發現它們很與眾不同。每個人對與眾不同都有自己的定義，而你的概念可能來自於曾經看過的媒體資訊。電視節目跟隨主廚前往異國吃所謂古怪的食物；烹飪比賽節目中出現的不尋常秘密成分；網路上的健康大師談論來自叢林的最新時尚食物；食品公司、健康專家和餐廳共同將一些食材包裝為超級食物。與眾不同具有吸引力是可以理解的，但是我們應該相信科學和證據，而非根據商業訊息去決定哪些食物特別優秀。我們的目標是重內涵而非外表。

本章中，我將提供你一份我認為與眾不同的食物概要，根據這些食物的烹調和健康價值。把這份概要視為逆轉疾病的科學食療聖經的冷門版本。我鼓勵你尋找它們並且嘗試看看。這些食物不僅可以輕易融入你的5×5×5架構，還將為你的心靈和味蕾開啟一場令人興奮的新冒險。

我把我所蒐集的與眾不同食物分為四個類別。第一類是「全球發覺」，這類食物包括鮮為人知的食物，你可能沒有看過，更別說嘗試。在某些地區的飲食文化中，如果你吃過經由專家烹調的這些食物，將會令你感到驚艷和喜悅。

接下來是「大吃一驚」，這類食物的益處令人驚訝，甚至讚嘆。許多這些食物以往通常與健康無關，但是科學現在卻說不然。它們的益處真的會讓你大驚失色，而且你將學到一些很酷的事實，可以讓你在下次的社交場合中令朋友和同事印象深刻。

然後我要向你介紹「滿壘全壘打」。這些是我在本書中提過的食物，具有支持全部五種健康防禦系統的功效。食用這些食物就相當於一次健康的全壘打。

最後，我要提供你一些秘訣，教你如何找出已經對你很好的食物的最佳版本，我稱之為「市場中的出色者」。這段會帶領你進行一次真實的市場之旅，並且告訴你如何像個專家去買到最好的食物。

全球發覺

世界各地隨著文化融合和新食物的引進，口味變得更加複雜。結果是在今天的北美洲、歐洲和亞洲，你都可以在當地的雜貨店發現許多以往被視為奇特的食物，例如：魚露、布拉塔起司（burrata）和黑米（black rice）。你可能會在度假或旅行的途中碰到一些有趣的食物，也可能透過朋友、同事或鄰居的鼓勵，讓你有機會擴展自己的眼界並且嘗試一些新的事物。

即使你不是個到處旅行的人，網路影片、烹飪節目、如雨後春筍般的餐廳，甚至是餐車都提供我們接觸到上一代的人幾乎無法嚐到的食物。這些食物為你提供烹飪冒險的機會。這裡有一些來自世界各地烹飪傳統的有趣食物，它們與眾不同不僅是因為其口感鮮美，還因為科學證實了它們的健康益處：

● **櫛瓜花（Squash blossoms、zucchini flower）**：在夏季，這種花可以在農夫市集（farmers markets）找到。整朵花皆可食用，而且稍微帶有甜味。可以被用於沙拉或湯、義大利麵，或是填料和烘烤，這種花含有一種天然的生物活性物質——菠菜甾醇（spinasterol），可以保護DNA防止突變、幫助免疫，並且殺死乳癌和卵巢癌的細胞[1]。

● **柿子（Persimmons）**：類似番茄的甜味水果，柿子原產於中國，從地中海和土耳其開始流行，現在世界各地都有其蹤影。柿子是日本的代表性水果，有許多不同的品種，其中一種稱為蜂屋柿（Hachiya），當它成熟時會非常柔軟和香甜，你可以像吃卡士達醬一樣用湯匙吃。柿子的萃取物已經被證實可以殺死結腸癌和前列腺癌的細胞[2]。

● **新鮮山葵（wasabi）**：日本辣根（horseradish）親戚的可食用部分，真正的山葵是一種地下莖（rhizome），生長在地底下，在春天或早秋用手去採收。這種莖被細磨碎成山葵醬，變成一鮮美又香辣的調味料，用於增添壽司的風味。山葵萃取物已經被證實可以殺死乳癌、結腸癌和肝癌細胞[3]。（注意：通常餐廳壽司旁邊提供的綠色泥狀物並非真正的山葵，只是辣根粉加上綠色可食用色素的仿製品。）

- **苦瓜**（**Bitter melon**）：薄皮呈黃瓜狀，外觀似乎長滿疣或高低不平。苦瓜是一種珍貴的葫蘆屬植物，被用於中國、印度、印尼和加勒比海的料理，以及草藥治療。它很獨特，苦澀的味道會在烹煮時顯著變甜，而且不知為何增加了一道菜餚中其他食材的風味。當涉及健康益處食，苦味通常更好，而且賦予苦瓜味道的生物活性物質被證實能夠殺死結腸癌和乳癌細胞、降低膽固醇和改善糖尿病患者的血糖濃度[4]。新手廚師不適合一個人在家使用它來做飯。你第一次品嚐苦瓜的經驗最好是在餐廳或知道如何處理它的朋友家中。
- **嫩蕨葉**（**Fiddleheads**）：可食用、年輕蕨類植物的綠色捲鬚，通常在早春時會出現在世界上的某個地方。它們是以小提琴頭部的弧形裝飾來命名，如同其他有生命的食物一般，滿載著可以活化健康防禦系統的生物活性物質，包括你的幹細胞和微生物體[5]。你可以用一些特級初榨橄欖油將其嫩煎，或是切片作為沙拉食用。只要確定你使用它們之前有清洗乾淨。
- **松露**（**Truffles**）：森林的另一種款待。如果你希望用某種真正特殊的東西來犒賞自己，試試看在義大利麵、米飯、蔬菜、魚或家禽肉上放上一些新鮮的松露薄片。這些塊狀、凹凸不平、高爾夫球狀的精美食品（松露巧克力即是因為貌似松露而被命名）是生長於地底下的真菌，在法國、義大利和西班牙的秋冬兩季可以透過豬和狗的搜尋而找到。松露散發出一種明顯的氣味，這是由類似人類費洛蒙的天然化學物質所產生。它們也含有大麻素（anandamide），這是一種同時具免疫促進劑和神經傳導物質功用的生物活性物質。值得注意的是，大麻素可以活化受大麻煙（cannabis）刺激的相同大腦獎賞中樞去產生一種陶醉愉悅的感覺[6]。松露中的其他生物活性物質能夠保護DNA，改善肌肉功能和能量代謝[7]。身為地球上最昂貴的食物之一，如果你有機會，松露是值得揮霍的珍貴食物。

現在是幾種海洋中可以找到的global finds，它們同樣會點亮你的味蕾以及你的健康防禦系統：

● **烏魚子**：一種鹹味的乾魚卵，魚卵取自生長於地中海沿岸的烏魚。來自薩丁尼亞島的經典版本被稱作bottarga di muggine，可以在義大利食品專賣店找到。它是一種真正的美味佳餚，像是起司般被磨碎，撒在義大利麵或米飯上，它可以為任何菜餚增添豐富的海鮮風味。如同大多數的魚卵一樣，烏魚子是omega-3多元不飽和脂肪酸的來源。它還有個額外的益處：在實驗室中，其萃取物被發現可以殺死結腸癌細胞[8]。

● **墨魚汁**：大部分的頭足類動物（烏賊、花枝、章魚）在逃離捕食者時都會噴射出黑色的墨汁。漁夫從這些動物體內的囊中蒐集這種墨汁，它是一種美味可口的佳餚，用在地中海沿岸料理的米食和義大利麵之中。一些以墨魚汁為特色的知名料理包括西班牙的墨魚汁海鮮飯（arroz negra）、威尼斯的西西里正統墨魚燉飯（risotto di nero di seppia）和墨魚麵（pasta al nero）[9]。墨魚汁在實驗室研究中顯示出具抗氧化、抗血管新生、保護幹細胞和增強免疫等效用[10]。墨魚汁甚至可以保護腸道微生物體免受癌症化療副作用的影響[11]。

●剃刀蚌：如果你是貝類愛好者，你一定會愛上剃刀蚌。這種獨特的貝類是因為貌似老式的理髮剃刀而被命名。它們的長度大約六～一〇吋，在全世界的魚市場都可以買到活的剃刀蚌，你可以簡單清蒸或用一些橄欖油、大蒜和白酒乾煎。你不需要用手除去它們的殼，因為當它們被烹煮時，殼會自己打開，裡面的蚌肉滿溢汁溢而且容易取出。剃刀蚌的肉味道甜美，令人垂涎欲滴。在實驗室中，透過將剃刀蚌浸泡在熱水中所獲得的萃取物已經被發現可以增加免疫細胞製造的抗體數量，同時能夠直接殺死乳癌和肝癌細胞[12]。

大吃一驚

針對食物和健康的研究有時候會導致驚人的發現。一些研究甚至顯示曾經被鄙視為全然不健康或吃了會令人內疚的食物其實可能具有健康益處，並且值得用另一種眼光去檢視。科學之美在於它讓我們向證據所顯示的任何東西敞開心扉。有時候，這會賦予我們關於食物的全新觀點。以下內容並非建議，只是敘述來自研究的驚人事實：

●**啤酒**：過分沉溺於任何酒精飲料都對你的健康防禦有害，而且啤酒還會提供你可能不需要的大量熱量[13]。然而，啤酒所含的生物活性物質在它發酵期間會漂浮在液體裡面。其中一種生物活性物質為黃腐醇，它具有抗癌和抗血管新生的功效，而且可以妨礙脂肪細胞的生長[14]。一個包含十萬零七千九百九十八人的流行病學研究顯示飲用啤酒與減少腎臟癌的風險有關[15]。如同我們第七章談過的，啤酒非酒精的部分會刺激幹細胞，對心臟有益[16]。

● **起司：**起司的確含有飽和脂肪，而且高鹽分，這些都會對健康造成危害。但是瑞典研究了成千上萬的人，顯示食用少量起司（每天最多六片）與減少心臟病發作的風險有關[17]。德國一項二萬四千三百四十人的重要研究發現每天食用兩片硬質起司，如：高達、亞爾斯堡、衣曼塔或愛丹與減少肺癌和前列腺癌的風險有關[18]。這些益處正如第六章提到的，與硬質起司中存在的維生素 K2 有關聯。其他像是帕瑪森乾酪、切達和卡蒙貝爾起司則會提供你的微生物體健康的腸道細菌。

● **巧克力：**作為甜食，巧克力是一種含有飽和脂肪和加工糖的糖果，這兩種成分都不健康。但是黑巧克力含有高濃度的可可固質（cocoa solids），的確是可以提供一些健康益處的核心成分。可可百分比較高，同時糖分和牛奶較少正是黑巧克力是一種較健康的糖果的原因。食用黑巧克力已經被發現能夠降低心臟疾病和糖尿病的風險、保護你的 DNA，並且改善腸道細菌[19]。正如我們在第七章看到的，飲用由高濃度可可製成的熱巧克力能夠增加你的幹細胞和促進血流量。它甚至能夠將你免疫系統中的細胞從促發炎轉變為抗發炎的狀態[20]。

● **義大利和西班牙的生火腿（Prosciutto and jamo）：**加工肉品絕對是不健康的食物選擇。雖然意志力和自律是種美德，但是有些人就是無法克制自己食用培根。如果你一定要有火腿才能享受生活，記住第六章提過，西班牙的伊比利亞火腿是由食用橡實的豬隻所製成，而義大利的帕瑪森火腿則是由食用帕瑪森乾酪乳清（對腸道細菌有益）和栗子的豬隻所製成；橡實和栗子皆含有 omega-3 多元不飽和脂肪酸。為了你的健康，你應該把所有肉類的攝取量減到最低，特別是加工肉品（沒有任何人體研究支持食用加工肉品的健康益處），不過令人感到訝異的是這兩種獨特的火腿的確可以提供我們一些健康的脂肪。

● **辛辣食物：**有段時間，辛辣食物被認為對健康有害，只是因為它們可能會造成胃灼熱。但是研究導致人們對辣椒中（不論新鮮還是乾的）會產熱、具健康促進特性的辣椒素進行了徹底的重新思考。中國針對整個習慣食用辛辣料理的區域進行了一項大型研究，顯示每天至少攝取一次辛辣食物與減少任何原因造成的死亡有關，包括癌症、心臟疾病、中風、糖尿病、呼吸道疾病和感染[21]。你的腸道細菌也喜愛火辣。研究證實一種以辣椒餵養的微生物體可以抵禦發炎和肥胖[22]。

● **紫馬鈴薯：**這種帶有漆黑表皮和藍紫色果肉的獨特馬鈴薯現在可以在超級市場和餐廳菜單上發現。食用它們的最健康方式可能是烘烤或水煮，並將其切片加入一盤沙拉之中。但是實驗室裡的科學家們發現紫馬鈴薯具抗血管新生的作用，而且它們可以殺死癌症幹細胞，但是否能具這種抗癌效果取決於它是用水煮、烘烤或是製成洋芋片[23]。

● **堅果：**堅果（杏仁、腰果、栗子、夏威夷火山豆、胡桃、松子、開心果和核桃）並不會讓人驚訝——我們原本就知道它們對健康是好的。不過它們可以做什麼來改變你的癌症命運會令你震驚不已。一項主要的歐洲研究顯示每天攝取一·五份的堅果（二二顆一半的核桃）與減少三一％發展出結腸癌的風險有關[24]。更讓人驚訝的是，一個來自十三間主要癌症中心的研究，包括哈佛大學、杜克大學、加州大學舊金山分校和芝加哥大學，顯示每週只要食用兩份堅果就與減少五三％第三期結腸癌患者的死亡風險有關，這些病患都正在接受傳統的化療[25]。

有如「滿壘全壘打」的好食物

綜觀全書，你可以看見超過兩百種的具體食物會如何活化你一種或多種的健康防禦系統。如果你有雙銳利的眼睛，你會注意到有些食物出現一次以上，因為它們影響一個以上的防禦系統。我把對五種健康防禦系統都有幫助的所有食物統整為一張清單。就像一位棒球員在滿壘的情況下打出了全壘打般，這些食物涵蓋了全部系統，因此我稱它們為滿壘全壘打。

我經常被問到是否會特別推薦一種食物給某人食用，那種食物是什麼？當涉及食物，絕對不只一種解答。不過，如果我必須選給自己吃（而且我每天都這麼做），那麼我會從這張清單中挑選。

滿壘全壘打食物清單

水果類		蔬菜類	飲料類
杏桃（Apricots）	芒果（Mangoes）	竹筍（Bamboo shoots）	紅茶（Black tea）
藍莓（Blueberries）	油桃（Nectarines）	胡蘿蔔（Carrots）	洋甘菊茶（Chamomile tea）
櫻桃（Cherries）	桃子（Peaches）	茄子（Eggplant）	咖啡（Coffee）
奇異果（Kiwifruit）	李子（Plums）	蕨類嫩芽（Fiddleheads）	綠茶（Green tea）
荔枝（Lychee）		羽衣甘藍（Kale）	
堅果／種籽	**海鮮**	**油**	**甜點**
亞麻仁籽（Flax seeds）	墨魚汁（Squid ink）	特級初榨橄欖油（Olive oil, EVOO）	黑巧克力（Dark chocolate）
南瓜籽（Pumpkin seeds）			

芝麻（Sesame seeds）			
葵花籽（Sunflower seeds）			
核桃（Walnuts）			

切記，仍然有許多其他的健康防禦促進食物和成分可以與滿壘全壘打的食物搭配食用，所以我建議不要只聚焦在它們身上，嘗試結合不同的食物，以維持飲食的趣味和多樣性。然而，當你計劃一週飲食的時候，滿壘全壘打的食物是可以經常包含在你個人偏好清單中的好選擇。如果你著重在一個特定的疾病，希望回顧哪些滿壘全壘打的食物可以對該疾病造成好的影響，請參考十五章的第四四四頁，或是複習第六章到第十章，看看各種防禦系統如何與特定疾病產生關聯。

請注意，這章節只列出第二部分有提到的食物。隨著科學的進展，其他研究將會擴展這份清單，我鼓勵你登入我的網站（www.drwilliamli.com）以得到有關新資料和新食物的最新更新。

市場中的出色者

在雜貨店或市場購物似乎是相同的事情，而且你容易陷入困境。縱使走道和架子上充滿了選擇，可是不知道為什麼，你總是傾向舊的選擇。如果這描述出你的經驗，你可能會覺得採買食物很無聊。你知道一定有其他更好的選擇，但是可能不確定要選什麼。你所創造的個人偏好清單將提供色彩豐富和美味的大量選擇。但是我將帶著你進行一趟真實的雜貨店和市場之旅，並且點出我自己購物時所尋找的出色食物。具備一點知識並且專注於把最好的選擇帶回家可以真正拓展你的眼界。我的哲理是：當涉及食物，很好絕對比好來的更好。

農產品：永遠尋求當季的新鮮食物，因為它們代表市場中的最佳品質。農產品走道中的每樣東西都是植物性，而且有如此多選擇，以至於你總是可以找到一些新事物去嘗試。蔬菜之中，如果你厭倦了羽衣甘藍，試試看多種菊苣。這是健康綠葉蔬菜的一大種類，包括比利時苦苣、苦苣、綠捲鬚生菜、蘆筍菊苣（punterelle）、紫菊苣和特里維素菊苣。這些蔬菜都具有抗癌特性的生物活性物質，而且可以為你的飲食經驗增加趣味和多樣性[26]。YouTube 上有許多影片可以教導你如何烹煮菊苣，包括嫩煎、烘烤、燉煮以及其他技巧，伴隨著美味的食譜。

番茄是活化健康防禦生物活性物質的良好來源，不過有些品種較其他更好。針對高茄紅素濃度，可以尋找：聖馬扎諾番茄、小番茄、紅黑皮番茄和柑橘色番茄[27]。如果你正在尋找其他茄紅素的良好來源，可以考慮西瓜和木瓜。一些木瓜的茄紅素含量甚至高於番茄[28]。

選擇水果時，你在秋天可以看到令人眼花撩亂的各式蘋果。其中健康促進多酚濃度最高的品種為翠玉蘋果、五爪蘋果和小皇后蘋果。當我為了健康而挑選美味的蘋果時，都會特別尋找這些種類。

挑選蘑菇則是要求新鮮，尋找整株含莖的蘑菇。避免預先切片、包裝好的蘑菇頭部，因為它們的生物活性比整株蘑菇更快分解。雞油菌菇、乾羊肚蕈、牛肝菌菇、舞菇和香菇（新鮮或乾的）都是我認為出色的美味，但是不要忘記常見的白蘑菇也是很好的健康選擇。

海鮮：每個人都知道鮭魚很健康，但是如果想要吃鮭魚以外的更多品種，或不喜歡鮭魚的味道，試試看其他 omega-3 多元不飽和脂肪酸含量高的海鮮。我研究了多個國際資料庫，以得知海鮮中 omega-3 多元不飽和脂肪酸含量，其中我最愛的高含量海鮮是：菲律賓花蛤、黃尾鰤（又被稱為鰤魚（amberjack），不是一種鮪魚）、海鱸、藍鰭鮪魚和烏蛤（一種小型的蛤蜊）。此外，只要你能取得新鮮的牡蠣，不要忘記它們具有 DNA 保護和免疫促進特性的益處。

當你身處在市場的海鮮區域時，一定要記得一些最普遍的大型魚類，例如鮪魚和劍旗魚會含有高濃度的汞。如果你嗜吃壽司並且喜愛鮪魚，你可能會想要檢測體內的汞濃度。一般來說，基於這個理由，懷孕的婦女吃壽司時應該要非常小心。

不要忽略罐頭魚，它們通常是較小型的無汞魚，充滿 omega-3。最高品質的傳統罐頭魚是西班牙、葡萄牙和法國製造，但是這些罐頭會被出口，而且可以在世界各地的許多市場中找到。它們通常隱藏在商店中央的罐頭食物中。含有最高濃度 omega-3 的罐頭魚為鮭魚、鯖魚、鮪魚、沙丁魚和鯷魚。

具高含量健康脂肪的海鮮

高含量 omega-3 多元不飽和脂肪酸（> 0.5 g/100 g 的海鮮）		
鯷魚（Anchovies）	烏魚（Gray mullet）	紅魚（Redfish）
北極紅點鮭（Arctic char）	鱈（Hake）	鮭魚（Salmon）
大目鮪（Bigeye tuna）	大比目魚（Halibut）	沙丁魚（Sardine）
黑鱸（Black bass）	魴魚（John Dory）	鯛（Sea bream）
藍鰭鮪魚（Bluefin tuna）	鯖魚（Mackerel）	海參（Sea cucumber）
藍鯥舵魚（Bluefish）	菲律賓花蛤（Manila clam）	龍蝦（Spiny lobster）
烏魚子（Bottarga）	地中海海鱸（Mediterranean sea bass）	劍旗魚（Swordfish）
鱘魚子醬（Caviar, sturgeon）	太平洋大牡蠣（Pacific oysters）	黃尾鰤（Yellowtail）

高含量 omega-3 多元不飽和脂肪酸（> 0.5 g/100 g 的海鮮）		
鳥蛤（Cockles）	鯵（Pompano）	
東部生蠔（Eastern oysters）	虹鱒（Rainbow trout）	
魚卵（鮭魚）	秋姑魚（Red mullet）	

橄欖油：現在，你知道特級初榨橄欖油最好是用於低溫烹調，作為食物的伴隨物和沙拉醬。但是當大多數人購買橄欖油時，他們會選擇自己最熟悉的品牌。但是並非所有的橄欖油都具相同的生物活性含量，而我會尋找由以下三種多酚含量高的單果之一所製成的橄欖油：Koroneiki、Picual 和 Moraiolo。下次當你站在數十種橄欖油前面時，拿起瓶子並仔細檢查標籤，找尋製造此油的橄欖品種。

你剛讀到的食物是一些我相信值得知曉和嘗試的特例。它們不僅支持你的健康防禦，還可以刺激你的味蕾。它們可以為你的飲食增添一種冒險的感覺。當你嘗試某樣新東西，而且發現自己喜愛它的味道，將它加入你的個人偏好清單，這樣它會變成你個人的食物選項。當然你也可以隨心所欲嘗試這章沒有提到的食物——探索並找出會帶給你喜悅的新食物。

此刻，你已經對自己的健康防禦系統有了充分理解，也已經選擇了自己偏好的防禦促進食物清單。你學到關於家庭廚房的技巧和要素的全部功能。你看到一些驚人且特殊的食物。現在是把它們結合在一起並且開始享用的時刻了！在下一章，我會分享利用本書中的美味食物所煮出的食譜，以及一份餐點計劃範例。我的目標是藉由各種選擇去鼓勵你，這樣你就可以透過這種簡單、靈活的方式在往後日子裡享受令人滿意和美味的飲食。

第十四章

餐點範例指引和食譜

自由選擇是件美妙的事，但是當你選擇新事物時，它也會變得令你不知所措。新不一定意味令人生畏或困惑。當你要開始熟悉如何使用 5×5×5 架構去創造出屬於自己的治癒飲食時，有份可以依循的指引或模板將有所幫助。這章會提供你指引和靈感，如此一來，你可以在生活中實行此架構。

我總結了一些美味的食譜，它們包含了許多我喜愛的最美味健康促進食物，這樣你可以使用它們去準備一些美味的餐點以擊敗疾病。

5×5×5 架構餐點範例指引

餐點範例指引不代表需要像真理般遵循。它的目的是展示幾種 5×5×5 架構用在真實生活中的版本。你將會看到如何創造出不同的飲食選擇，而且可以開始練習使用範例指引。

擁有一份可以依循的計劃，你才能夠有效地靠吃疾病疾病。你的計劃必須考量到日常生活的現實面，這就是為什麼死板的飲食計劃難以維持的原因。基於這個理由，我刻意設計了5×5×5架構，以便即使我們盡了最大的努力，但是每天仍不總是會按照原定計劃進行。每天與前一天至少都會有點不同。意外突然發生，而設定好的時間表會被打亂或必須改變。

記住，即使你實踐了範例計劃並嘗試了食譜：5×5×5 架構唯一的主要原則就是你每天至少食用五種健康防禦食物，而且你的選擇必須涵蓋五種防禦系統。就是這麼簡單。除了這項規定，你可以在任何情況下執行此架構，並且依你希望的方式去練習此方法。當然，你應該排除對你不健康的食物，但是我總是強調專注於用好的取代壞的。當涉及生活，它是一個很好的通用哲學。

如何閱讀餐點範例指引

- 每個欄位都代表一週中假設的一天。
- 每個欄位的上方是當天選擇的五種食物，以及其有關的特性：A＝抗血管新生；R＝再生；

M＝微生物體；I＝免疫；D＝DNA防護。

當你仔細觀察，你會注意到有幾天，五種食物會分散在五次餐點中，而其他天，它們會集中在二或三餐內。這示範出你如何靈活地將此架構應用於任何一天、任何地方，無論當天發生了什麼事。

	五種每日食物	早餐
星期日	• 油桃（A） • 黑巧克力（R） • 青花菜莖（M） • 鮭魚（D） • 番茄（I）	油桃優格
星期一	• 雞大腿（A） • 綠茶（R） • 酸麵包（M） • 核桃（D） • 柳橙（I）	
星期二	• 酸豆（A） • 全麥（R） • 石榴汁（M） • 番茄（D） • 黑巧克力（I）	黑巧克力早餐棒 石榴汁
星期三	• 大比目魚（A） • 大豆（R） • 高達起司（M） • 烏龍茶（D） • 黑巧克力（I）	烏龍茶
星期四	• 豆腐（A） • 芹菜（R） • 香菇（M） • 芒果（D） • 辣椒（I）	
星期五	• 核桃（A） • 紫馬鈴薯（R） • 酸麵包（M） • 番茄（D） • 羽衣甘藍（I）	
星期六	• 雞肉（A） • 牡蠣（R） • 優格（M） • 奇異果（D） • 咖啡（I）	奇異果優格 咖啡

	午餐	點心	晚餐	甜點
星期日	青花菜心莖和牛至湯	自製番茄莎莎醬＋烤酸麵包	烤鮭魚	健康的巧克力慕斯
星期一		柳橙＋核桃綠茶	雞肉咖哩＋酸麵包	
星期二			新鮮番茄醬搭配全麥義大利麵，配上酸豆	
星期三	高達起司佐沙拉	黑巧克力早餐棒（剩餘的）	蒸大比目魚佐薑片、醬油、麻油和蔥	
星期四			炒豆腐、香菇、辣椒和芹菜	芒果
星期五	夏日燉蔬菜（含有番茄和羽衣甘藍）酸麵包		核桃青醬佐紫馬鈴薯麵疙瘩	
星期六	半盤太平洋大牡蠣		薄荷魚醬佐雞肉	

在剩下的章節中，我會與你分享二十四份含有逆轉疾病的科學食療聖經的食物食譜。我希望向你展示可以用非常美味的方式去利用和結合食材。所有這些食譜都經過測試，而且全部都可以在三十分鐘以內就準備完成（當然有些食譜需要額外、無人在場的烹煮時間才能完成）。

就像本書中的食物，這些食譜借用了不同文化和料理傳統的技巧及風味：地中海和亞洲飲食的風格強烈，因為這些地區的料理偏好植物為主、新鮮、原型食物、簡單的烹調方式，而且使用健康、低飽和脂肪的油脂。從本書的第二部分，你認識了青花菜莖、黑巧克力、栗子、煮熟的番茄、核桃、雞大腿和更多食物。所有這些食譜都可以輕易透過第十二章描述過的廚房工具來製作。這些是我喜愛烹煮且與家人和朋友分享的食譜種類。

也就是說，我希望你將這些餐點範例指引和食譜視為一個起點，而非終點。5×5×5架構的原則是它可以輕易地適應你的真實生活並且鼓勵你去探索。即使我們在本書中討論超過二〇〇種食物，但還有更多能夠促進健康的食物。如果你在雜貨店或市場中發現某種引起你好奇的食物，我鼓勵你嘗試看看。如果本書中沒有提過它，我建議你仔細研究，看看它是否會影響一種防禦系統還有具備哪種健康益處。

以下是教你如何像個專家一樣進行研究。上網然後輸入 PubMed。這是一個驚人的搜尋引擎，可以利用由美國國立衛生研究院的美國國家醫學圖書館（United States National Library of Medicine）所維護的巨大的研究數據庫。你可以自 PubMed 取得超過二八〇〇萬筆的科學研究。你可以透過

https://www.ncbi.nlm.nih.gov/pubmed 去免費搜尋珍貴的數據。在 PubMed 上面，幾乎每篇可靠的研究論文都包含簡短的摘要，將提供你該篇研究的基本前提、方法和結論，如此一來，你就可以快速得知某種食物可能具備的健康益處。

接著是你該如何使用 PubMed 的方法。在搜尋欄位中用英文輸入你感興趣的食物，以及與防禦系統有關的另一個專有名詞，例如：「抗血管新生」或「再生」或「幹細胞」或「微生物體」或「DNA」或「免疫」。PubMed 就會搜尋其中二八〇〇萬筆的研究文章，然後顯示任何包含那些關鍵字的研究給你知道。

我會幫助你跟上我分析過、而且不斷增長的食物清單，將它們定期更新到偏好食物清單之中，你可以在 www.drwilliamli.com/checklist 的網站內找到。

你也可以藉由上網搜尋包含你偏好食物清單中食材的食譜去大大拓展以下提供的食譜。只要連上你最愛的搜尋引擎，然後輸入食物名稱及「食譜」，你就會得到數種不同的食譜。不過你仍然要做些判斷，選擇使用健康食材和烹調技巧的食譜。

這裡是我分享給你做為起點的食譜。

食譜列表

Recipe 01

黑巧克力早餐棒

一根會刺激你的微生物體和幹細胞的早餐棒是開啟一天的好辦法，尤其它是由黑巧克力製成。

份量：12根
烹調時間：15～20分鐘
準備時間：15分鐘，加上2～3小時的冷卻時間

食材

◆1／2杯腰果，大致切碎（如果對堅果過敏可以省略）
◆2杯傳統或即食燕麥片
◆1／4茶匙的鹽
◆1／4杯有機杏桃乾，切碎
◆1／4杯有機芒果乾，切碎
◆1／4杯有機蔓越莓乾
◆1／4杯有機藍莓乾
◆1／2杯迷你黑巧克力片（可可含量大於70％）或黑巧克力切碎
◆1／2杯全棗（約6～7顆），去核並大致切碎
◆1／4杯楓糖漿
◆1／2茶匙的香草精

作法

先以烤箱預熱至一百八十度。

在一個大攪拌碗中混合腰果、燕麥和鹽。加入杏桃、芒果、蔓越莓、藍莓和巧克力並且攪拌均勻。把棗子、楓糖漿和香草放入食物處理機中研磨成糊狀。如果混合物過於濃厚或結塊，一次加入一匙溫水，以獲得類似蘋果醬的滑順感。把棗子楓糖糊倒入燕麥和水果的混合物中，並將其完全混合，直到所有原料都沾黏棗子楓糖糊。

把混合物倒入一個二十至二十三公分正方形大小的烤盤中，烤盤內舖有烘焙紙，用你的手指或抹刀壓到緊實。烘焙前將混合物壓到緊實很重要。放在烤箱中間的烤架上，烤15～20分鐘，直到邊緣開始呈現棕色。取出並置於冷卻架上至完全冷卻，在切成棒狀物前需放入冰箱2～3小時或過夜。保存於冰箱中。

Recipe 02

薑汁柳橙熱巧克力

份量：一百七十公克／4份
烹調時間：5分鐘　準備時間：5分鐘

飲用由黑巧克力製作的熱可可能夠透過增加血液中循環幹細胞的數量去增進身體再生的能力。最重要的部分是使用黑巧克力。這食譜是我的好朋友和非凡的巧克力師卡特里娜．馬柯夫（Katrina Markoff）為我準備的，我與她合作創造出具有獨特健康成分組成的巧克力。

食材

- 3杯杏仁漿、椰奶、燕麥奶或牛奶
- 八十五公克（1／2杯）黑巧克力
- 二十八公克（1／4杯）可可粉
- 1／4茶匙的乾薑或1／2茶匙的新鮮磨碎生薑
- 一條十公分的柳橙皮
- 1大匙的椰糖（選擇性）
- 椰漿鮮奶油（Whipped Coconut Cream，選擇性）

作法

將牛奶、巧克力、可可、薑、柳橙皮和糖（如果有使用）加入一個小燉鍋中。中火加熱並攪拌，直到完全溶解且所有巧克力都融化。移除柳橙皮然後盛裝。

如果想要可以在上面添加自製的椰漿鮮奶油。

椰漿鮮奶油：

- 1罐四百公克椰奶或椰漿
- 2大匙龍舌蘭糖漿
- 1／2茶匙香草精
- 少量海鹽

把椰漿／奶置於冰箱過夜冷藏，確保不要搖晃或傾斜罐頭，這樣你才能完全分離奶油和液體。隔天，在打發奶油前先把一個大攪拌碗冷卻。從冰箱中取出椰漿／奶，不要傾斜或搖晃，然後移除蓋子。挖出上方厚厚的奶油，保存剩下的液體以製成奶昔或用在上方的熱巧克中。把硬化的奶油置於冷卻的攪拌碗中。用電動攪拌器攪拌45秒至呈現乳脂狀（creamy）。之後加入龍舌蘭糖漿、香草和鹽，然後攪拌均勻直到呈現乳脂狀再多攪拌1分鐘。試吃並依需要調整甜度。

立刻使用或冷藏——在冰箱中冰愈久它就會變得愈堅硬。在冰箱中最多可以保存一星期。

Recipe 03

溫胡蘿蔔葉沙拉

由具抗血管新生效果的胡蘿蔔葉和香菇製成的小茴香味溫沙拉，搭配甜味強烈的小番茄。

份量：4份
烹調時間：15分鐘
準備時間：15分鐘

食材

- 1束胡蘿蔔葉，把柔嫩的葉子切段，每段2~5公分長；丟棄堅硬的莖
- 2大匙特級初榨橄欖油傳統或即食燕麥片
- 1／2顆中等大小的洋蔥，切片
- 2瓣大蒜，切碎有機杏桃乾，切碎
- 1杯香菇（含頭部與莖），切薄片
- 1／2茶匙海鹽
- 1／2茶匙碎紅辣椒薄片（選擇性）
- 1／2茶匙磨碎的小茴香
- 1杯小番茄，切半
- 磨碎的檸檬皮調味
- 新鮮研磨的黑胡椒調味

作法

胡蘿蔔葉置於一個大碗或大盤子內，放在一旁。在炒鍋中以中高溫加熱橄欖油。洋蔥和大蒜下鍋爆香直到呈現輕微的金黃色，約2~3分鐘。加入香菇煮到柔軟，約3~5分鐘。添加海鹽、紅辣椒薄片（若有使用）和小茴香。加入番茄翻炒至柔軟。把煮熟的蔬菜倒在胡蘿蔔葉上方，攪拌使食材結合、葉子變軟。用鹽、胡椒、檸檬皮和幾滴特級初榨橄欖油調味。立刻上菜。

Recipe 04

經典檸檬香醋醬

份量：4～6份
烹調時間：0分鐘　準備時間：5分鐘

沙拉可以由有趣的綠葉蔬菜、香草和切塊蔬果組合而成。無論你的選擇為何，正確的醬料可以造成很棒和只是好的沙拉兩者間的差別。你可以從偏好食物清單中輕易選擇許多健康的食物並加入任何的沙拉內。

食材

- 1小瓣切碎的大蒜
- 1尾鹽漬鯷魚，用水輕洗
- 1／2顆檸檬擠汁
- 1茶匙第戎芥末醬
- 1／4杯特級初榨橄欖油
- 新鮮黑胡椒粒，調味用
- 海鹽，調味用

作法

使用研缽和研杵（或是小湯匙背面），把大蒜和鯷魚一起壓成膏狀。加入檸檬汁和芥末醬，然後攪拌均勻。倒入橄欖油，用攪拌器將這些食材混合。磨碎一些黑胡椒粒以提味。加入少量鹽巴。如果你自備午餐上班，這個醬料可以存放在保鮮盒中，吃飯時倒在沙拉上面。

Recipe 05

烤蘑菇

這是一種享用具免疫促進功用、有益於微生物體和幫助血管新生防禦的蘑菇雜燴的最佳方式。

份量：4份
烹調時間：30分鐘
準備時間：10分鐘

食材

- 四百公克整株的蘑菇（白蘑菇、香菇、褐色蘑菇、雞油菌菇、羊肚菇、舞菇和／或牛肝菌菇），清洗後斜切成厚片。
- 1／4杯特級初榨橄欖油
- 4瓣大蒜，切碎
- 新鮮黑胡椒粒，調味用
- 1杯香菇（含頭部與莖），切薄片
- 6～8枝百里香或迷迭香
- 海鹽，調味用
- 1枝義大利荷蘭芹，切碎

作法

烤箱預熱至一百一十度。取一個大玻璃盆放入蘑菇、橄欖油、大蒜和黑胡椒，然後輕輕攪拌。把蘑菇混合物均勻分布在鋪有烘焙紙的烤盤中，蘑菇上方放上百里香，然後放入烤盤。烘烤25～30分鐘，直到蘑菇呈現金黃色。讓它緩慢降溫，用鹽巴調味，撒上荷蘭芹，就可以享用溫熱的一餐。

注意：蘑菇不應該清洗或浸泡在水中；若要清潔，使用濕的廚房紙巾溫柔擦拭。不要在蘑菇煮熟前添加鹽巴。

Recipe 06

烤茄子

茄子含有綠原酸，可以活化你的再生系統和其他健康防禦力量。這份食譜中，它會先經過燒烤，然後點綴許多健康防禦促進的食材，為這道菜增添美妙的風味和生物活性物質，創造出一道真的令人垂涎三尺又健康的菜餚。

份量：4~6份

烘烤時間：5~6分鐘

準備時間：20分鐘，靜置時間最少30分鐘

食材

- 4顆小茄子或2顆中等大小的茄子
- 2茶匙新鮮牛至，切碎；或1茶匙乾牛至
- 1／2顆檸檬擠汁
- 大束新鮮薄荷葉，切碎（如果偏好荷蘭芹，則用荷蘭芹取代）
- 3~4瓣大蒜，切碎
- 鹽，調味用
- 紅辣椒碎片，調味用（選擇性）
- 1／4杯特級初榨橄欖油
- 品質良好的巴薩米可醋，調味用
- 6~8片羅勒葉
- 切碎的橄欖，調味用（選擇性）
- 酸豆，調味用（選擇性）

作法

加熱戶外烤架或無煙烤盤。清洗並瀝乾茄子。切除並丟棄茄子兩端。把茄子切成半公分長的縱向切片。

把茄子片的每一面烤2~3分鐘。茄子烤好後，平鋪在一個大砂鍋中。上方放上牛至、薄荷、大蒜、鹽和紅辣椒片（若有使用）。撒上橄欖油，再滴幾滴巴薩米可醋。重複此步驟，直到鋪滿三層茄子和調味料。

以保鮮膜緊緊覆住砂鍋，然後靜置於室溫或冰箱中至少30分鐘，讓所有味道滲入茄子之中。可以預先放入冰箱過夜或儲存在保鮮盒中冷藏7~10天。

食用

把茄子切片置於盤子上，在上方擺上整片或切絲的羅勒葉。可以用橄欖或酸豆點綴。這份食譜可以當作很棒的開胃菜或配菜，或與芝麻葉一起製成沙拉。茄子也可以在端上桌前切成一口大小，搭配烤麵包。

Recipe 07

青花菜莖和牛至湯

這是一種將抗血管新生的青花菜莖與花和飲食結合的極佳方法。在這份食譜中，我還加入了青花菜芽，以賦予它額外的免疫系統增進功效。

份量：6～8份
烹調時間：20分鐘
準備時間：10分鐘

食材

- 1顆青花菜
- 2大匙特級初榨橄欖油
- 1顆中等大小的黃洋蔥，去皮切碎
- 4瓣大蒜，切碎
- 2茶匙乾牛至
- 5杯蔬菜高湯
- 2杯菠菜，沖洗
- 1杯平葉荷蘭芹，清洗並移除莖的部分
- 1／2顆檸檬皮
- 猶太鹽（Kosher salt）
- 新鮮研磨黑胡椒
- 青花菜芽（選擇性裝飾）

作法

把青花菜頭部的花移除，放在一旁。剝去青花菜莖的皮，並將其切成1公分立方體。把花和莖分開。

用中高溫加熱大鍋中的橄欖油。加入洋蔥和大蒜，煮到呈現半透明並散發出香味，大約需要5分鐘。

加入切好的青花菜莖與牛至，煎炒3～5分鐘，然後倒入蔬菜高湯。煮滾後，把火調降至小火；煮約10分鐘，直到青花菜柔軟。

在一個中型的鍋子中，倒入4杯水煮沸。汆燙青花菜的花2～3分鐘，然後立刻用冷水冰鎮。菠菜與荷蘭芹也重覆此過程，然後用廚房紙巾吸乾水分。

把青花菜莖與高湯的混合物倒入攪拌器中，使用中高速攪拌。慢慢加入瀝乾的青花菜、菠菜和荷蘭芹，然後用高速攪拌，直到混合物變得滑順，顏色呈現明亮的綠色。用鹽巴和胡椒調味，並綴以檸檬皮和青花菜芽。

Recipe 08

栗子湯

從栗子身上取得鞣花酸的美味方式，這種湯是秋季的療傷系食物。你可以搭配嫩煎的蘑菇和堅硬的酸麵包。

份量：4份
烹調時間：30分鐘　**準備時間：**10分鐘

食材

- 2大匙特級初榨橄欖油
- 1顆大紅蔥頭，切碎
- 2根芹菜，含葉子，切碎
- 1根中等大小的胡蘿蔔，切碎
- 2枝百里香，摘下葉子
- 3片新鮮或1片乾的月桂葉
- 海鹽
- 黑胡椒
- 1杯半煮熟的栗子
- 4杯蔬菜高湯

作法

以中高溫加熱一個中平底鍋內的特級初榨橄欖油。加入紅蔥頭、芹菜、胡蘿蔔、大蒜、百里香、月桂葉、鹽和黑胡椒，炒到香味出來，大約需要5～7分鐘。加入栗子並攪拌均勻。加入蔬菜高湯，煮滾，然後以中溫繼續煮20分鐘。取出月桂葉。使用手持攪拌器，把湯攪拌到如奶油般滑順。用鹽和黑胡椒調味。滴上幾滴品質良好的特級初榨橄欖油。

Recipe 09

蘑菇湯

這道溫暖且撫慰人心的湯可以使用多種具免疫促進功用且鮮味十足的蘑菇製成，發揮創造力，在這份基本的食譜中添加各種不同的蘑菇去進行實驗。

份量：4份
烹調時間：30分鐘　**準備時間：**10分鐘

食材

- 2大匙特級初榨橄欖油
- 1大顆紅蔥頭，切碎
- 4瓣大蒜，剁碎
- 四百公克蘑菇（白蘑菇、香菇、雞油菌菇、褐色蘑菇或蠔菇），切片
- 3～4枝百里香，摘下葉子
- 海鹽
- 4杯蔬菜高湯
- 黑胡椒
- 1／4杯義大利荷蘭芹，切碎

作法

以中高溫加熱中平底鍋內的橄欖油，然後爆香紅蔥頭和大蒜，直到香氣散發，大約4～5分鐘。加入蘑菇和百里香葉子，用少量海鹽調味。炒到食材呈現金黃色，約需要4～5分鐘。取出幾片蘑菇，作為之後的裝飾。加入高湯並以文火燉煮15～20分鐘。使用手持攪拌器或一般的攪拌器，把湯攪拌至口感滑順均勻。使用鹽和胡椒調味。綴以先前取出的蘑菇片和切碎的荷蘭芹。

Recipe 10

南瓜湯

只要有南瓜（歐洲稱作potimarron）就存在的經典秋季湯品。

份量：4份
烹調時間：45分鐘
準備時間：10分鐘

食材

- 2～3顆小南瓜，或是2杯橘色的南瓜糊（6公斤的罐頭）
- 2～3大匙特級初榨橄欖油
- 海鹽，調味用
- 2瓣大蒜，剁碎
- 1顆中等大小的白洋蔥，切碎
- 1／4茶匙黑胡椒
- 1／2茶匙小豆蔻
- 1／2茶匙肉桂
- 1／2茶匙薑黃
- 1／4茶匙肉豆蔻
- 2杯蔬菜高湯
- 1杯椰奶
- 南瓜籽，調味用

作法

在烤盤內鋪上烘焙紙，烤箱預熱到一百八十度。把南瓜切半，去除籽和纖維。撒上特級初榨欖油，並用海鹽調味，面朝下放在烤盤上。烘烤30～45分鐘，直到南瓜可以輕易用刀子穿透。放涼直到可以用手剝除果皮，將果肉放在一旁。

以中高溫加熱中平底鍋內的橄欖油，爆香大蒜和洋蔥，以胡椒和1／4茶匙的鹽巴調味，煮到散發香氣，大約需要2～3分鐘。加入小豆蔻、肉桂、薑黃和肉豆蔻，並且攪拌均勻。加入南瓜肉，攪拌使其與其他食材結合。倒入高湯和椰奶，以文火燉煮到冒泡。使用手持攪拌器，把湯攪拌到如奶油般滑順。撒上南瓜籽。

Recipe 11

烤紫馬鈴薯湯

你從未喝過如此美味的馬鈴薯湯。紫馬鈴薯的天然色素可以殺死癌症幹細胞且具抗血管新生的效用。這碗湯可以配上一團優格以幫助你的微生物體。

份量：4份
烹調時間：45分鐘　**準備時間：**10分鐘

食材

- 四百公克（4～6顆中等大小）紫馬鈴薯，去皮，切成1公分薄片
- 3大匙特級初榨橄欖油，分開
- 海鹽，調味用
- 新鮮研磨的黑胡椒
- 1／2顆小的紅洋蔥或1顆大的紅蔥頭，切丁
- 2瓣大蒜，剁碎
- 1根芹菜，含葉子，切碎
- 2枝小迷迭香，之後會移除
- 4～6杯蔬菜高湯
- 切碎的荷蘭芹或蒔蘿
- 優格（選擇性裝飾）

作法

烤箱加熱到兩百度。將馬鈴薯放在烤盤上，可以使用不沾烤盤或鋪上烘焙紙或錫箔紙。撒上一大匙的特級初榨橄欖油，並用鹽和胡椒調味。烤到馬鈴薯開始呈現焦糖色且變得柔軟，大概需要25～30分鐘。

在一個中湯鍋內，以中高溫加熱剩下2大湯匙的橄欖油。加入洋蔥，炒約1～2分鐘，再加入大蒜、芹菜和迷迭香爆香，以鹽和胡椒調味，炒到發散香氣且食材變得柔軟，約需要4～5分鐘。加入烤過的馬鈴薯和足夠蓋過馬鈴薯的高湯。煮到沸騰，接著關成小火，繼續燉煮8～10分鐘，直到馬鈴薯熟透。移除迷迭香並丟棄。使用手持攪拌器，把湯攪拌到如奶油般滑順，以海鹽調味。在湯上面點綴切碎的荷蘭芹或蒔蘿和新鮮研磨的黑胡椒。挖取一杓優格放在湯上面。

變化

可以加入紫胡蘿蔔或紫花椰菜與馬鈴薯一起烘烤。

Recipe 12

夏季蔬菜燉菜

夏天的收成時期，沒有任何東西比燉菜更能夠獲得來自多樣新鮮蔬菜和香草的益處了！在這份充滿能量的食譜中，共含有18種會增進你健康防禦系統的食材。

份量：4～6份
烹調時間：45分鐘　**準備時間：**30分鐘

食材

- 3大匙特級初榨橄欖油
- 1顆中等大小洋蔥，切碎
- 2根芹菜，切成1公分薄片
- 2根胡蘿蔔，含葉子；胡蘿蔔切成1立公分正方體，葉子則粗略切細
- 鹽
- 3瓣大蒜，切碎
- 1／2茶匙細碎的紅辣椒片或1根新鮮紅辣椒從中切半（選擇性）
- 3枝新鮮牛至、墨角蘭或百里香，或任何組合
- 1杯番茄糊
- 1根中等大小櫛瓜，切成1立公分正方體
- 2顆紫馬鈴薯，切成1立公分正方體
- 1顆小地瓜，切成1立公分正方體
- 1公升蔬菜高湯
- 1片乾的或3片新鮮月桂葉
- 2杯恐龍羽衣甘藍，切絲
- 1罐白腰豆，瀝乾並沖洗
- 12片新鮮薄荷或蘿勒葉，切碎
- 烤酸麵包

作法

在大湯鍋中以中高溫加熱橄欖油。加入洋蔥、芹菜和胡蘿蔔，撒上鹽然後煮3～4分鐘。加入大蒜、紅辣椒片和牛至，再煮2～3分鐘。加入番茄糊，以鹽調味，燉煮約5分鐘。加入櫛瓜、紫馬鈴薯、地瓜和高湯。煮到沸騰，加入月桂葉，把火轉小，燉煮約20～25分鐘，直到馬鈴薯柔軟到可以被叉子穿透。加入羽衣甘藍、胡蘿蔔葉和豆子；再煮10分鐘。把湯鍋自爐火移開，加入薄荷並攪拌。分裝到碗中，滴幾滴特級初榨橄欖油並附上烤好的酸麵包。

注意：你可以使用任何偏好的香草和蔬菜組合。鼠尾草和香菜是其它的香草選擇。其他適合的蔬菜包括南瓜、奶油南瓜、四季豆、黃金馬鈴薯和玉米。你也可以加入煮熟的義大利麵、藜麥或2粒小麥做成更豐盛的燉菜，或是在燉菜上方加上新鮮酪梨塊或你最愛的起司。

Recipe 13

特飛麵佐基本青醬

份量：2～3份
烹調時間：0分鐘
準備時間：5分鐘

源自義大利利古里亞（Liguria）的傳統義大利麵，其驚人的滋味、簡約和來自羅勒、松子、大蒜、橄欖油等生物活性的獨特組合無人能比得上。這種義大利麵通常使用栗子粉製成，所以賦予它額外的健康益處。

食材

- 2杯新鮮羅勒葉，去除莖
- 1／4杯松子或核桃
- 2小瓣大蒜
- 2／3杯特級初榨橄欖油，分開
- 2／3杯帕瑪森乾酪絲
- 海鹽，調味用
- 四百公克使用栗子粉製成的特飛麵（如果鄰近超市沒有進貨，可以上網訂購）

作法

使用食物處理機，將羅勒、堅果、大蒜、一半橄欖油和一半起司均勻結合（使用瞬轉功能）。食物處理機緩慢運作的同時，慢慢倒入剩下的橄欖油。一旦充分攪拌，關閉處理機然後將混合物移到一個碗中。拌入剩下的起司，添加少量海鹽調味。

同時，將一大鍋鹽水煮到沸騰。放入義大利麵煮到彈牙的狀態，通常比包裝所指示的時間再少煮1分鐘。用濾盆瀝乾義大利麵前先保留1杯煮麵的水。在一個大碗中，混合義大利麵、青醬和足夠的煮麵水使義大利麵均勻沾覆醬汁。立刻上菜，使用多餘的帕瑪森乾酪做裝飾。

Recipe 14

核桃青醬

如果你認為羅勒青醬是最好的，那麼你應該試試加入核桃。想想所有的臨床研究都證實吃核桃可以促進健康和打敗疾病。

份量：4份
烹調時間：5分鐘
準備時間：15分鐘

食材

- 1片酸麵包，去除麵包皮
- 1／2杯全脂牛奶
- 1杯去殼核桃
- 2大匙松子
- 1瓣大蒜，去皮、粗略切碎
- 1／4杯帕瑪森乾酪絲
- 新鮮墨角蘭
- 3大匙特級初榨橄欖油
- 鹽
- 黑胡椒

作法

把麵包放在小碗中，倒入牛奶，讓麵包浸泡其中1～2分鐘。輕輕擠壓麵包，將其放入食物處理機裝盛食物的容器中，保留剩下的牛奶。

把核桃、松子、大蒜、起司和墨角蘭放入食物處理機的容器內。打開食物處理機，然後緩慢倒入橄欖油，加入剩下的牛奶，攪拌成濃厚又如奶油般滑順的質地。用鹽和胡椒調味。

核桃青醬可以淋在義大利麵上或作為魚、雞肉或蔬菜的配料。它可以密閉冷藏3～4天，不要將其冷凍。

注意：核桃也可以先用平底鍋或以預熱一百九十度的烤箱稍微烘烤**5**分鐘，以產生堅果的味道。烘烤過的核桃皮也可以使用乾淨的廚房紙巾擦掉。

Recipe 15

紫馬鈴薯麵疙瘩

另一種讓義大利麵對你的健康發揮作用的方法，紫馬鈴薯、麵疙瘩，目標瞄準癌症幹細胞。

份量：4份　**烹調時間：**40～50分鐘
準備時間：30分鐘

食材

- 2磅紫馬鈴薯
- 2杯麵粉
- 1顆蛋，稍微攪成糊狀
- 1／2茶匙的鹽
- 帕瑪森乾酪，裝飾用

作法

清洗馬鈴薯。在一個大鍋中裝滿足以淹蓋它們的水，馬鈴薯連皮煮滾，直到使用叉子能輕易刺穿，根據馬鈴薯的尺寸，大約需要煮30～40分鐘。將馬鈴薯取出並完全瀝乾。在乾淨的乾抹布或紙巾上放涼。

當馬鈴薯放涼到可以用手碰觸，將其去皮並搗成糊狀。為了作出最輕盈、蓬鬆的麵疙瘩，使用馬鈴薯壓粒器（potato ricer）或食物研磨器（food mill）。把馬鈴薯泥平鋪在一個大型灑滿麵粉的平面上，使其冷卻。在馬鈴薯泥上面撒上約2／3的麵粉，然後在中心挖個洞，把蛋和鹽倒入。用雙手將食材混合，開始捏塑麵糰。溫柔地捏麵糰，如有需要，一次加入一點剩餘的麵粉，直到麵糰良好的黏結在一起。不要過度加工麵糰或添加額外的麵粉。

將麵糰塑形成一條長方形麵包。把麵包切成8～10等份。在撒上一點麵粉的平面上把每一份麵包搓揉成約1公分厚的長繩，將其切段，每段長度為1公分。

輕微搖晃甩掉多餘的麵粉，接著把麵疙瘩放入一個裝著沸騰鹽水的大湯鍋中。煮到麵疙瘩漂浮於表面，大約需要2～4分鐘。使用撈麵勺溫柔地取出麵疙瘩，並將其瀝乾。保留1杯的煮麵水。將麵疙瘩放入一個溫暖的大碗內，淋上核桃青醬或其他醬料，然後輕輕混合。若有需要，加入幾匙的煮麵水。

如果想要，可以額外添加帕瑪森乾酪絲。

注意：麵疙瘩製作好後，應該在30～45分鐘內煮好，否則它們會變得黏乎乎。如果不會馬上使用，將其放置在鋪有麵粉的餅乾盤上，避免沾黏，然後冷凍2小時，或是麵疙瘩完全結凍的狀態。冷凍好後，放入容器中，然後儲存於冷凍庫中。

Recipe 16

義大利麵佐新鮮番茄醬

這道經典的番茄義大利麵強調出番茄的新鮮，番茄具抗血管新生、促進微生物體和DNA防護的益處。再加上一些帕瑪森乾酪絲做裝飾。

份量：4～6份 **烹調時間：**30分鐘
準備時間：30～40分鐘

食材

◆ 2～3磅堅實成熟的番茄，最好是聖馬札諾、羅馬或其他李子型番茄（plum-type tomato）
◆ 1～2大匙特級初榨橄欖油
◆ 1／2顆小洋蔥，切碎
◆ 1～2瓣大蒜，切碎
◆ 1／2茶匙碎辣椒（選擇性）
◆ 鹽
◆ 3～4片新鮮羅勒葉，切絲，分開備用
◆ 四百公克全麥義大利麵
◆ 帕瑪森乾酪絲（選擇性）

作法

番茄糊方法一：（使用食物研磨器）

把一大鍋水煮滾。清洗番茄，縱向切半。去除並丟棄番茄柄和鬆散的種籽。把番茄放入滾水中煮4～6分鐘，直到番茄柔軟，但尚未破裂。

花幾分鐘用濾盆濾乾番茄，搖動濾盆盡可能地甩乾多餘的水分。

把食物研磨器放在一個大碗上，分批把番茄放入食物研磨器中。以順時針方向轉動食物研磨器的把手，從底部開始研磨出番茄糊。每批都研磨好後，逆時針方向轉動把手，以清除果皮和種籽並丟棄。

作法

番茄糊方法二：（使用食物處理機或攪拌器）

把一大鍋水煮滾。準備一大碗的冰水，放在火爐旁邊。分批煮番茄，每次將3～4顆番茄放入滾水中，煮45～90秒，直到果皮開始裂開。用撈麵勺取出番茄，然後放入冰水中。

番茄去皮，縱向切半，去除並丟棄番茄柄和全部的種籽。把番茄放在濾盆中，盡可能用乾多餘的水分。分批將番茄倒入食物處理機或攪拌器中，直到攪拌均勻且滑順。

作法

基本番茄醬

在一個大的長柄平底煎鍋（skillet）或平底深鍋（saucepan）中以中高溫加熱橄欖油。加入洋蔥並炒2～3分鐘；加入大蒜和碎辣椒（若有使用），炒到大蒜散發香味，但注意不要燒焦。加入大概2杯的番茄糊，以鹽巴調味。烹煮醬汁20～30分鐘。加入一半的新鮮羅勒。搭配你最愛的義大利麵（建議長麵條狀的義大利麵）。滴幾滴特級初榨橄欖油，撒上剩下的羅勒，想要可以再加上帕瑪森乾酪絲。

變化

蘑菇醬：將多種新鮮蘑菇加入洋蔥大蒜混合物中，一起炒2～3分鐘，再倒入番茄糊。

茄子醬：將茄子塊（最好保留果皮，但可依個人喜好去除）加入洋蔥大蒜混合物中。加入1／2杯水，然後炒4～5分鐘，直到水分蒸發，再倒入番茄糊。

注意：你可以製作較大批的番茄糊，遵循適當的罐裝指示儲存在梅森罐（mason jars）中。在裝罐前先用鹽巴調味。多餘的番茄糊也可以冷凍。番茄糊可作為披薩醬——只要加一些橄欖油、鹽和牛至調味。

Recipe 17

義大利麵佐蒜薹和小番茄

蒜薹（編註：蒜薹為蒜頭的花莖）是一份夏天的美食。當它焦糖化（caramelized）搭配上含有茄紅素的小番茄時，它們會形成一道輕盈又美味的義大利麵料理。擠些檸檬汁可以點亮味蕾，同時提供柑橘類的生物活性物質。

份量：2～4份
烹調時間：15分鐘　**準備時間：**10分鐘

食材

- 12根蒜薹（約一百七十公克），清洗並修剪成每段5公分，包括花
- 4大匙特級初榨橄欖油，分開
- 鹽，調味用
- 四百公克小番茄
- 三百四十公克細扁麵或其他長條狀的義大利麵
- 新鮮現擠的檸檬汁，調味用
- 1大匙檸檬皮
- 黑胡椒，調味用
- 新鮮完整的羅勒葉，用手撕成兩半
- 新鮮莫扎瑞拉起司，切成1立方公分正方體

作法

先將烤箱預熱至一百九十度。將切好的蒜薹、2大匙橄欖油與少量鹽巴放入攪拌碗中，攪拌使蒜薹徹底沾附橄欖油。將攪拌好的蒜薹平鋪於烤盤中。烘烤10～13分鐘，使蒜薹焦糖化且酥脆。小心不要烤焦，置於一旁冷卻。

同時，將一大鍋水煮沸，大方地使用鹽巴調味。把義大利麵煮到彈牙，通常較包裝指示的時間再少煮1分鐘。瀝乾放於一旁。

在一個長柄平底煎鍋中加熱剩下的2大匙橄欖油。加入小番茄，煮到番茄破裂瓦解，釋放出它們的汁液。

在一個攪拌碗中，把煮好的細扁麵和烤好的蒜薹充分混合。將一份義大利麵放入義大利麵碗中，然後慷慨地把炒過的番茄放在義大利麵上。擠上新鮮檸檬汁、撒上檸檬皮，加上新鮮研磨的黑胡椒提味。點綴手撕的羅勒葉和莫扎瑞拉起司（選擇性）。

Recipe 18

義大利麵佐可可、花枝和辣椒醬

這份健康的食譜看起來似乎是場冒險，但是它會令你的味蕾值回票價。義大利麵裹覆著可可與辣椒帶有美妙的驚人風味，而烏賊增添了完美的味道組合。

份量：4份 **烹調時間：**15～20分鐘
準備時間：10分鐘

食材

- 2大匙特級初榨橄欖油
- 1／2個紅蔥頭，切碎
- 小瓣大蒜，搗碎
- 1／4茶匙碎辣椒
- 兩百公克小花枝或切片的花枝圈及觸手
- 鹽，調味用
- 2大匙可可粒
- 2大匙黑可可粉
- 一百七十毫升鮮魚高湯
- 六十毫升現榨柳橙汁
- 三百四十公克義大利麵
- 80％黑巧克力，切成薄片
- 1大匙柳橙皮
- 辣椒粉，調味用

作法

以中高溫加熱大炒鍋中的橄欖油，加入紅蔥頭、大蒜和碎辣椒。加入花枝，以鹽調味，炒2～3分鐘。把花枝取出維持溫度。

炒鍋中加入可可粒、可可粉、鮮魚高湯和柳橙汁。攪拌直到混合均勻，可可粉完全溶解。把火關小。

用鹹水煮義大利麵，直至彈牙，比包裝上的指示少煮1分鐘。瀝乾義大利麵並加到醬汁中，加熱1分鐘使其與醬汁結合。

義大利麵盛盤，加上花枝，並灑上黑巧克力片、柳橙皮和辣椒粉。

Recipe 19

椰汁咖哩雞

一道好的咖哩料理是每個家庭必需的，同時提供咖哩粉中的薑黃益處。這份食譜還加入了具有抗血管新生和免疫增進益處的雞大腿肉及辣椒。

份量：4份
烹調時間：45分鐘　**準備時間：**15分鐘

食材

【醬】：

- 三百八十毫升椰奶
- 1／3杯雞高湯（自製或有機）
- 1／4杯橘子果醬
- 2大匙泰式魚露
- 1大匙咖哩粉
- 1／2根墨西哥或聖納羅辣椒，去籽並切碎
- 新鮮黑胡椒粒，調味用

食材

【雞肉】：

- 1大匙食用油
- 一千一百公克無骨雞大腿，切半
- 1顆中等大小洋蔥，切成2公分片狀
- 1大匙切碎大蒜
- 2顆中等大小的薄皮馬鈴薯，切成2公分塊狀
- 1顆中等大小的番薯，去皮並切成2公分塊狀
- 三百公克完整的去皮小胡蘿蔔
- 2茶匙橘子皮
- 鹽
- 3大匙剁碎的新鮮泰國羅勒或一般羅勒葉

作法

在一個金屬碗中倒入醬汁原料，攪拌均勻混合，放置一旁。

以中高溫加熱中式炒菜鍋或大炒鍋中的橄欖油。加入雞肉炒到雞肉呈現淺褐色，大約需要5分鐘。取出雞肉。除了2大匙鍋中的油滴外，其餘皆倒掉。加入洋蔥烹煮1~2分鐘；加入大蒜烹煮15秒。將雞肉放回鍋中；加入馬鈴薯、胡蘿蔔和橘子皮，然後將醬汁倒入。將鍋中所有原料煮到滾；關小火，蓋上鍋蓋，悶煮至雞肉最厚的部分切開後不再呈現粉紅色，馬鈴薯和胡蘿蔔變柔軟，大約需要煮45分鐘。加入鹽巴調味。上菜前再加入羅勒葉攪拌。

Recipe 20

薄荷魚露佐雞肉

擁有抗血管新生益處的雞大腿肉，與薄荷及泰國魚露一起組成了這道令人垂涎三尺的料理。

份量：4份
烹調時間：15分鐘　**準備時間：**15分鐘

食材

【雞肉】：

- 1／4杯食用油
- 6~8片新鮮薄荷葉，清洗並拍乾
- 1根墨西哥或聖納羅辣椒，切薄片
- 2茶匙切碎大蒜
- 1／2茶匙紅辣椒碎片，調味用
- 兩百公克無骨、去皮的雞大腿肉，橫向切成薄片

食材

【醬】：

- 1／2杯白酒
- 2大匙醬油
- 2大匙泰國魚露
- 2大匙切碎薄荷
- 2茶匙德馬拉糖（demerara sugar）
- 1／4茶匙黑胡椒

作法

取一個小碗，倒入醬汁原料均勻混合。

在一個中式炒菜鍋中加熱油，但不能熱到冒煙。把一片薄荷葉放入油中約30秒，直到它呈現出光澤、透明感和翠綠色。如果油溫過高，葉子會變成橄欖綠且出現苦味。取出葉子，放在紙巾上瀝乾。剩下的葉子也重覆此步驟。

留下2大匙熱油，剩下的全都倒掉。加入辣椒、大蒜和紅辣椒碎片，翻炒15秒。不要讓食材燒焦。立刻加入切片雞腿肉，翻炒2～3分鐘。將醬汁倒入中式炒菜鍋內，翻炒沾滿醬汁的雞肉，直至完全煮熟，大約需要2分鐘。立刻盛裝於糙米上，上菜囉！

Recipe 21

乾煎蛤蜊

簡單的新鮮蛤蜊、橄欖油、大蒜和白酒昇華為一道出眾的料理，保證可以取悅貝類愛好者和健康追求者。

份量：4份
烹調時間：15分鐘　**準備時間：**10分鐘

食材

- 1／4杯特級初榨橄欖油
- 3瓣大蒜，切碎
- 八百公克新鮮蛤蜊（蜆、剃刀蚌、烏蛤或菲律賓花蛤），清洗乾淨
- 1杯不甜的白酒（dry white wine）
- 片狀海鹽，調味用
- 脆皮麵包

作法

在烤架或瓦斯爐上加熱一塊鐵板或厚底鍋，直到非常燙（若是在室內，一定要打開抽風機）。鍋子夠熱後，把橄欖油倒入鍋中，這樣橄欖油不會冒煙。加入大蒜並攪拌10秒鐘，然後立刻放入蛤蜊，烹煮5分鐘，翻炒一次，直到大部分蛤蜊的殼都打開且釋放出它們的汁液。倒入白酒，迅速搖動鍋子。另外再煮5～6分鐘，直到所有蛤蜊的殼都打開。丟棄沒有打開的蛤蜊。

把蛤蜊舀起來放入一個大碗中，倒入汁液，以海鹽調味。搭配麵包，吸附湯汁一起食用。

Recipe 22

蒸魚佐薑片

蒸魚是一道美味、健康的餐點，而且準備起來既容易又快速。加入一些蘑菇、大豆和青蔥，你就在瞬間啟動了多種健康防禦系統。

份量：4份
烹調時間：20分鐘
準備時間：10分鐘

食材

- 2朵香菇
- 6大匙醬油
- 1／8茶匙的糖
- 4片海鱸魚片
- 2大匙香油
- 2根青蔥，縱向切絲，將白色和綠色部分分開
- 8公分長的新鮮生薑，去皮切絲，分開
- 1小束香菜，用手將葉子撕下
- 3大匙紹興酒

作法

將香菇切成薄片放在一旁。在小碗中混合醬油、鹽、糖和2大匙水。在一個中式炒菜鍋中倒入5公分深的水，蓋上一個金屬製的蒸盤，然後等到水滾。取出蒸盤，在炒菜鍋中放置一個竹子蒸籠。

沖洗魚片並輕拍到乾。將魚放在一個耐高溫的盤子或耐熱玻璃盤中。倒上紹興酒。將盤子放在蒸籠中，蓋上蓋子。蒸10～12分鐘。測試魚肉是否蒸熟可以使用一把尖刀，看看能否完全穿透魚肉。把盤子移出蒸籠，將魚肉放在餐盤上。撒上青蔥、一半的薑絲，以及所有香菜和香菇。

在長柄平底煎鍋中加熱香油，但不要冒煙。關火，將熱油淋在魚身上。然後，把醬油混合物倒上，立刻上菜。

Recipe 23

栗子黑松露巧克力

食用這些松露巧克力可以獲得小份量的巧克力及栗子內含的鞣花酸益處——請享用這道帶著歐洲風味的美食吧！

份量：約3打松露巧克力
烹調時間：5分鐘
準備時間：20分鐘；靜置時間30分鐘

食材

- 1磅煮熟的栗子
- 一百一十公克黑巧克力，切成2公分碎片
- 3大匙蜂蜜
- 1茶匙香草精
- 1／3杯黑可可粉
- 1顆柳橙的碎皮（選擇性）
- 杏仁奶、椰奶或全脂鮮奶，根據需要
- 紙松露杯（選擇性），**為了製作松露外殼，選擇愈多你喜歡的原料愈好，將松露外殼原料分裝在個別的小碗中**
- 黑可可粉
- 椰子粉
- 純蔗糖
- 切碎核桃
- 切碎巧克力片

作法

使用食物研磨器、馬鈴薯壓泥器或叉子將煮熟的栗子搗成糊狀物，然後放入一個大的攪拌碗中。以隔水加熱（double boiler）融化巧克力。將巧克力從熱源移開，放入栗子糊。加入蜂蜜、香草、可可粉和柳橙碎皮（如有使用）。將所有原料均勻混合。如果此混合物太乾以至於難以結合，一次加入一大匙牛奶，直到混合物可以融合。如果混合物過於黏稠，可以放置在冰箱中20～30分鐘。挖取一湯匙的混合物，在手掌中搓揉成球狀。將巧克力球放入上方的松露外殼原料中滾一滾，然後把完成的松露巧克力放在托盤上或紙松露杯中。保存在密閉的容器中，並放入冰箱冷藏。

變化

在松露外殼的混合物中加入切碎的核桃或其他堅果。

Recipe 24

健康的巧克力慕斯

食用這些松露巧克力可以獲得小用這道帶著歐洲風味的美食吧！

份量：4份
烹調時間：5分鐘，靜置時間30分鐘
準備時間：5分鐘

食材

- 一百一十公克黑巧克力，切成2公分片狀
- 三百四十公克嫩豆腐
- 2大匙楓糖漿
- 切碎堅果（核桃、臻果、胡桃）
- 藍莓、草莓和/或黑莓
- 新鮮薄荷或薰衣草（選擇性）

作法

用隔水加熱，以中溫融化巧克力，不時攪拌以預防燒焦。當巧克力完全融化後，加入嫩豆腐和楓糖漿，然後攪拌均勻。將混合物以食物處理機攪打到蓬鬆。把幕斯裝到個別的模子或杯子中。放入冰箱冷卻並靜置至少30分鐘。要上菜時，以碎堅果、莓果和薄荷葉裝飾。

第十五章

食物劑量

接下來是非常特別的章節，提供給本身或親友正在與疾病作戰的讀者們。在最後一章，我將把關於食物的談話提升到另一個層次。雖然其他書籍充滿著該吃什麼食物的建議，最後一章節，我想介紹一個重要的新概念：食物劑量。如果我們希望將食物作為藥物，那麼食物一定要有劑量。如同藥物的（生物）化學成分，食物中的生物活性物質對你的細胞具有像是藥物般的特殊效用。正如你在本書中讀到的，我們現在正使用與一些發展藥物相同的方法在食物研究上面。我將帶領你抵達「食物即藥物」運動的最前線，並且向你展示食物劑量的概念將如何塑造我們利用食物去打擊疾病的未來。第一步是發現可以幫助我們改善健康的正確食物劑量。

當涉及藥物，醫生明白使用正確劑量的重要性，而正確的劑量需要達到最佳的結果。劑量是指以某種方式在某種頻率下服用的藥物量。ＦＤＡ在認可一種新藥能夠被廣泛使用之前，製藥公司會投資大量金錢（平均一種藥超過二十六億美金）在發展和測試藥物最佳反應的正確劑量上面。然而醫生不會用談論藥物劑量一樣的方式與病患談論食物劑量。

食物劑量是與特定健康結果有直接或間接關係的任何食物或飲品的攝取量。例如：為了減少得到疾病的風險，你需要吃多少顆蘋果？這種劑量可以與疾病預防、長期管理或抑制疾病復發有關。愈來愈多研究已經顯示特定的食物和飲品如何影響健康和疾病，以及要多少的量才會造成這些影響。

每次當我與一個患者討論飲食健康時，我都會談到食物劑量。為什麼特定食物會有所幫助，就像藥物，食物中的生物活性物質會使用與藥物相似的方式去影響我們的細胞和體內的生物系統。我分享選擇食物的重要性，以及如何準備食物以得到它最大的健康益處。同時，我也分享已經被研究人員發表的劑量資訊，這樣我的患者可以仔細考慮如何把食物與他們的生活結合。大部分醫生急需更多關於食物和健康，還有如何與病患討論這類主題的訓練。我們需要對醫學系學生、執業醫生和營養師投入更多關於食物劑量的教育。完整的健康照護目標應該包括幫助每位患者透過他們可以取得的飲食工具去滿足他們的需求。

食物劑量的科學

食物劑量是由像我自己和血管新生基金會團隊中的研究人員發展出的一種邏輯概念，我們使用嚴格的科學方法去檢驗食物、食物萃取物和生物活性物質。我們從經過臨床研究或來自大量人口的真實生活飲食模式報告的流行病學研究所確認的一種食物總量開始，分析它們對健康的有益影響。我們分析資料，檢視這些發現的益處是否與我們對影響健康防禦系統中食物的生物活性成分的瞭解相符，以及它們是否有助於維持健康和擊退疾病。接著，我們把報告中食物或飲品的食用量及食用頻率轉換為劑量。

測量飲食因子時，我們使用政府的統計資料去計算真實食物中存在的因子總量。我們也分析食物中的實際生物活性物質，並且在實驗室中使用常用於生物製藥研究的分子、基因和生化檢測去研究那些生物活性物質的有效性。這些物質的活性接著被轉換回它們在食物中的含量，以確定所需攝取的食物劑量是否合理。這就是我們如何像研究藥物一樣去研究食物的方法。

我在TED的演講中，當我展示針對血管新生，不同食物的效力與藥物的比較結果時，得到最多的聽眾回應。我們檢驗了四種癌症藥物，七種其他的常見藥物（抗發炎藥物、降血脂藥物、血壓藥物和一種抗生素），以及十六種來自食物，與減輕多種癌症風險有關的飲食因子。值得注意的是，我們做的實驗顯示十五種飲食因子相較於其中一種癌症藥物更加有效。大部分食物都有自己在行的領域或是比起常見的藥物更能產生效用。一些最古老的抗癌藥物最初是從天然資源發現的，像是樹皮、藥用植物和海洋生物。雖然這項研究並不代表食物對人類的影響等同於藥物，但是結果卻迫使對藥物模式最堅定不移的擁護者也必須猶豫，並且驚嘆於大自然之母賦予食物的力量。

到目前為止，大多數針對一種「健康」食物的攝取量是著重在份量的大小（通常與減重目標相關）。但是今天。我們可以運用新的分子、細胞生物和基因組學的工具去探索食物如何使用幾年前無法使用的方式來支持健康。此外，我們已經具備一些卓越的臨床和流行病學的發現，可以提供我們以新的觀點去思考食物的食用量與頻率。

計劃、選擇和行動

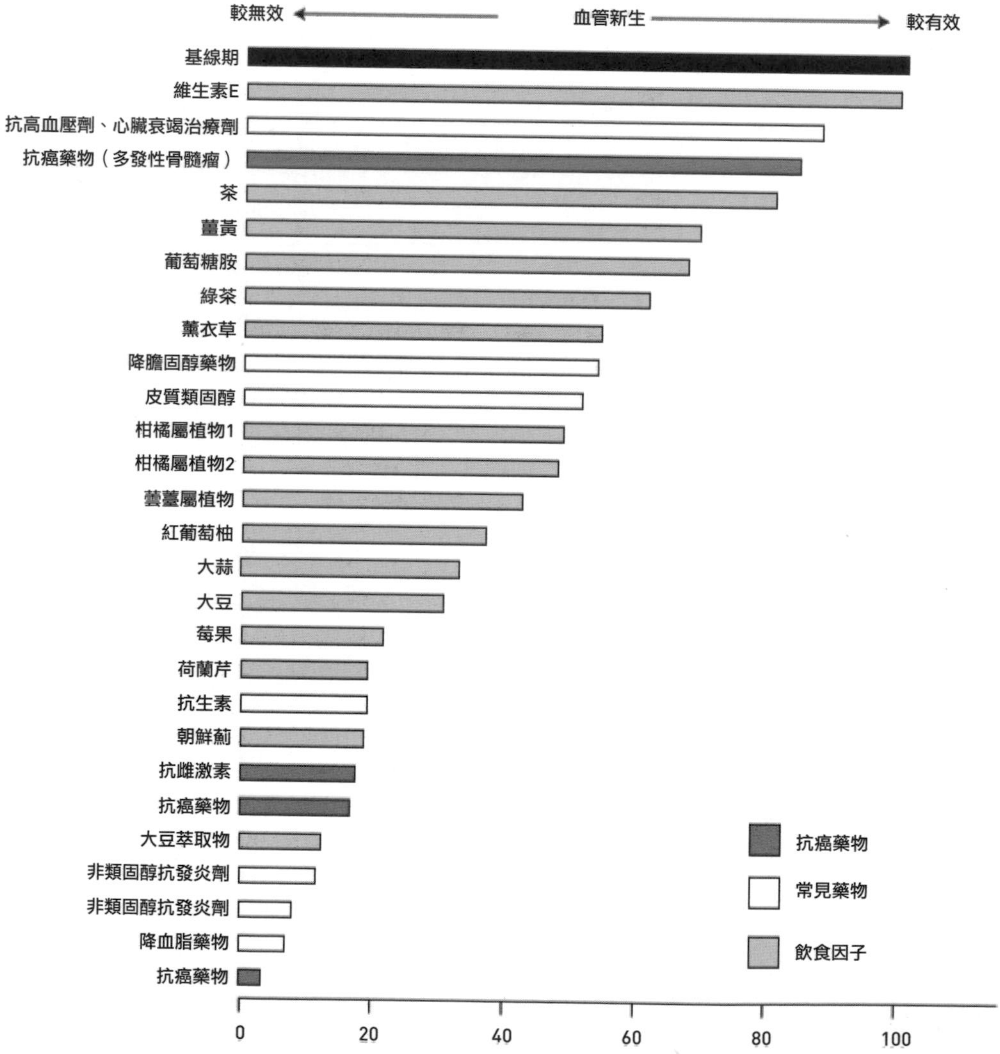
較無效
血管新生
較有效
基線期
維生素E
抗高血壓劑、心臟衰竭治療劑
抗癌藥物（多發性骨髓瘤）
茶
薑黃
葡萄糖胺
綠茶
薰衣草
降膽固醇藥物
皮質類固醇
柑橘屬植物1
柑橘屬植物2
蕓薹屬植物
紅葡萄柚
大蒜
大豆
莓果
荷蘭芹
抗生素
朝鮮薊
抗雌激素
抗癌藥物
大豆萃取物
非類固醇抗發炎劑
非類固醇抗發炎劑
降血脂藥物
抗癌藥物
抗癌藥物
常見藥物
飲食因子
0
20
40
60
80
100

下面是一張本書中描述過的許多食物的總結圖表，以及它們能夠對抗疾病的劑量。仔細看一下，你會發現已經被證實與影響結腸癌、腎臟癌、狼瘡和關節炎，及許多其他疾病有關的特定食物。

這絕非也不可能是一份完整的清單，因為研究仍在持續進行，而且每週都有新發現被發表。此外，請注意這份清單中的食物是經由研究確認針對特定疾病的特定食物劑量。還有更多食物可以藉由它們對健康防禦系統的支持與活化，透過促進健康的維持去抵抗疾病。請參閱附錄A，提醒自己哪些食物會影響哪些防禦系統，以及當你餵養防禦系統時，哪些疾病會受到強烈影響，將你的飲食打造成一座可以對抗多樣化疾病的食物兵工廠。

食物劑量表

食物名稱、它們的劑量和影響的疾病

食物／飲料	人類劑量	疾病
蘋果	每日一～二顆	膀胱癌
	每日一～二顆	大腸直腸癌
杏桃	每日二顆	食道癌
	每日二顆	頭頸癌
竹筍	每日三分之一杯*	代謝症候群／肥胖
啤酒	每日一罐	大腸直腸癌
	每日一罐	冠狀動脈疾病
	每週五罐	腎臟癌
	每日一～二罐	失智症
奇異果	每日二杯	巴瑞特氏食道
	每日七杯*	膀胱癌
	每日四顆	心血管疾病

食物／飲料	人類劑量	疾病
紅茶	每日二杯	高血壓
黑莓	每日五杯半＊	膀胱癌
藍莓	每週一杯	乳癌
蘭勃舵魚	每週一份以上	老年性黃斑部病變
	每日一百公克	大腸直腸癌
青花菜	每週一～二杯	乳癌
	每週一～二杯	食道癌
	每日二杯	全身性紅斑狼瘡
腰果	每日二十六顆	大腸直腸癌
櫻桃	每日二顆	食道癌
	每日二顆	頭頸癌
小番茄	未煮過的，每日八杯	全身性紅斑狼瘡
栗子	每日五十公克	膀胱癌
咖啡	每日二杯以上	心肌梗塞

食物／飲料	人類劑量	疾病
黑巧克力	每日三百七十五毫克的類黃酮（一包 CocoaPro）	冠狀動脈疾病
雞腿肉	每日一塊雞腿／大腿（一〇〇克）	大腸直腸癌
愛丹起司	每日二片	大腸直腸癌
毛豆	每日一・二杯	乳癌
發酵的韓式泡菜	每日一・二杯	代謝症候群／肥胖
多元不飽和脂肪酸含量高的魚／貝類	每日三盎司	大腸直腸癌
	每日三盎司	乳癌
綠茶	每日二～三杯	大腸直腸癌
	每日四杯	心血管疾病7
	每日四～五杯	全身性紅斑狼瘡
	每日四～五杯	多發性硬化症
	每日四～五杯	類風溼性關節炎
韓式泡菜	每日一・二杯	高血壓
夏威夷火山豆	每日十七顆	大腸直腸癌

食物／飲料	人類劑量	疾病
鯖魚	每週一份以上	老年性黃斑部病變
	每日一百公克	大腸直腸癌
芒果	每日二顆	食道癌
	每日二顆	頭頸癌
油桃	每日二顆	食道癌
	每日二顆	頭頸癌
橄欖油	每日三～四大湯匙	乳癌
	每日三～四大湯匙	大腸直腸癌
	每日三～四大湯匙	喉癌
柳橙	每日一・五顆	全身性紅斑狼瘡
桃子	每日二顆	食道癌
	每日二顆	頭頸癌
松子	每日一・二五杯	大腸直腸癌
李子	每日二顆	食道癌
	每日二顆	頭頸癌

食物／飲料	人類劑量	疾病
紫馬鈴薯	每日五小顆*	大腸直腸癌
紅酒	每日一玻璃杯	大腸直腸癌
	每日半杯玻璃杯	動脈粥樣硬化
鮭魚	每週一份以上	老年性黃斑部病變
	每日一百公克	大腸直腸癌
沙丁魚	每週一份以上	老年性黃斑部病變
	每日一百公克	大腸直腸癌
豆漿	每日一杯	乳癌
	每日一杯	動脈粥樣硬化
草莓	每日半杯	全身性紅斑狼瘡
劍旗魚	每週一份以上	老年性黃斑部病變
	每日一百公克	大腸直腸癌
鮪魚	每週一份以上	老年性黃斑部病變
	每日一百公克	大腸直腸癌

食物／飲料	人類劑量	疾病
核桃	每日二十二顆切半	大腸直腸癌（風險）
	每週二十九顆切半	死於第三期大直腸癌
全麥	每日二・七份	心血管疾病
	每日二・七份	第二型糖尿病
優格	每日大於一份	心血管疾病

＊表示劑量是根據臨床前研究（preclinical study）計算得出。

對於想要開始利用飲食去預防或停止一個疾病的人，核心問題一度是「我該避免什麼食物？」我現在要告訴你，更好的問題是「我可以添加什麼食物？」

這種想法上的正面轉換是一種更鼓舞人心的方式，可以使你去思考本書中曾出現過的你真正喜愛的食物。它將促使你審視資料並詢問新的問題，像是：「多少？」和「多常？」

我發現食物劑量的概念對於一位正在與癌症作戰的患者、朋友或家族成員尤其具影響力。舉例來說，如第二部分所討論的，研究已經證實結腸癌患者每週食用兩份堅果（十四顆核桃）與減少四二％的疾病復發風險有關。這項簡單的建議就可以導致低成本的生活型態改變。針對乳癌，每天攝取十克的大豆蛋白（相當於一杯豆漿）與降低二九％的致死率有關。一旦你看過證據，你就不能忽略這類資訊。而且如果你正試圖避免一種類似癌症的疾病，它絕對有助於指引你的飲食選擇。

沒有萬靈丹

就像健康與疾病的每件事，當涉及食物劑量，事情就不總如表面一樣簡單。沒錯，食物劑量是一種相當神奇的概念，但是有五個重要的警告需要謹記在心。

第一，大部分研究是利用流行病學研究完成的，這是一種使用像你和我一樣的人們所組成的真實世界人口的研究方式，藉此尋求由自我報告或研究人員追蹤得到的飲食模式與特定健康結果之間的相關性。統計學家和營養科學家會告訴你這類型的研究無法像使用老鼠或臨床試驗的藥物研究一樣得到確定的因果關係。但是它是一種強而有力的方法，而且其發現的相關性可能提供令人難以置信的情報——特別是當有數百名、數千名或數萬名人類參與其中。

第二，大部分食物和特定健康結果（高血壓、血糖控制、心臟疾病）的臨床研究都是小型研究，表示它們只有包含少數受試者，可能只有幾十個，甚至更少。這就意味這些研究不像藥物試驗中包含了數百名或數千名受試者一樣健全，但是從這些臨床研究中產生的數據也是關於我們飲食和健康知識庫的一部分。將缺乏藥物研究規模的臨床研究價值打折是有瑕疵的。數據就是數據，而且我們總是需要更多研究才能瞭解真相，藥物亦然。

第三，我們正從個別化醫學的最前線學習到每個個體皆不相同。我們都具有自己獨特的微生物體、基因和表觀遺傳學；我們每個人代謝食物也不一樣。當我們攝取綜合的食物，它們的生物活性物質在我們體內結合，相較於單一食物會產出預期之外的不同影響。這就代表即使研究了為數眾多的人們，我們也無法預測每個人是否會對一種特定食物產生一模一樣的反應。個人的反應應該在個別化的層級進行研究。但是這又回到了有瑕疵的想法，即每項關於食物的研究都需要招募數百名患者才能獲得任何有意義的訊息。

第四，如果你目前正在與一種疾病作戰，記住在你改變飲食習慣之前，絕對應該先諮詢你的醫生。食物會與像是抗凝血劑、化療、抗生素和許多其他族繁不及備載的藥物相互影響。你具備了特定食物的健康益處和食物劑量的新知識，接下來你和你的醫生或健康團隊可以共同決定最佳的食用方式。

第五，為什麼對於飲食和健康你應該採取一種更寬廣、更靈活的方式，最大理由是因為沒有任何萬靈丹能夠阻止所有的疾病。如同我在第三部分告訴你的，人體是以一系列相互聯繫的系統進行運作。影響一種器官或系統的因素也可以影響整個身體。就選擇食用哪些健康食物方面，相互聯繫是一件好事。食物在許多方面可以被視為藥物，但是食物的複雜性質表示它們可以用藥物無法達成的方式去實現健康。我們不會為了維持健康去服藥，我們服藥是為了治療或管理一種疾病——但是為了我們的健康，我們可以攝取食物。

許多人的生活是根據愈大就是愈好；多就是多的原則，因此當你為了健康而吃，每種食物最好盡你所能的攝取愈多愈好。然而，這種原則並不適用於體內複雜的生物系統。健康是關於一種平衡的狀態，而非一種過多的狀態。雖然每週兩杯番茄醬有助於降低罹患前列腺癌的風險，但是並不代表你每天喝一加侖可以得到更多保護。瑞士毒物學的先驅——帕拉塞爾蘇斯（Paracelsus）曾經說過：「每種東西皆有毒，沒有任何東西不含毒性。只是劑量會使一個東西中毒。」多永遠是多；有時候少即是多。

當涉及健康，平衡是你的目標。你會希望將健康防禦系統維持在一個平衡的狀態。生物學中有一個重要、每個人都應該要知道的概念，稱為激效作用（hormesis）。用最簡單的話來解釋，激效作用描述一個複雜系統中的反應，當系統裡面存有少量的刺激物（如：食物）時是有益的，而且多一些益處就多一點。但是這些刺激物量會有個最高點，抵達那一點後，更多並不會造成進一步的益處。事實上，多太多反而導致益處的減少，甚至造成有害的影響。有時候，這種現象被稱為U型曲線（U-shaped curv）。一些熟悉的例子包括運動、斷食，甚至是飲水。三者皆對你的健康有益，但是當超過一個點後，用力過度、飢餓或水中毒就可能摧毀你的健康，甚至造成致命的後果。

這就意味著當涉及食物劑量的數據時，你必須採取合理的謹慎態度。不要像個機器人一樣，一次只吃一種東西！奉行流行飲食的人喜歡尋找一種配方，然後像個奴隸般遵從，只要自己能夠從中提取最大的益處。但是透過食物去維持良好健康應該是件自然的事。新的好習慣需要花時間去堅持，而且你可能必須清理或取代幾個過去的壞習慣。我建議你藉由遵循一種多樣化的飲食；遵循我在本書中描述過的原則和模式靠吃去擊敗疾病。將食物劑量與你所偏好且有證據顯示對健康有益的食物結合。

保護自己免受頭號殺手的傷害

心血管疾病、癌症、糖尿病、肥胖、自體免疫疾病、老化的疾病。

這些慢性疾病每一年奪取了數百萬人的生命，造成難以言喻的痛苦，並給我們的健康照護系統帶來負擔。許多這些疾病都與生活型態直接相關。如同你可以在附錄B看到的風險評估一樣，有許多風險因子可以影響你整體的疾病風險。但是無論你的風險程度如何，如果你發展出慢性疾病，那麼就很有是其中一種（或多種）這些主要的殺手疾病。那麼為什麼不乾脆利用食物劑量表並挑選一種可以針對各種情況的食物呢？

原因是：為了靠吃去擊敗重大疾病，我們需要採取一個更全面的觀點。這些疾病中的每一種都具有許多面向，其中多種健康防禦系統皆運作不良而且需要被促進。事實是假使你身體的健康防禦系統已經做好準備且功能完善，你有很大的機會可以避免這些疾病。成功需要多種防禦系統的參與，才能適當預防或調整疾病。沒有任何單一食物可以做到這一點。你需要集合體內的所有防禦系統。我將以六種毀滅性的疾病向你解釋為什麼必須這樣做。一但裝備有這些資訊，你可以參考附錄A中的便利表格，看看哪些食物會影響哪種防禦系統。一旦你明白了食物與防禦系統間的關聯，你會想要考慮制定個人計劃以抵擋這些殺手。

心血管疾病

心臟疾病是世界上最大的殺手之一。你幾乎一定認識某個曾經心臟病發作的人。但是心血管疾病不僅影響心臟，它們還涉及循環問題，導致心臟、大腦、腿部肌肉和其他器官的機能失常。不好的基因、高膽固醇（特別是「壞的」那種）、發炎、肥胖、糖尿病和吸菸都是罹患心血管疾病的因子。這些因子給身體的健康防禦系統在維持平衡和健康上面帶來很大的壓力。飲食很明顯在預防和調節這些風險因子的影響上面扮演著重要的角色。

對於任何擔心罹患心血管疾病的人而言，這裡是飲食如何活化健康防禦系統的方式：

- 攝取刺激血管新生的食物可以生長血管、改善心血管器官的血流量。
- 徵召幹細胞的食物可以幫助建立新的血管，以及再生心肌、大腦細胞和其他肌肉。
- 降低發炎的食物將減少被斑塊阻塞的血管破裂導致心臟病發作或中風的機會。
- 心臟病學家現在發現了腸道微生物體和血液膽固醇之間的關鍵聯繫，所以可以改善微生物體的飲食可能會以多種方式保證心臟的健康。

癌症

癌症是一個全球殺手，而且它的有毒治療與疾病本身同樣令人感到害怕。美國每三個人中就有一人在一生中會被診斷出某些形式的癌症[1]，而癌症是繼心臟疾病之後導致死亡的第二大原因[2]。在英國，風險甚至更高：兩人中有一人會發展出癌症[3]。下次當你參加一個晚宴時，看看坐在你周圍的人們，並且計算一下統計數據（不要忘了包含你自己）。

雖然我們一度認為癌症治療的唯一目標就是殺死癌細胞，但現代對癌症的瞭解為它是一種突變細胞的疾病，身體的防禦系統無法阻擋或擺脫它。基因、生活型態和高風險暴露都會威脅你的防禦系統，而一些二十一世紀最具革命性的癌症療法旨在活化免疫。你吃的食物在這個目標上甚為重要。

許多我們討論過的癌症都是實質固態瘤，其名稱指的是它們所在的器官，像是結腸癌、卵巢癌、肺癌等。有另一種分類指的是血液或液體癌症，包括白血病、淋巴癌和多發性黑色素瘤，這些是形成於骨髓中白血球的癌症。液體癌症的細胞不像腫瘤存在於特定器官中，而是遊走於全身。如果你正面對或曾罹患過其中一種癌症，不論是液體癌症或實質固態瘤皆適用於完全相同的健康防禦基本原則。液體癌症也仰賴血管新生以生長；擁有必須被摧毀的幹細胞；遍布突變的ＤＮＡ，而且可以被免疫防禦徹底消滅。你很快就會看到，有方法能夠找出有助於對付液體癌症的食物。

飲食不佳一直以來與癌症風險增加緊密相關。以往總是強調辨識出食物中的致癌要素並且將其移除，但那只是解決辦法的一部分。現在是檢視飲食如何透過促進你的健康防禦去減少風險的時候了，如果你已經罹患了癌症，這也可以提高你存活的機率。

- 具有抗血管新生活性的食物可以藉由阻斷腫瘤的血液供應而餓死它們。
- 有助於擺脫頑強且危險的癌症幹細胞的食物可以提高癌症治療後不再復發的機率。
- 一種活化免疫系統的飲食，也可以透過食用促進更健康的微生物體的食物來實現。健康的微生物體可以幫助癌症控制和消除。
- 食用保護DNA的食物可以同時作為一種防護罩及修復機制，確保我們DNA內的錯誤不會導致更多癌症產生。

糖尿病

糖尿病是一個日益嚴重的健康問題，這是一種身體無法適當地控制代謝，導致許多器官出現災難性的問題。雖然第一型糖尿病是一種自體免疫疾病；第二型糖尿病卻被認為是一種生活型態的疾病，這類型糖尿病患者的身體會發展出胰島素抗性（insulin resistance），通常可以透過運動和健康飲食逆轉。事實上，擊敗此疾病的最佳機會是在它的發展之初，在一個稱為糖尿病前期（prediabetes）的階段。一個研究顯示到了四十五歲，健康的人有四九％的機會發展成糖尿病前期，而其中七四％最終將繼續發展成第二型糖尿病。

糖尿病是一種要不惜一切代價去避免的疾病。儘管減少碳水化合物、紅肉與含糖飲料的攝取是預防糖尿病的根本，但是積極食用可以強化健康防禦系統的食物也可以降低你得到糖尿病的風險。

證據指出全穀、堅果、植物性食物和魚類可以幫助預防糖尿病。即使你已經罹患了糖尿病，你的飲食仍舊是讓你減少罹患此疾病許多嚴重併發症（最終會對你的心臟、眼睛、大腦、神經、腎臟、雙腳和免疫系統造成嚴重破壞）風險的關鍵機會。

■刺激血管新生的食物可以幫助身體代償因為糖尿病而生長得較慢的血管。血管新生的功能較佳對促進心臟血流以及生長需要癒合的傷口處的循環都是重要的。抑制眼睛內血管新生的食物可以防止導致視力喪失的問題。（身體會知道如何分隔影響，幫助好的而非不好的血管生長，所以同時攝取兩種類型的血管新生調節食物並沒有關係。）

■糖尿病患者身上的幹細胞數量較少且活性較差，所以食用會賦予幹細胞精神煥發的食物有助於改善循環、再生神經、修復心臟和受損的雙眼。

■糖尿病患者具有一個混亂的微生物體，所以能夠重建健康腸道細菌的飲食是必需的。

■食用正確的食物去抵銷發炎反應很重要，因為糖尿病會讓全身發炎。

■如同每位醫生在讀書期間學到的，糖尿病也會降低免疫防禦，所以可以活化免疫系統的食物也可以幫助糖尿病患者避免感染。

■糖尿病的代謝混亂導致體內的生化散彈，可以破壞DNA並加速老化。保護DNA的食物有助於防禦身體對抗這種破壞。

肥胖

全世界高達四〇%的成人屬於過重或肥胖，造成超過三百萬人的死亡。中國和美國在過重這個議題上是領頭羊，部分原因是飲食選擇不佳和運動不足的後果。但是過重潛伏的更大危機是代謝症候群，一種具發展出心臟疾病的多種危險因子的情況：腹部肥胖、高膽固醇和三酸甘油脂、高血壓和血糖升高。多達三分之一的美國成人具有代謝症候群的症狀[4]。減重最明智的方法是吃更好、吃更少、多運動。以下是進食如何增進你的健康防禦以打及肥胖的方法：

- 因為脂肪組織的生長就像腫瘤，需要血液供應。食用抗血管新生的食物可以餓死脂肪並限制它的成長。
- 促進健康微生物體的食物可以降低血液膽固醇並加速減重。
- 肥胖會造成細胞內的DNA破壞，所以可以修復DNA的食物對過重的人是有益的[5]。
- 研究已經證實肥胖本質上就是全身發炎的狀態。所以攝取抗發炎的食物有助於減輕發炎狀態。
- 免疫系統的武器在肥胖的人身上也會較遲鈍，在許多其他慢性疾病的患者身上也都受到影響。含有免疫活化食物的飲食可以幫助中和這種弱點。

自體免疫疾病

自體免疫疾病是身體的免疫系統攻擊自身細胞的狀況。此疾病分類包含超過八十種不同的情況，包括第一型糖尿病、狼瘡、類風溼性關節炎、多發性硬化症和發炎性腸道疾病（克隆氏症和潰瘍性結腸炎）及其他疾病。免疫攻擊自己導致全身嚴重和慢性的發炎，而像是類固醇和生物療法等醫學介入在打擊發炎方面是有效的，但是卻會產生重大的副作用。類固醇尤其具可怕的副作用，例如：青光眼、體重增加、感染風險增加，甚至精神病。

針對自體免疫疾病的飲食方式包括所有防禦系統。

■任何可以鎮靜免疫系統的食物皆有幫助，包括具有抗發炎特性的食物。

■慢性發炎通常會導致非預期的血管形成。這些血管會侵略和摧毀健康組織，像是類風濕性關節炎的關節，所以具抗血管新生活性的食物有助於減輕這種傷害。

■異常的腸道微生物體會引發一些自體免疫疾病，所以攝取可以恢復健康腸道細菌的食物會有幫助。例如：核桃、豆類（黑豆和海軍豆）、奇異果和可可皆會增加細菌製造具抗發炎特性的丁酸，研究顯示能夠減少關節炎造成的骨骼和關節破壞[6]。

■來自臨床試驗的強烈證據顯示一些自體免疫疾病，如硬皮症、多發性硬化症和重症肌無力，皆可以利用幹細胞移植，透過重建免疫系統來消滅[7]。另一個方式則是利用斷食去重新啟動免疫系統。促進一個健康免疫系統再生的食物將有助於維持秩序，預防自體免疫疾病的混亂。

老化的疾病

隨著年紀增長，我們的身體必然展現出老化的跡象，像是灰髮和皺紋。但是一些在老年人身上看見的疾病對健康與福祉而言甚具破壞性，每個人都希望避免它們。

阿茲海默氏症和帕金森氏症等神經退化性疾病涉及正常大腦功能隨著時間喪失的問題[8]。一些飲食模式，如：結合地中海與得舒飲食（DASH diet）的麥德飲食（MIND Diet），還有加拿大大腦健康食物指南（Canadian Brain Health Food Guide）皆有助於維持心智功能，及延緩神經退化性疾病的退化程度。

攝取促進健康防禦的食物隨著我們老化可能變得更加重要。

■ 針對神經退化性疾病，藉由食物去刺激血管新生可以促進血流和減少發炎，對認知功能有益。

■ 活化幹細胞的飲食可以改善神經和大腦組織的再生。

■ 利用飲食馴服微生物體，幫助健康腸道細菌傳送適當的訊息到大腦。

■ 防護DNA的食物可以保衛老化的大腦免受可能損害心智功能的DNA破壞。

■ 幾乎所有神經退化性疾病皆可看見大腦發炎的現象，所以食用具抗發炎益處的食物可以鎮靜免疫系統。

另一個老化的疾病為老年性黃斑病變（AMD），這是五十歲以上的人口視力喪失最常見的原因。這種狀況最具破壞力的形式稱為「濕性」老年性黃斑病變，異常滲漏的血管生長在負責視力的神經層下方。最終導致失明，雖然不致命，但是無法看見東西的老年人將會失去他或她的獨立性，而且日常活動必需依賴他人協助。隨著他們的生活品質下降，他們變得憂鬱和孤獨，而且在管理自己可能罹患的病症、去看醫生和服用必需的藥物上會出現困難。

飲食因子對預防老年性黃斑病變絕對重要。綠葉蔬菜和魚類以及稱作AREDS（某些維生素、礦物質和植物性生物活性物質的特定組合）的飲食補充品都建議攝取[9]。

- 當一個人變老，預防濕性老年性黃斑病變更全面的方法是透過攝取具抗血管新生特性的食物去避免那些破壞性血管的生長。
- 在濕性老年性黃斑病變中，因為眼睛後方的關鍵神經會退化，所以食用激勵視網膜幹細胞的食物以再生組織會有所幫助。
- 有明顯的證據指出老年性黃斑病變的人們其微生物體受到破壞，因此可以恢復健康腸道細菌的食物很重要[10]。
- 因為在老年性黃斑病變中，脂肪沉積物會累積，導致發炎和損害DNA的氧化破壞，所以DNA防護和抗發炎的食物會有幫助。

最後的話

正如我在整本書中不斷強調的——健康不僅是沒有疾病。它存在於你五個健康防禦系統中以複雜的方式共同合作，維持身體功能的正常運作，同時為了預防疾病，對生命和老化過程中的攻擊做出反應。有鑑於這五個健康防禦系統的存在，今日大多數國家的健康照護系統在保護公眾健康上都不及格。大部分國家的健康照護系統都不是在促進健康防禦，而是由醫生、醫院和付款人所組成，主要的工作重點在於疾病照護而非健康照護。我看到的現代醫學已經變成一種反應系統，一旦一種疾病出現，就使用人造技術和其他生硬的器具將其消滅。縱使手術通常仍是一種挽救生命的行動，但是企圖在不傷害患者的情況下以處方藥物去消除疾病的這種反射反應，在使社會變得更健康上面還是有其限制。我們的健康照護系統結束在治療疾病，而非保護人民並且維持他們的健康和活力。

醫療機構主張傳統的健康照護方式在打擊疾病這方面可以取得徹底成功。我承認這一點——我有許多病患從死亡邊緣被救回，然後充實地活到今日，如果沒有藥物、手術或放射線的協助是件不可能的事情。但是如果你檢視全貌，不適當地聚焦在健康和疾病預防上面，造成大量的人口仰賴昂貴的藥物，但又不足以達到使他們回復健康的目標。此外，隨著疾病負擔的升高，世界各國的健康照護系統在巨大的財務壓力下將會崩盤。

治療疾病的花費無法繼續維持下去，而且已經超越了天文數字——它們已經成長到了極限。以治療白血病一種最重要的藥物為例，每劑價值美金四十七萬五千元[11]。即使現代醫學改革帶來的一些卓越突破，甚至是使癌症患者完全痊癒，但是這些藥物仍舊昂貴到大部分需要它們的人無法取得。這種不平等與醫學研究的真實進展相悖。

在地球本身健康不斷衰退的情況下，我們全部都暴露於更多化學毒物、汙染、輻射線和傳染病之中，不論你居住在哪裡。我們沒有因此更容易生病且一樣長壽是件直得注意的成就。儘管像是免疫療法、基因編輯、機器人手術、精準醫學、組織再生和健康照護大數據的挖掘等進展確實改變了現代醫學，但是這些創新方法僅僅拓展了當前的健康照護模式，可是仍舊保留著治療疾病的狹隘焦點。

與此同時，我們正發現我們對健康瞭解的貧乏。我們知道DNA錯誤每天都在發生，但卻不知道為什麼我們不會因此發展出更多癌症；我們知道微生物體的重要性，但卻不瞭解為什麼我們被細菌感染卻不會生病；我們發現了兩個新器官——間質（interstitium，身體各處的器官之間充滿液體的空間的連結網絡）和腸繫膜（mesentery，一個組織網，將腸子連接到腹部內側的後壁）——但是我們仍在尋找它們的功用（可能是幫助我們的免疫系統）[12]。從癌症免疫治療的進展上，我們知道一位老年人的免疫系統絕對有能力消滅轉移性癌症，但是我們還不知道如何讓這種能力出現在大部分癌症患者身上。我們已經發現某些腸道細菌是癌症免疫反應的重要中間人，而清除掉這些細菌的抗生素可能摧毀了病患對逆轉癌症的免疫療法做出反應的機會（某些食物可以幫助重建這些重要的細菌）。

關於健康有這麼多重要且令人興奮的問題。就像探索海洋深淵或太空人尋找遙遠銀河系的生命跡象，我們醫學研究人員需要心懷好奇和謙遜去面對我們發現的健康秘密。

身為治療了上千名病患的醫生和在醫學最前線工作的科學家，我得出的結論是——擊敗疾病最有效的方法是預防。這需要敦促更多科學研究和更好的、旨在保健與預防的公共衛生的努力。它涉及將力量放在其所屬的地方：在能夠採取行動維持自身健康的個人手中。

逆轉疾病的科學食療聖經賦予你力量去幫助自己和你所關心的人。所以檢視列於此書中的所有食物，看看這些大量的選擇。決定自己愛吃什麼，這是關於你自己。任何支持其中一種防禦系統的健康促進食物都會指引你前往正確的方向。5×5×5架構引導你從偏好食物清單中挑選出每天要吃的五種食物（更多也可以）。變換不同的食物組合，這樣你才不會陷入一成不變，也不會發生單一食物食用過度的情況。

逆轉疾病的科學食療聖經是解決健康照護危機的重要一部分。隨著全球在研究上的努力獲得了動力，以及不斷增加的科學證據顯示我們的健康可以被食物影響和最佳化，你應該預期未來幾年內還會看見更多數據的發現。不像藥物研究，在一個新藥可以上市前，往往需要花費數十億美元和數十年的時間；食物和健康研究的結果具有即時性。我們食用一顆橘子或蕪菁不必等待漫長的臨床試驗結束或FDA的認可。

當我在二〇一八年四月參加在梵蒂岡舉辦的醫學研究會議時，方濟各（Pope Francis）在會議上演說了一段致詞：「衡量進步的真正標準，是幫助每個人進步的能力。」希望你在這裡學到了關於健康的新起點，並且希望你將這些知識分享給周遭的人。

後記
一個關於科學的註解

整本書中，我不斷強調特定食物如何幫助你的身體去防衛我們的健康。我的目標是用一種方式分享這些資訊，讓你將知識轉變為行動，我推測這就是你最初拿起本書的原因。你可能想瞭解我如何挑選科學數據，畢竟，任何對健康新知感興趣的人都知道關於食物和健康存在著大量資訊，有時候甚至互相牴觸。

將科學新知翻譯給普羅大眾的確是項挑戰。但是以下是我希望你記得的重點。首先，沒有任何單一研究能夠成為一個主題的最終決定。良好的科學是一種嚴格、精確的過程，藉由反覆和改進的方法去檢驗、考慮和證實它的結果。這就是我們不斷發展和改進我們對世界理解的方式，包括食物與我們的健康。來自我在整本書中討論過的數百篇研究中，我們得到了許多令人興奮的發現，但是每個研究的結果總是引領出新的問題，而這就是科學的本質。當涉及食物和健康防禦系統，這是一個讓人興奮的人類探索的新領域，我們已經擁有有足夠的數據讓我們知道它的重要性，但是我們仍有很多需要學習的地方。

我為本書選擇的研究一般而言是來自以下四種方法學的其中之一：人類的臨床研究、真實人口的大規模流行病學研究、動物研究和實驗室檢驗食物因子對人類細胞影響的研究。我盡可能嘗試著重在人類的數據上，因為那才是最重要的。然而，涉及動物和細胞的研究可以提供我們深入理解事物的運作方式和原因。假如它們能夠幫助澄清和瞭解也存在的人類數據，那麼這些發現將具有最大的意義。

這些研究使用的方法與用在藥物發展上的相似：基因體定序（genomic sequencing）、蛋白質體學（proteomics）、細胞培養（cell culture）、動物模式（animal models）、隨機安慰劑-對照組人類臨床試驗（randomized placebo-controlled human clinical trials），以及真實世界的大量人口研究。我選擇強調那些具有特定假設或結果，使得它們脫穎而出的研究。這些就是我與從事尖端醫學研究工作的科學家和醫生們所談論的研究種類。

更多的研究是必要的，才能進一步發展出可以設計出個人層級的特定飲食建議的科學基礎。食品科學家、生命科學加、營養師、農業專家、醫生、行為科學家和流行病學家需要結合他們的力量，持續鑽研食物會如何影響我們的身體。

幾個最後的重點。

本書中的食物建議不應該被視為真理。每個人皆有自己的飲食健康需求，而 5×5×5 架構就是被設計為讓你能夠發展出最適合自己的食物療法。未來將有更多食物的數據被發表，我鼓勵你利用 PubMed 最為一個持續更新資訊的資源。或者拜訪 http://drwilliamli.com，並且註冊以獲得定期的資料更新。

第二，攝取本書中提及的任何食物或飲料時，要運用常識。我沒有建議你將無限量的任何食物項目融入飲食之中。食用不合常理的量，即使是天然物質也必然會產生有害的影響。健康被定義為一種平衡的狀態或稱為體內衡定。任何東西過度攝取，無論是酒精、糖，甚至白開水都會破壞這種平衡。當涉及你的身體，愈多不一定愈好。此外，沒有任何一種食物是萬靈丹。

最後，食物並非醫療的替代品。我相信你可以使用所有最好的資源。藥物可以拯救生命，但是食物是健康工具箱的一部分，而且它們是不需要處方箋或靜脈注射的介入方法。食物和藥物的結合一直被廣泛研究的是它們可能產生的有害互動，但是它們如何以有益的方式進行互動也是一個值得探索、令人興奮的新領域。

我們不能把任何一種原型食物單純區分為好或壞。食物對每個人所造成的影響都是獨一無二的，根據幾個因素，包括個體的基因組成。這本書刻意強調出有益的食物，因為它們對健康防禦系統的正面影響，但是當你選擇要吃什麼時，可以考慮其他個人層級的因素。執行任何重大的飲食改變前，一定要與醫生討論，尤其是你有生病或服藥的情況。你還應該將最符合你狀況的因素納入考慮，這就可能包含糖尿病、心血管疾病或其他慢性疾病。

我鼓勵你將這本書作為一個發射台。你從書中已經看見科學證據顯示許許多多食物的益處。每個人都可以利用在很多文化和傳統中容易取得和極具吸引力的食物來逆轉疾病的科學食療聖經。我告訴你關於身體如何透過本身的防禦系統去治癒自己的這個激勵人心的新觀點。如果你今天回家後，每天都以知情的心智與逆轉疾病的科學食療的明確意圖去挑選食物，那麼我認為我的努力就成功了。

附錄A 5×5×5每日工作單——偏好食物清單

每日從每一組防禦類別中選擇一個食物來食用

防禦：血管新生

一、抗血管新生

- 杏仁
- 鯷魚
- 蘋果皮
- 蘋果（五爪、翠玉、小皇后）
- 杏桃
- 黑鱸
- 黑豆
- 黑棗
- 黑覆盆莓
- 紅茶
- 甘藍菜
- 卡蒙貝爾起司
- 酸豆
- 胡蘿蔔
- 腰果

5×5×5 每日工作單——偏好食物清單

■ 北極紅點鮭
■ 芝麻葉
■ 竹筍
■ 大麥
■ 啤酒
■ 比利時苦苣
■ 大目鮪
■ 雞（雞腿肉）
■ 辣椒
■ 肉桂
■ 濁蘋果酒
■ 烏蛤（clam）
■ 咖啡

■ 黑莓
■ 藍莓
■ 藍莓（乾燥）
■ 藍鰭鮪魚
■ 蘭勃舵魚
■ 小白菜
■ 烏魚子
■ 青花菜
■ 球花甘藍
■ 亞爾斯堡起司
■ 茉莉香片
■ 魴魚
■ 羽衣甘藍

■ 花椰菜
■ 魚子醬（鱘魚）
■ 洋甘菊茶
■ 櫻桃
■ 櫻桃（乾燥）
■ 小番茄
■ 栗子
■ 奇亞籽
■ 帕瑪森火腿
■ 南瓜籽
■ 蘆筍菊苣
■ 紫菊苣
■ 虹鱒

■ 蔓越莓
■ 蔓越莓（乾燥）
■ 黑巧克力
■ 東部生蠔
■ 愛丹起司
■ 茄子
■ 衣曼塔起司
■ 苦苣
■ 蕨類嫩芽
■ 魚卵（鮭魚）
■ 亞麻仁籽
■ 綠捲鬚生菜
■ 人參
■ 韓式泡菜
■ 奇異果
■ 甘草
■ 荔枝
■ 夏威夷火山豆
■ 鯖魚
■ 芒果
■ 菲律賓花蛤
■ 地中海海鱸
■ 莫恩斯特起司
■ 海軍豆
■ 油桃
■ 特級初榨橄欖油（EVOO）
■ 覆盆莓
■ 紅黑皮番茄
■ 紅魚
■ 紅葉萵苣
■ 秋姑魚
■ 德國酸菜
■ 羅馬花椰菜
■ 迷迭香
■ 蕪菁甘藍
■ 鮭魚
■ 聖馬扎諾番茄
■ 沙丁魚
■ 紅酒（蘇維濃、卡本內弗朗和小維鐸）

5×5×5 每日工作單——偏好食物清單

- 高達起司
- 烏魚
- 綠茶
- 芭樂
- 鱈
- 大比目魚
- 橡果伊比利亞火腿
- 墨魚汁
- 斯蒂爾頓起司
- 草莓
- 青葡萄乾
- 葵花籽
- 劍旗魚

- 洋蔥
- 烏龍茶
- 牛至
- 太平洋大牡蠣
- 桃子
- 胡桃
- 薄荷
- 松子
- 粉紅葡萄柚
- 開心果
- 李子
- 石榴
- 鰺

- 鯛
- 海參
- 煎茶
- 芝麻
- 大豆
- 龍蝦
- 櫛瓜花
- 薑黃
- 蕪菁
- 核桃
- 西瓜
- 黃尾鰤（魚）
- 柑橘色番茄

- 特里維素菊苣
- 鐵觀音茶
- 鮪魚

二、刺激血管新生

- 蘋果皮
- 酸豆
- 洋蔥
- 蘋果（五爪、翠玉、小皇后）
- 櫻桃（乾燥）
- 薄荷
- 蘆筍
- 奇亞籽
- 南瓜籽
- 大麥
- 辣椒
- 蘆筍菊苣
- 比利時苦苣
- 蔓越莓
- 紫菊苣
- 黑棗
- 蔓越莓（乾燥）
- 紅葉萵苣
- 藍莓（乾燥）
- 苦苣
- 迷迭香
- 亞麻仁籽
- 芝麻
- 綠捲鬚生菜
- 青葡萄乾
- 人參
- 葵花籽
- 特里維素菊苣

防禦：再生

- 鯷魚
- 蘋果皮
- 蘋果（五爪、翠玉、小皇后）
- 杏桃
- 北極紅點鮭
- 竹筍
- 魚子醬（鱘魚）
- 西洋芹
- 洋甘菊茶
- 櫻桃
- 櫻桃（乾燥）
- 栗子
- 大麥
- 啤酒
- 比利時苦苣
- 大目鮪
- 苦瓜
- 黑鱸
- 野櫻莓
- 黑棗
- 黑覆盆莓
- 大比目魚
- 魴魚
- 羽衣甘藍
- 紅茶
- 黑莓
- 藍莓
- 藍莓（乾燥）
- 藍鰭鮪魚
- 蘭勃舵魚
- 烏魚子
- 酸豆
- 胡蘿蔔
- 紅葉萵苣
- 秋姑魚
- 紅酒（蘇維濃、卡本內弗朗和小維鐸）

- 奇亞籽
- 辣椒
- 芹菜
- 鳥蛤（clam）
- 咖啡
- 甘藍葉菜
- 康科德葡萄汁
- 蔓越莓
- 蔓越莓（乾燥）
- 黑巧克力
- 東部生蠔
- 茄子
- 苦苣

- 奇異果
- 荔枝
- 鯖魚
- 芒果
- 菲律賓花蛤
- 地中海海鱸
- 芥菜
- 油桃
- 特級初榨橄欖油（EVOO）
- 洋蔥
- 牛至
- 太平洋大牡蠣
- 桃子

- 紅魚
- 米糠
- 迷迭香
- 番紅花
- 鮭魚
- 沙丁魚
- 海鱸
- 鯛
- 海參
- 芝麻
- 大豆
- 菠菜
- 龍蝦

5×5×5 每日工作單—— 偏好食物清單

- 蕨類嫩芽
- 魚卵（鮭魚）
- 亞麻仁籽
- 綠捲鬚生菜
- 人參
- 枸杞
- 葡萄
- 烏魚
- 四季豆
- 綠茶
- 鱈
- 核桃
- 山葵

- 花生
- 薄荷
- 柿子
- 開心果
- 李子
- 石榴
- 鰺
- 南瓜籽
- 蘆筍菊苣
- 紫馬鈴薯
- 紫菊苣
- 虹鱒
- 覆盆莓

- 櫛瓜花
- 墨魚汁
- 草莓
- 青葡萄乾
- 葵花籽
- 瑞士甜菜
- 劍旗魚
- 特里維素菊苣
- 百里香
- 松露
- 鮪魚
- 薑黃
- 黃尾鰤

- 剃刀蚌
- 西洋菜
- 全穀

防禦：微生物體

- 杏桃
- 芝麻葉
- 蘆筍
- 竹筍
- 黑豆
- 紅茶
- 藍莓
- 小白菜
- 青花菜
- 甘藍菜
- 黑巧克力
- 茄子
- 金針菇
- 苦苣
- 蕨類嫩芽
- 亞麻仁籽
- 綠捲鬚生菜
- 高達起司
- 綠茶
- 羽衣甘藍
- 泡菜
- 帕馬森乾酪
- 桃子
- 豌豆
- 李子
- 石榴汁
- 牛肝菌菇
- 黑麥麵包
- 南瓜籽
- 蘆筍菊苣

5×5×5 每日工作單——偏好食物清單

- ■卡蒙貝爾起司
- ■胡蘿蔔
- ■花椰菜
- ■洋甘菊茶
- ■雞油菌菇
- ■櫻桃
- ■奇亞籽
- ■鷹嘴豆
- ■辣椒
- ■咖啡
- ■康科德葡萄汁
- ■蔓越莓
- ■蠔菇
- ■韓式泡菜
- ■奇異果
- ■扁豆
- ■猴頭菇
- ■荔枝
- ■舞菇
- ■芒果
- ■羊肚菇
- ■海軍豆
- ■油桃
- ■特級初榨橄欖油（EVOO）
- ■烏龍茶
- ■特里維素菊苣
- ■紫菊苣
- ■核桃
- ■蕪菁甘藍
- ■德國酸菜
- ■芝麻
- ■香菇
- ■酸麵包
- ■墨魚汁
- ■葵花籽
- ■全穀
- ■優格
- ■蔓越莓汁
- ■紅酒（蘇維濃、卡本內弗朗和小維鐸）

- 番茄
- 白蘑菇
- 蕪菁

防禦：DNA防護

- 西印度櫻桃
- 杏仁醬
- 杏仁
- 鯷魚
- 杏桃
- 北極紅點鮭
- 芝麻葉
- 竹筍
- 羅勒
- 大目鮪
- 腰果
- 花椰菜
- 魚子醬（鱘魚）
- 洋甘菊茶
- 櫻桃
- 小番茄
- 栗子
- 烏蛤（蛤蜊）
- 咖啡
- 康科德葡萄汁
- 羽衣甘藍
- 奇異果
- 荔枝
- 夏威夷火山豆
- 鯖魚
- 芒果
- 菲律賓花蛤
- 墨角蘭
- 地中海海鱸
- 綜合莓果汁

5×5×5 每日工作單——偏好食物清單

- 黑鱸
- 紅茶
- 藍莓
- 藍鰭鮪魚
- 蘭勃舵魚
- 小白菜
- 烏魚子
- 巴西堅果
- 青花菜
- 球花甘藍
- 青花菜芽
- 甘藍菜
- 卡姆果
- 黑巧克力
- 東部生蠔
- 茄子
- 蕨類嫩芽
- 魚卵（鮭魚）
- 亞麻仁籽
- 葡萄柚
- 烏魚
- 綠茶
- 芭樂
- 鱈
- 大比目魚
- 榛果
- 油桃
- 特級初榨橄欖油（EVOO）
- 烏龍茶
- 柳橙汁
- 柳橙
- 蠔油
- 太平洋大牡蠣
- 木瓜
- 桃子
- 花生醬
- 花生
- 胡桃
- 薄荷

- 胡蘿蔔
- 腰果醬
- 粉紅葡萄柚
- 開心果
- 李子
- 鰺
- 南瓜籽
- 虹鱒
- 紅黑皮番茄
- 秋姑魚
- 紅魚
- 羅馬花椰菜
- 迷迭香

- 魴魚
- 鮭魚
- 聖馬扎諾番茄
- 沙丁魚
- 海鱸
- 鯛
- 海參
- 芝麻
- 大豆
- 龍蝦
- 櫛瓜花
- 南瓜屬植物種籽
- 墨魚汁

- 松子
- 葵花籽
- 劍旗魚
- 芝麻醬
- 柑橘色番茄
- 百里香
- 松露
- 鮪魚
- 薑黃
- 蕪菁
- 核桃
- 西瓜
- 黃尾鰤

- 蕪菁甘藍
- 草莓
- 鼠尾草

防禦：免疫

- 西印度櫻桃
- 陳年大蒜
- 蘋果皮
- 蘋果（五爪、翠玉、小皇后）
- 杏桃
- 芝麻葉
- 竹筍
- 大麥
- 比利時苦苣
- 黑棗
- 紅茶
- 黑莓
- 黑莓（乾燥）
- 藍莓
- 藍莓（乾燥）
- 小白菜
- 青花菜
- 球花甘藍
- 青花菜芽
- 甘藍菜
- 胡蘿蔔
- 花椰菜
- 洋甘菊茶
- 雞油菌菇
- 櫻桃
- 櫻桃（乾燥）
- 小番茄
- 栗子
- 奇亞籽
- 辣椒

- 黑覆盆莓
- 康科德葡萄汁
- 蔓越莓
- 蔓越莓（乾燥）
- 蔓越莓汁
- 黑巧克力
- 特級初榨橄欖油（EVOO）
- 芝麻
- 茄子
- 金針菇
- 苦苣
- 蕨類嫩芽
- 亞麻仁籽

- 卡姆果
- 酸豆
- 芒果
- 羊肚菇
- 芥菜
- 油桃
- 德國酸菜
- 柳橙汁
- 柳橙
- 蠔菇
- 太平洋大牡蠣
- 桃子
- 薄荷

- 咖啡
- 甘藍葉菜
- 羅馬花椰菜
- 迷迭香
- 蕪菁甘藍
- 番紅花
- 洋蔥
- 香菇
- 菠菜
- 櫛瓜花
- 墨魚汁
- 草莓
- 青葡萄乾

5×5×5 每日工作單——偏好食物清單

- 綠捲鬚生菜
- 人參
- 枸杞
- 葡萄柚
- 綠茶
- 芭樂
- 羽衣甘藍
- 韓式泡菜
- 奇異果
- 紅酒（蘇維濃、卡本內弗朗和小維鐸）
- 李子
- 石榴
- 牛肝菌菇
- 南瓜籽
- 蘆筍菊苣
- 紫菊苣
- 覆盆莓
- 剃刀蚌
- 紅葉萵苣
- 荔枝
- 瑞士甜菜
- 特里維素菊苣
- 松露
- 薑黃
- 蕪菁
- 核桃
- 西洋菜
- 白蘑菇
- 甘草
- 舞菇

附錄B 評估你的風險

現在你已經深入瞭解了自己的健康防禦系統，也學習了如何把食物用於每天的架構中去增進它們的功能，我額外設計了一個工具，提供你計算你的健康正面臨多少風險，這個工具改編自一個全世界醫生皆在使用的規則系統。

我發展出來的健康風險評分系統（Health Risk Score system）是設計用來幫助你評估目前的健康狀況及未來的風險，並且應用這個知識去進行明智的決定以保護你的健康。明瞭自身的風險可以是改變飲食和生活型態的高度動機。你每天選擇攝取的食物和飲料可以幫助改變你的風險。

面對它，每個人都擁有他或她的個人健康風險。許多因素可以影響你的身體和你在一生中是否會發展出嚴重疾病的風險。從兒童期到青春期，從成人到你的黃金歲月，你居住在哪裡、你做什麼工作、你吃什麼還有你如何安排休閒時光皆會增加或減少那些風險。你的基因為你最終可能發展出的疾病奠定了基礎，但是你可以透過瞭解和降低一些風險去改變你的命運。

你可能注意到你的基層醫療醫師（primary care doctor），也稱做家庭醫生，每次當你進行例行檢查時，都會評估你的健康風險。在你首次約診時，你的醫生在拿出聽診器前，會先對你的個人病史、家族病史、生活型態、擔憂或恐懼進行深入的訪談。他或她會詢問你做什麼工作、嗜好、父母和手足的健康狀態、還有無數其他醫生們被訓練要詢問的問題。你的醫生藉由這些問題去瞭解你，同時也做了一次健康風險評估——蒐集並在心裡面分析你的資訊，以明白你發展出嚴重、威脅生命的疾病風險有多大，同時設計一個計劃去幫助你避免未來的健康災難。

健康風險評分

針對這個評估，我設計了一個簡單的評分系統以幫助你計算目前自己面臨的健康風險有多少。我的系統是根據三級健康風險程度：低度風險、中度風險和高度風險。根據你回答一系列十八個問題的答案（生成你健康風險評分的公式的一部分），你可以知道自己處在哪個程度。每個答案都會有個得分，當你加總所有分數，就會得到一個總分。

健康評估的評分系統是幫助人們瞭解自己罹患疾病與死亡率的重要方式。疾病管制中心、健康照護研究及品質署（Agency for Health Research and Quality）還有保險公司都利用多種工具去測量健康風險[1]。我的系統是根據個人和家族病史的已知健康風險因子，你的總分並非代表任何特定疾病的預告，而是要讓你知道你的風險因子堆疊起來的嚴重性，相較於風險較少的人，任何擁有較多風險的個體就會反映出健康威脅的增加。

以下為設計的健康風險評估系統中的每項問題，以及提供評分及如何計算總分的範例。

問題1：你幾歲？

你罹患大量無可避免的慢性疾病的風險會隨著你年齡增長而增加。

評分：如果你是三〇歲以下，計分為0。如果你介於三〇~五〇歲，計分為1。如果你大於五〇歲，那麼之後罹患大多數慢性疾病的風險會更高，所以計分為2。

問題2：你的性別？

這個問題不會得到一個數字分數。此問題的目的是幫助你專注於有證據顯示能減少性別相關疾病風險的特定飲食因素上。

如果你是女性，隨著年齡增加，罹患特定疾病的風險也會上升，像是乳癌、卵巢癌、子宮頸癌、子宮內膜癌和子宮癌。如果你是男性，罹患前列腺癌的風險會隨年齡增加而上升。

問題3：你的身體質量指數（BMI）是多少？

你的身體質量指數與疾病風險有關。身體質量指數愈高，罹患糖尿病、癌症到心血管疾病等風險就愈大[2]。身體質量指數是根據你的體重和身高去測量身體的脂肪含量。BMI[3]的計算公式為：

以公斤和公尺為單位：

體重（公斤）／身高（公尺）^{2}＝BMI

以磅和英吋為單位：

體重（磅）／身高（英吋）^{2} × 七〇三＝BMI

舉例：某人身高五呎七吋，體重一二〇磅，則他的BMI為一八・七九。

BMI的正常健康範圍被認為是介於一八～二五之間。如果你的BMI低於一八，就會被視為過輕；BMI介於二五～三〇則是過重；BMI超過三〇就是肥胖；BMI大於四〇則被定義為病態肥胖。如果你的BMI大於三〇，所有與肥胖相關的疾病風險都會增加。BMI升高將增加你的健康風險分數。請記住，適用於兒童和亞裔人士的BMI算法有多種變化和解釋。這裡列出的計算公式是被世界衛生組織接受的。

評分：如果你的BMI正常（一八～二五），計分為0。BMI二六～三〇，計分為1。BMI大於三〇，計分為2。

問題4：你過去的醫療病史

如同生命中的許多事情，就健康來說，你的過去可以預測未來的健康。無論過去如何，你過去罹患愈多疾病，潛在的未來風險就愈大。這與疾病有關，而非手術或外傷。如果你有服用任何一種處方藥，那麼你可能至少有一種醫學狀況。如果除了因為意外開刀或生產外，你曾因為任何原因住院，那麼你可能有一種或多種醫療病史。心理健康疾病，如憂鬱症、躁鬱症和思覺失調症都是你病史中的一個重要部分。如果關於這個問題你有任何疑問，可以請你的家庭醫生提供一份反映出你醫療史的清單，或者你可以取得一份自己的病歷，然後尋找你的醫生在「過去醫療史」那欄所寫的註解。當你回顧了所有醫療狀況後，你會想要把它們標記為「現行式（active）」，表示此狀況是你正在處理的持續狀態；或是「非現行式（inactive）」，表示它存在於過去，而且不再需要注意或治療。

評分：如果你有身體健康證明，而且從未被診斷過一種疾病，那麼恭喜，你可以計分為0。如果你之前有過一種疾病，但已經是非現行式（不需要注意和治療），計分為1，代表你的身體可能已經復原，但是可能仍然留存著損傷會增加你未來罹病的風險。如果你至少正在接受一種現行式醫療狀況的治療，或者如果你過去曾被診斷一種以上的疾病，無論它們是現行式或非現行式，請計分為2。

問題5：你具有任何超級高風險的健康狀況，使你容易在未來發展出其他併發症或疾病嗎？

某些狀況會使醫生們將一個病患分類為未來發展出疾病的高風險族群。一些超級高風險的健康狀況包括：

- 日光性角化症
- 自體免疫疾病，如發炎性腸道疾患、乳糜瀉、硬皮症、狼瘡、類風溼性關節炎、多發性硬化症
- 酒精性肝疾病
- 巴瑞特氏食道
- 心血管疾病，如高血壓、冠狀動脈疾病、頸動脈疾病或周邊血管疾病
- 子宮內膜異位症
- 肝炎
- 人類乳突狀病毒感染
- 高血脂症，包括家族性高膽固醇血症
- 牙周炎

- 子癲前症
- 腎功能衰竭
- 頭部外傷
- 第一型、第二型或妊娠糖尿病

評分：如果你的醫療史中沒有任何超級高風險的疾病，計分為0。如果你有一個高風險疾病，計分為1。如果你有一種以上的高風險狀況，計分為2。

問題6：你的家族病史為何？

某些家族病史會增加你罹患那種疾病的風險。問問自己，家族中的某人——你母親、父親、手足、祖父母——是否罹患遺傳疾病。從遺傳學的角度，這是你目前無能為力的遺產，但是知道你擁有這個風險，應該能夠引導你迅速採取飲食措施以降低風險。一些與風險評估有關的家族病史為：

- 癌症相關症狀，如家族性大腸瘜肉症（familial polyposis coli，FAP）、李－弗勞明症候群、遺傳性非瘜肉結直腸癌症候群、逢希伯－林道症候群（Von Hippel-Lindau Syndrome）或多囊性卵巢症候群
- 克隆氏症
- 家族性高膽固醇血症

■遺傳性癌症，如乳癌、卵巢癌、結腸癌、前列腺癌、胃癌、黑色素瘤、胰臟癌、子宮癌或視網膜母細胞瘤

■神經退化性疾病，如阿茲海默氏症、亨丁頓舞蹈症（Huntington's disease）和帕金森氏症

■第一型、第二型或妊娠糖尿病

評分：如果你沒有任何遺傳性的家族病史，計分為0。如果你有一種以上的家族病史，計分為2

問題7：你住在哪裡？

你住在哪裡可以殺死你。即使你不是居住在受輻射汙染的車諾比（Chernobyl）或福島（Fukushim）附近，世界上某些地方的疾病盛行率，像是癌症，與其他地方相比高得不成比例——然而住在那裡的居民沒有這種知識，或是不知道他們可以做什麼去對抗風險。美國本土，罹癌率最高的前十州，依序為肯塔基州、德拉瓦州、路易斯安那州、賓州、紐約州、緬因州、紐澤西州、愛荷華州、羅德島州和康乃狄克州[4]。公共衛生專家推測在這些地區存在著環境或其他因素需要為升高的風險負責。如果你居住在其中一個州內，絕對需要採取某些行動去降低你的風險。世界各地，罹癌率最高的國家為丹麥、法國（大都市）、澳洲、比利時、挪威、愛爾蘭、韓國、紐西蘭和新喀里多尼亞。如果你居住在其中一個地區，你就處在高針對糖尿病，美國比例最高的地方為波多黎各、關島、密西西比州、西維吉尼亞州、肯塔基州、阿拉巴馬州、路易斯安那州、田納西州、德州和阿肯色斯州[5]。以全

世界來看，糖尿病比率最高的地區為馬紹爾群島、密克羅尼西亞聯邦、吉里巴斯共和國、法屬玻里尼西亞、沙烏地阿拉伯、萬那杜共和國、巴林王國、模里西斯共和國與新喀里多尼亞[6]。

美國本土，罹患心血管疾病風險最高的州為肯塔基、西維吉尼亞、路易斯安那、奧克拉荷馬、阿拉巴馬、密西西比、密西根、阿肯色斯、田納西和德州。全世界來說，心血管疾病致死率最高的國家為俄國、烏克蘭、羅馬尼亞、匈牙利、古巴、巴西、捷克共和國、阿根廷與墨西哥。

請記住，死亡在一些地區會與缺乏現代醫療照護和醫生短缺有關。儘管如此，這些都是世界上最致命的地方。如果你住在其中一個地區，你就比住在其他地區的人有更高的罹病風險。

以下三種重大疾病——癌症、糖尿病和心血管疾病——代表了大部分可以預防的慢性疾病，它們不僅在多種情況下可以被逆轉，還能夠透過飲食和生活型態的改善獲得預防。

評分：如果你居住在罹患這三個殺手疾病的前十名高風險地區，計分為1。如果不是居住在這些風險地區，計分為0。

問題8：你的遺傳風險為何？

愈來愈多公司提供體液DNA測試，可以用來判斷你得到遺傳疾病的風險。這些服務是精準醫學革命的一部分，隨著電腦運算可以分析數百萬個基因資料點而變成可能。你的唾液含有DNA，你可以送去檢測癌症標記、巴金森氏症、晚發性阿茲海默氏症、乳糜瀉和罕見疾病（遺傳性血栓形成體質 hereditary thrombophilia、遺傳性鐵沉積症 hereditary hemochromatosis、蠶豆症、第一型高雪氏症 Gaucher's disease type 1、第XI凝血因子缺乏症 Factor XI deficiency、原發性肌張力不全症 early-onset primary dystonia 與α1-抗胰蛋白酶缺乏症 alpha-1-antitrysin deficiency）[7]。

雖然只有五～一〇%的癌症是遺傳性的，但是它們可以藉由基因檢測被確認。這些癌症包括乳癌（女性和男性）、結腸直腸癌、黑色素瘤、卵巢癌、胰臟癌、前列腺癌、胃癌和子宮癌。一些心臟疾病的風險也可以經由DNA測試而發現。家族性高膽固醇血症、動脈病（arteriopathies）、心律不整（arrhythmias）與心肌病都可以被檢測出來。如果你的DNA有接受分析，存在著某種疾病的基因風險，你可以立刻採取生活型態的調整，包括改變飲食以幫助降低你的風險，尤其是癌症、自體免疫疾病、神經退化性疾病和心臟疾病。

評分：如果你尚未進行DNA檢測，計分為0。如果你有接受DNA檢測，沒有發現任何風險上的增加，計分為0。如果你的DNA檢測顯示你具有一種疾病的較高風險，計分為1。如果檢測結果顯示你有罹患兩種疾病以上的風險，計分為2。

問題9：你有接觸到任何毒素嗎？

暴露於環境中的毒素下會增加你罹患疾病的風險，有太多潛在的來源，我無法將其全部列舉出來。你可能會從你住的地方、工作環境、家中，甚至你的嗜好中接觸到毒素[8]。檢查看看自己是否會明顯接觸到任何一種以下的常見毒素，它們會造成健康的威脅。

- 砷（老舊玩具）
- 石綿（老舊建築）
- 苯（汽油）
- 四氯化碳（之前用於乾洗溶劑中）
- 戴奧辛和殺蟲劑ＤＤＴ
- 甲醛（汽車排氣）
- 工業染料（芳香胺與苯胺染料）
- 鉛
- 汞（以前的牙齒填補物）
- 二氯甲烷（油漆稀釋劑）
- 對二氯苯（樟腦丸、馬桶除臭劑、室內芳香劑）
- 全氟烷化合物（存在於舊的不沾鍋中）
- 輻射（你沒有被屏蔽）
- 氡（來自地面的輻射滲入你家）
- 甲苯（油漆稀釋劑）

■電子菸
■氯乙烯（水管）

評分：如果你以前沒有與這些毒素有過重大接觸的歷史，計分為0。如果你曾有過一種毒素的重大接觸，計分為1。如果你曾接觸過兩種以上的毒素，計分為2。

問題10：你曾經或目前仍在抽菸嗎？

這是個不需動腦的問題。抽菸（香菸、雪茄、菸斗、吸鼻菸、嚼菸）是一個致命的習慣，但並不是每個人都明白即使是多年前的接觸，仍然會留下影響。無論是吸或咀嚼都會造成有害的結果。事實上，雖然菸草也算一種毒素的暴露，但是它對健康產生的危害大到足以擁有自己的風險評分。家中或身邊一直都有人在抽菸對你的健康產生的不良影響幾乎跟你自己抽菸一樣。即使是抽菸者飼養的寵物貓都會發展出口腔癌，因為牠們會舔到落在毛皮上面的煙霧[9]。

評分：如果你從未抽菸，計分為0。如果你以前習慣抽菸、以前曾住在有吸菸者的家中、以前的工作場所或長期待在有許多吸菸者的環境（餐廳、酒吧、俱樂部）——但是你現在沒有抽——計分為1。如果你目前是個吸菸者——包括電子菸、居住、工作或會長時間待在有許多人抽菸的環境，計分為2。

問題11：你飲酒嗎？

輕中度飲用紅酒和啤酒，如同你在本書讀過的，對你的健康有益。重度飲酒會把自己置於一系列慢性疾病的風險中，尤其是胃腸道系統，因為酒精是一種毒素，無論是哪種類型的酒精飲品。

評分：如果你完全不喝酒，計分為0。如果你適量飲用（每天少於一杯的紅酒或啤酒，但非烈酒），計分為-1（減去一分），因為你的罹病風險被降低了。如果你每天都飲用超過一杯紅酒或啤酒，或是一杯烈酒，計分為1。如果你經常喝烈酒，計分為2。

問題12：你的飲食模式為何？

大多數人在一生中都不會考慮到他們的飲食，但是你如何被養育及多年來在特定模式下吃了什麼食物，不是增加就是減少你的健康風險。你突然改變路線對於通往一個更健康的未來可能是個好的開始，但是你整體的健康風險評分，當涉及食物時，需根據長久以來的接觸和行為而定。

所以，你會如何形容人生到目前為止的整體飲食模式呢？想看看是以下三種廣泛模式的哪一種：地中海或亞洲飲食，以新鮮食材製成，富含蔬菜與膳食纖維；西方風格飲食，通常是指「肉和馬鈴薯」計劃，非常強調肉類，不重視新鮮蔬菜；或是垃圾食物飲食，大部分是由調製且包裝好的工業加工食品、速食和餐廳的炸物、飽和脂肪、含糖飲料和大量零食所組成。

評分：如果你是第一種類別，計分為-1（它對健康有益，所以你可以減去一分）。如果你曾經食用不健康的飲食，但是現在吃較健康、大部分是植物性的飲食，計分為0。如果你的答案是西方風格飲食，計分為1。如果你回答垃圾食物飲食，計分為2。

問題13：你的體能活動程度為何？

身體活動是任何年紀的健康核心。運動是力量和健康的關鍵，即使是經常快走也有益處。你不需要加入健身房或有一位教練。你可能喜愛戶外，所以經常去健行。或者你的工作讓你保持身體活動，需要用到肌力和付出勞力。

另一方面，如果你的工作是整天坐在椅子上，盯著電腦螢幕，然後你開車回家，換坐到沙發上看到電視——你過著久坐不動的生活方式。體能活動程度愈低的人，傾向花費幾乎所有的時間在室內。久坐不動的生活本身就是個健康風險及未來疾病的起點。

評分：如果你有積極的體能活動計劃，如規律運動，計分為-2（減去兩分）。如果你偶爾運動，並且評定自己身體有在活動，計分為0。如果你完全沒有運動而且很少活動，計分為2。

問題14：你有養寵物嗎？

擁有一隻寵物可以減少壓力和焦慮、幫助心理健康，而且可以增加你的體能活動。你有養狗、貓、鳥、蜥蜴、馬或其他可以陪伴你的動物嗎？即使是過去幾年曾養過動物也可以在你的健康命運上留下有益的印記。

評分：如果你正在養或曾養過動物，計分為-1（減去一分）。如果你沒養過寵物，計分為0。

問題15：嬰兒期你是母乳哺育嗎？

母乳哺育不僅連結一個嬰兒和他或她的母親，還給予嬰兒免疫力一個有利的開端。研究已經證實嬰兒時期接受母乳哺育對那個人往後一生中的免疫系統都帶來益處。除了母親的抗體外，母乳也含有健康的細菌，而且是益生菌傳遞系統，有助於建立嬰兒健康的微生物體。此外，它可以增加端粒長度。簡單來說，如果你是母乳哺育，你就比沒有的人佔有優勢。

評分：如果你知道自己是母乳哺育，計分為-1。如果你不確定，計分為0。如果你確定自己非母乳哺育，計分為1。

問題16：你上夜班嗎？

許多重要的工作需要人們輪替夜晚的工作。醫護、執法、保全、軍事和科技都是常見的例子。我在住院醫師的訓練期間，我經常被分配到連續幾週的大夜班。雖然每天仍然可以獲得正確的睡眠時數，但是這裡提出個警告：你的身體被設計為遵尋來自太陽的信號。你的荷爾蒙、心血管系統、微生物體和免疫都協調著遵循晝夜節律。整夜不睡會強迫這些系統與它們固有的時間表脫節，你的健康防禦就會變得較虛弱。當你還是個學生，偶爾幾晚沒睡不會有問題，但是你的身體之後需要付出代價。你不僅會有多天感覺糟透了，而且也可能更容易生病。這些都是身體防禦失靈的徵兆。作為一名專業的夜班工作者將會極度擴大這種混亂。研究顯示從事夜班工作的人，罹患從心血管疾病到多種癌症等慢性疾病的風險會增加[10]。

評分：如果你目前從事夜班工作，計分為1。如果你目前不是，計分為0。

問題17：你生活的壓力程度為何？

生命中有點壓力是好的，甚至可以賦予你在工作和嗜好上成功的優勢。但是慢性壓力對你的健康防禦是一個巨大且有害的負擔。它會使你的腎上腺（adrenal glands）分泌的皮質醇（cortisol）增加，對你的心臟造成不適當的要求、使你的微生物體惡化、破壞血管新生、影響幹細胞的功能並降低免疫力[11]。壓力可以與情緒、行為、生理、社會或經濟因素相關。你一直活在無法緩解的壓力、焦慮、害怕或憤怒的狀態中嗎？或者你傾向以最少的擔憂走過生命的週期性壓力源呢？以低、中或高去評分你每天的壓力程度。

評分：如果你將自己評為低度壓力，計分為0。如果你是中度壓力，計分為1。如果你處在慢性的高壓狀態，計分為2。

問題18：你父母任一人或雙方是否因為健康問題很年輕（五十歲前）就死亡？

你父母的健康可以做為你本身健康命運的預測因子。除了基因外，父母也傳遞會影響我們生活型態選擇的特性和行為，這可以從幼年就開始產生影響。這些表觀遺傳影響可能有益或有害，而我們往後一生都帶著它們。當父母親在壯年就因疾病去世（非意外死亡），它可以是某個問題透過基因或表觀遺傳世代相傳的訊號。父母英年早逝的常見原因包括癌症、心血管疾病和糖尿病的併發症。如果你的父母親中有一人在五〇歲前就死於這些多因素殺手，你可能也較平均值有更高的風險。

評分：如果你父母皆活到五〇歲以上，計分為0。如果父母其中之一死於五歲之前，計分為1。如果父母雙方皆死於五〇歲之前，計分為2。

總計你的健康風險評分

現在你已經完成了健康風險評估問卷，加總每一題的分數以得到整體健康風險評分。數目愈大，風險就愈高。可能的最高分數為29。根據你的總分，你會坐落於下列三種顏色代碼區間：紅、黃或綠。為了明白你的健康風險和需要採取的行動，請找出你最終的分數是位在下面的哪一組。

總分：19～29，你在紅色區間

最高風險

如果你的總分在這個區間，你就是處在危險的區域。沒有透過謹慎改變你的生活，對你不利的機率會一直累積——你未來很有可能罹患重大疾病。是認真檢視自己可以做什麼去降低風險的時候了，尤其是針對你的飲食和生活型態。如果你查看產生分數的那些問題，你可以進行有意識的改變以降低風險分數的地方至少有九個。這裡是可以如何改善的方法：減重、搬到一個風險較低的城市（不容易，但值得考慮）、戒菸或戒電子菸、減少酒精攝取、減少壓力、離開夜班工作、養隻寵物、每天快走。非常重要的是，立刻使用5×5×5架構去改變你的飲食，從中獲得書裡所描述的食物益處。

總分：10～18，你在黃色區間

中等風險

如果你的分數落於此區間，你沒有立即性的危險，但是你必須積極減少風險，如此一來，你的分數才不會進一步增加。為了降低你的健康風險，請密切注意你的飲食。記住，如果你沒有吸菸、有規律運動，那麼利用飲食，你可以減少某些癌症風險達七〇%、糖尿病風險九〇%，以及心臟疾病達八〇%[12]。你尚未處在危險中，但是不要放鬆警惕。每天將健康防禦飲食融入你的生活之中。

此外，你可能認為自己很健康，但是你仍然處於黃色區間。原因可能有部分是你無法控制的因素，例如你住在哪裡或你的年齡。隨著年紀增長，年齡尤其會提高你的分數，許多疾病的風險就是會上升。加上家族病史、一個壞習慣或職業傷害，你就可以明白為什麼自己會落在黃色區間。你首先應該要做的就是減少自己可以控制的風險。

總分：0～9，你在綠色區間

最低風險

恭喜你！你身處於風險最低的區間。這可能意味著你較年輕、苗條、沒有暴露在許多有害物質之下、從未吸菸、選擇健康的飲食（無論你是否知道）、基因良好，還有積極運動。綠色區間是你想一直維持的地方。現在你正處在實現此目標的最佳狀態。你要認清隨著年齡增加，以及持續接觸到環境中的有害毒素，你的分數將會增加。這就是為什麼飲食要介入的原因。藉由謹慎地選擇會增進健康防禦系統的食物開始。嘗試本書中提到的新食物，看看每週你可以根據第二部分的食物項目選擇多少種食物和飲品。保留一份選擇記錄，這樣你可以回顧先前的選擇，然後檢視自己能否做到最好。保持良好的習慣，並加強你的健康防禦，如此一來，你可以對抗老化和生活在現代世界的攻擊。

食物和健康防禦的研究正如此快速地在進行，定期會發表新的資訊。你可以拜訪 www.drwilliamli.com/checklist 以獲得能夠影響健康防禦的偏好食物更新清單。

致謝

撰寫這本書遠不僅是一趟個人的旅程——這是團隊共同的努力。《逆轉疾病的科學食療聖經》是我所感激的驚人團隊努力堅持不懈和奉獻的結果。我想要感謝我的老朋友和顧問——羅賓・科盧奇（Robin Colucci），她鼓勵而非強迫我將我的知識轉譯成一本書。她給予我一張地圖，然後當我開始寫作這個漫長的探索過程時，她作為我的教練、副駕駛員和文字編輯。我必須感謝我傑出的研究團隊——凱薩琳・沃德（Catherine Ward）、達莎・阿古爾尼克（Dasha Agoulnik）、布莉姬・蓋爾（Bridget Gayer）、瑞秋・奇亞維雷利（Rachel Chiaverelli）、莎曼珊・史東（Samantha Stone）和蜜雪兒・胡特尼克（Michelle Hutnik）——他們幫助我批判性地回顧和分析本書中所描述的數百篇複雜的科學、臨床及公共衛生研究。當我將這些發現轉換成對非科學家的讀者而言可理解且正確的敘述時，他們為我提供觀點。我想要感謝瑪麗亞・歐非羅（Maria Aufiero）與我一起發明食譜，以及在她的廚房中測試它們。感謝卡特里娜・馬柯夫提供她在巧克力和熱可可食譜上的天賦。非常感謝麗茲・阿佛森（Liz Alverson）以一個積極尋求健康者的角色提供我觀點，並且幫助我將想法轉換為讀者的日常實踐應用。

我真誠感謝 Park & Fine Literary and Media 公司幫助我的傑出代理人們——賽萊斯特・范恩（Celeste Fine）、莎拉・帕西克（Sarah Passick）、約翰・瑪斯（John Maas）、安卓亞・梅（Andrea Mei）與艾蜜莉・史溫特（Emily Sweet）。他們不僅是一個作者可以期望的最佳團隊，同時也很有趣，而且非常專注於取得每個階段的最高品質結果。隨著本書的成形，賽萊斯特在每個關鍵時刻提供我睿智的建議；約翰變成我寫作團隊的關鍵成員，並且出借他的編輯經驗，使複雜的內容變得較容易理解且閱讀起來更加愉悅。我的編輯——凱倫・穆哥羅（Karen Murgolo）和 Grand Central Publishing/Hachette 團隊的班恩・賽維爾（Ben Sevier）、利亞・米勒（Leah Miller）、艾曼達・普立茲克（Amanda Pritzker）與馬修・貝拉斯特（Matthew Ballast）——他們看見我的願景，讓我自由地說出自己是如何相信這個世界可以變成一個更健康的地方，我在此附上感謝和深深的感激。我想要感謝艾克・威廉姆斯（Ike Williams）與布萊恩・凱里（Brian Carey），他們總是用提供諮詢的方式隨時支持著我。

我想要感謝許多科學和醫學界的良師益友與同事們，他們在過去幾年為我的職業生涯帶來啟發與貢獻：安東尼・瓦紐奇、尚恩・堯（Shang J. Yao）、富蘭克林・福克斯（Franklin Fuchs）、溫頓・東（Winton Tong）、凱若・李恩（Karel Liem）、究達・佛克曼、派翠西亞・阿默（Pat D'Amore）、鮑伯・朗格（Bob Langer）、查克・沃森（Chuck Watson）、大衛・斯第德（David Steed）、凱薩・朗布羅梭（Cesare Lombroso）、利斯・方（Les Fang）、麥克・馬拉高德克斯（Michael Maragoudakis）、默提茲・康納丁（Moritz Konerding）、亞卓安娜・阿爾比尼、道格・洛索多（Doug

Losordo）、理查・貝利沃（Richard Beliveau）和麥克斯・阿克曼（Max Ackermann）。其中一些已經不在人世，但是他們的影響力依舊能夠讓我們強烈地感受到。

有幾個人值得特別提到。文森・李（Vincent Li），我的兄弟、同事和同道開拓者，在發展本書中許多關於食物和健康的想法上，他是一個與我平等的夥伴，其中一些想法來自特別的地方及卓越的朋友們。艾瑞克・羅威特（Eric Lowitt），一位作者、朋友和社會影響專家，在本書撰寫的過程中，他使用有用的建議、幽默和機智來鼓勵我。寇特妮・馬特爾（Courtney Martel），我的參謀長，總是確保一切都毫無瑕疵的完成。狄恩・歐尼斯（Dean Ornish），我與其分享相似的職業道路、同志情誼、研究和智力上的熱情，他是我將資訊傳達給大眾的靈感。埃奇（Edge），我在進階醫學上的朋友、同盟和夥伴，總是慷慨地提供我自己的時間、優秀的想法和熱情以找出擊敗疾病的更好方式。

最後，沒有商娜（Shawna）、瑪德琳（Madeleine）與奧利佛（Oliver）的支持，我無法完成本書，他們給了我時間，讓我能夠將一切整合好跟世界分享。

註釋

第1章：血管新生

1. J. Folkman and R. Kalluri, "Cancer without Disease," *Nature* 427, no. 6977 (2004): 787.
2. B. N. Ames, M. K. Shigenaga, and T. M. Hagen, "Oxidants, Antioxidants, and the Degenerative Diseases of Aging," *Proceedings of the National Academy of Sciences USA* 90, no. 17 (1993): 7915–7922; S. Clancy, "DNA Damage and Repair: Mechanisms for Maintaining DNA Integrity," *Nature Education* 1, no. 1 (2008): 103.
3. J. Folkman and R. Kalluri, "Cancer without Disease," *Nature* 427, no. 6977 (2004): 787.
4. M. Lovett, K. Lee, A. Edwards, and D. L. Kaplan, "Vascularization Strategies for Tissue Engineering," *Tissue Engineering Part B: Reviews* 15, no. 3 (2009): 353–370.
5. Robyn D. Pereira et al., "Angiogenesis in the Placenta: The Role of Reactive Oxygen Species Signaling," *BioMed Research International* (2015): 814543.
6. L. A. DiPietro, "Angiogenesis and Wound Repair: When Enough Is Enough," *Journal of Leukocyte Biology* 100, no. 5 (2016): 979–984.
7. A. Orlidge and P. A. D'Amore, "Inhibition of Capillary Endothelial Cell Growth by Pericytes and Smooth Muscle Cells," *Journal of Cell Biology* 105, no. 3 (1987): 1455–1462.
8. M. A. Gimbrone, S. B. Leapman, R. S. Cotran, and J. Folkman, "Tumor Dormancy In Vivo by Prevention of Neovascularization," *Journal of Experimental Medicine* 136 (1974): 261.
9. C. W. White et al., "Treatment of Pulmonary Hemangiomatosis with Recombinant Interferon Alfa-2a," *New England Journal of Medicine* 320, no. 18 (1989): 1197–1200.
10. Y. Cao and R. Langer, "A Review of Judah Folkman's Remarkable Achievements in Biomedicine,"*Proceedings of the National Academy of Sciences USA* 105, no. 36 (2008): 13203–13205.
11. A. H. Vagnucci Jr. and W. W. Li, "Alzheimer's Disease and Angiogenesis," *Lancet* 361, no. 9357 (2003): 605–608.
12. J. V. Silha, M. Krsek, P. Sucharda, and L. J. Murphy, "Angiogenic Factors Are Elevated in Overweight and Obese Individuals," *International Journal of Obesity* 29, no. 11 (2005): 1308–14.
13. M. A. Rupnick et al., "Adipose Tissue Mass Can Be Regulated through the Vasculature,"*Proceedings of the National Academy of Sciences USA* 99, no. 16 (2002): 10730–10735.
14. P. Schratzberger et al., "Reversal of Experimental Diabetic Neuropathy by VEGF Gene Transfer," *Journal of Clinical Investigation* 107, no. 9 (2001): 1083–1092.
15. R. Kirchmair et al., "Therapeutic Angiogenesis Inhibits or Rescues Chemotherapy-Induced Peripheral Neuropathy: Taxol-and Thalidomide-Induced Injury of Vasa Nervorum Is Ameliorated by VEGF,"*Molecular Therapy* 15, no. 1 (2007): 69–75.
16. S. R. Nussbaum et al., "An Economic Evaluation of the Impact, Cost, and Medicare Policy Implications of Chronic Nonhealing Wounds" Value Health 21, no. 1 (2018): 27–32; D. G. Armstrong, J. Wrobel, and J. M. Robbins, "Guest Editorial: Are Diabetes-Related Wounds and Amputations Worse than Cancer?" *International Wound Journal* 4, no. 4 (2007): 286–287.
17. Emiko Jozuka and Yoko Ishitani, "World's Oldest Person Dies at 117," CNN, https:// www.cnn.com/2018/07/26/health/japan-centenarian-

longevity/index.html.

第11章‧再生

1. R. J. Kara et al., "Fetal Cells Traffic to Injured Maternal Myocardium and Undergo Cardiac Differentiation," *Circulation Research* 110, no. 1 (2012): 82–93.
2. Ron Milo and Rob Phillips, "How Quickly Do Different Cells in the Body Replace Themsleves?" Cell Biology by the Numbers, http://book.bionumbers.org/how-quickly-do-different-cells-in-the- body-replace-themselves;"Lifespan of a Red Blood Cell,"Bionumbers, http://bionumbers.hms. harvard.edu/bionumber.aspx?&id=107875.
3. "Determination of Adipose Cell Size in Eight Epididymal Fat Pads by Four Methods,"Bionumbers, http://bionumbers.hms.harvard.edu/bionumber.aspx?&id=107076.
4. J. E. Till and E. A. McCulloch, "A Direct Measurement of the Radiation Sensitivity of Normal Mouse Bone Marrow Cells," *Radiation Research* 14, no. 2 (1961): 213–222.
5. Eva Bianconi et al., "An Estimation of the Number of Cells in the Human Body,"*Annals of Human Biology* 40, no. 6 (2013).
6. S. Y. Rabbany, B. Heissig, K. Hattori, and S. Rafii, "Molecular pathways regulating mobilization of marrow-derived stem cells for tissue revascularization," *Trends in Molecular Medicine* 9, no. 3 (2003): 109–17.
7. I. Petit, D. Jin, and S. Rafii, "The SDF-1-CXCR4 Signaling Pathway: A Molecular Hub Modulating Neo-Angiogenesis,"*Trends in Immunology* 28, no. 7 (2007): 299–307.
8. E. T. Condon, J. H. Wang, and H. P. Redmond, "Surgical Injury Induces the Mobilization of Endothelial Progenitor Cells," *Surgery* 135, no. 6 (2004): 657–661.
9. G. D. Kusuma, J. Carthew, R. Lim, and J. E. Frith, "Effect of the Microenvironment on Mesenchymal Stem Cell Paracrine Signaling: Opportunities to Engineer the Therapeutic Effect," Stem Cells and Development 26, no. 9 (2017): 617–631; S. Keshtkar, N. Azarpira, and M. H. Ghahremani, "Mesenchymal Stem Cell-Derived Extracellular Vesicles: Novel Frontiers in Regenerative Medicine," *Stem Cell Research and Therapy* 9, no. 1 (2018): 63.
10. I. Linero and O. Chaparro, "Paracrine Effect of Mesenchymal Stem Cells Derived from Human Adipose Tissue in Bone Regeneration," *PLOS One* 9, no. 9 (2014): e107001.
11. F. Mobarrez et al., "The Effects of Smoking on Levels of Endothelial Progenitor Cells and Microparticles in the Blood of Healthy Volunteers," PLOS One 9, no. 2 (2014): e90314; S. Beyth et al., "Cigarette Smoking Is Associated with a Lower Concentration of CD105(+) Bone Marrow Progenitor Cells," *Bone Marrow Research* 2015 (2015): 914935.
12. S. E. Michaud et al., "Circulating Endothelial Progenitor Cells from Healthy Smokers Exhibit Impaired Functional Activities," *Atherosclerosis* 187, no. 2 (2006): 423–432.
13. C. Heiss et al., "Brief Secondhand Smoke Exposure Depresses Endothelial Progenitor Cells Activity and Endothelial Function: Sustained Vascular Injury and Blunted Nitric Oxide Production,"*Journal of the American College of Cardiology* 51, no. 18 (2008): 1760–1771.
14. T. E. O'Toole et al., "Episodic Exposure to Fine Particulate Air Pollution Decreases Circulating Levels of Endothelial Progenitor Cells," *Circulation Research* 107, no. 2 (2010): 200–203.
15. J. K. Williams et al., "The Effects of Ethanol Consumption on Vasculogenesis Potential in Nonhuman Primates," *Alcoholism: Clinical and Experimental Research* 32, no. 1 (2008): 155–161.

16. H. Wang et al., "In Utero Exposure to Alcohol Alters Cell Fate Decisions by Hematopoietic Progenitors in the Bone Marrow of Offspring Mice during Neonatal Development," *Cell Immunology* 239, no. 1 (2006): 75–85.
17. J. A. McClain, D. M. Hayes, S. A. Morris, and K. Nixon, "Adolescent Binge Alcohol Exposure Alters Hippocampal Progenitor Cell Proliferation in Rats: Effects on Cell Cycle Kinetics," *Journal of Comparative Neurology* 519, no. 13 (2011): 2697–2710.
18. At the University of Colorado in Boulder, researchers studied this by comparing the stem cells of healthy, non-obese older men (in their sixties) to those found in younger men in their twenties. There were striking differences. EPCs from older people produced 60 percent fewer factors that help the cells survive compared to stem cells from the younger group.
19. M. Pirro et al., "Hypercholesterolemia-Associated Endothelial Progenitor Cell Dysfunction," *Therapeutic Advances in Cardiovascular Disease* 2, no. 5 (2008): 329–339.
20. D. R. Pu and L. Liu, "HDL Slowing Down Endothelial Progenitor Cells Senescence: A Novel Anti-Atherogenic Property of HDL," *Medical Hypotheses* 70, no. 2 (2008): 338–342.
21. H. Kang et al., "High Glucose-Induced Endothelial Progenitor Cell Dysfunction," *Diabetes and Vascular Disease Research* 14, no. 5 (2017): 381–394; G. P. Fadini, M. Albiero, S. Vigili de Kreutzenberg, E. Boscaro, R. Cappellari, M. Marescotti, N. Poncina, C. Agostini, and A. Avogaro, "Diabetes Impairs Stem Cell and Proangiogenic Cell Mobilization in Humans," *Diabetes Care* 36, no. 4 (2013): 943–949.
22. K. Aschbacher et al., "Higher Fasting Glucose Levels Are Associated with Reduced Circulating Angiogenic Cell Migratory Capacity among Healthy Individuals," *American Journal of Cardiovascular Disease* 2, no. 1 (2012): 12–19.
23. O. M. Tepper et al., "Human Endothelial Progenitor Cells from Type II Diabetics Exhibit Impaired Proliferation, Adhesion, and Incorporation into Vascular Structures," *Circulation* 106, no. 22 (2002): 2781–2786.
24. C. J. Loomans et al., "Endothelial Progenitor Cell Dysfunction: A Novel Concept in the Pathogenesis of Vascular Complications of Type 1 Diabetes," *Diabetes* 53, no. 1 (2004): 195–199.
25. "Diabetes," World Health Organization, http://www.who.int/mediacentre/factsheets/fs312/en.
26. G. P. Fadini et al., "Circulating Endothelial Progenitor Cells Are Reduced in Peripheral Vascular Complications of Type 2 Diabetes Mellitus," *Journal of the American College of Cardiology* 45, no. 9 (2005): 1449–1457.
27. T. Kusuyama et al., "Effects of Treatment for Diabetes Mellitus on Circulating Vascular Progenitor Cells," *Journal of Pharmacological Sciences* 102, no. 1 (2006): 96–102.
28. N. Werner et al., "Circulating Endothelial Progenitor Cells and Cardiovascular Outcomes," *New England Journal of Medicine* 353, no. 10 (2005): 999–1007.
29. H. Bjorkbacka et al., "Plasma Stem Cell Factor Levels Are Associated with Risk of Cardiovascular Disease and Death," *Journal of Internal Medicine* 282, no. 2 (2017): 508–521.
30. A. Rivera, I. Vanzuli, J. J. Arellano, and A. Butt, "Decreased Regenerative Capacity of Oligodendrocyte Progenitor Cells (NG2-Glia) in the Ageing Brain: A Vicious Cycle of Synaptic Dysfunction, Myelin Loss, and Neuronal Disruption?" *Current Alzheimer Research* 13, no. 4 (2016): 413–418.
31. Q. Wang et al., "Stromal Cell-Derived Factor 1 α Decreases β-Amyloid Deposition in Alzheimer's Disease Mouse Model," *Brain Research* 1459 (2012): 15–26.
32. O. Fernandez et al., Adipose-Derived Mesenchymal Stem Cells (AdMSC) for the Treatment of Secondary-Progressive Multiple Sclerosis: A Triple Blinded, Placebo Controlled, Randomized Phase I/II Safety and Feasibility Study," *PLOS One* 13, no. 5 (2018): e0195891; C. G. Song et al., "Stem Cells: A Promising Candidate to Treat Neurological Disorders," *Neural Regeneration Research* 13, no. 7 (2018): 1294–1304; G. Dawson et al.,

"Autologous Cord Blood Infusions Are Safe and Feasible in Young Children with Autism Spectrum Disorder: Results of a Single-Center Phase I Open-Label Trial," *Stem Cells Translational Medicine* 6, no. 5 (2017): 1332–1339.
33. J. H. Houtgraaf et al., "First Experience in Humans Using Adipose Tissue-Derived Regenerative Cells in the Treatment of Patients with ST-Segment Elevation Myocardial Infarction," *Journal of the American College of Cardiology* 59, no. 5 (2012): 539–540.
34. Peter Dockrill, "Japanese Scientists Have Used Skin Cells to Restore a Patient's Vision for the First Time," https://www.sciencealert.com/japanese-scientists-have-used-skin-cells-to-restore-a- patient-s-vision-for-the-first-time.
35. Cura Foundation, "Cellular Horizons Day 2: Using Adult Stem Cells to Treat Autoimmune Disorders," https://www.youtube.com/watch?v=Iafkr-qRnm0.
36. C. M. Zelen et al., "A Prospective, Randomised, Controlled, Multi-Centre Comparative Effectiveness Study of Healing Using Dehydrated Human Amnion/Chorion Membrane Allograft, Bioengineered Skin Substitute, or Standard of Care for Treatment of Chronic Lower Extremity Diabetic Ulcers," *International Wound Journal* 12, no. 6 (2015): 724–732; T. E. Serena et al., "A Multicenter, Randomized, Controlled Clinical Trial Evaluating the Use of Dehydrated Human Amnion/Chorion Membrane Allografts and Multilayer Compression Therapy vs. Multilayer Compression Therapy Alone in the Treatment of Venous Leg Ulcers," *Wound Repair and Regeneration* 22, no. 6 (2014): 688–693.
37. Z. N. Maan et al., "Cell Recruitment by Amnion Chorion Grafts Promotes Neovascularization," *Journal of Surgical Research* 193, no. 2 (2015): 953–962.
38. E. Keelaghan, D. Margolis, M. Zhan, and M. Baumgarten, "Prevalence of Pressure Ulcers on Hospital Admission among Nursing Home Residents Transferred to the Hospital," *Wound Repair and Regeneration* 16, no. 3 (2008): 331–336.

第三章：微生物體

1. P. Hartmann et al., "Normal Weight of the Brain in Adults in Relation to Age, Sex, Body Height, and Weight." *Pathologe* 15, no. 3 (1994): 165–170; Alison Abbott, "Scientists Bust Myth That Our Bodies Have More Bacteria than Human Cells," *Nature*, Jan. 8, 2016, http://www.nature.com/news/scientists-bust-myth-that-our-bodies-have-more-bacteria-than-human-cells-1.19136.
2. G. Clarke et al., "Minireview: Gut Microbiota: The Neglected Endocrine Organ," *Molecular Endocrinology* 28, no. 8 (2014): 1221–1238.
3. Jane A. Foster, Linda Rinaman, and John F. Cryan, "Stress and the Gut-Brain Axis: Regulation by the Microbiome," *Neurobiology of Stress* 7 (2017): 124–136.
4. C. M. Schlebusch et al., "Southern African Ancient Genomes Estimate Modern Human Divergence to 350,000 to 260,000 Years Ago," *Science* 358, no. 6363 (2017): 652–655; C. M. Schlebusch et al., "Southern African Ancient Genomes Estimate Modern Human Divergence to 350,000 to 260,000 Years Ago," *Science* 358, no. 6363 (2017): 652–655.
5. C. Menni et al., "Gut Microbiome Diversity and High Fibre Intake Are Related to Lower Long-Term Weight Gain," *International Journal of Obesity* 41, no. 7 (2017): 1099–1105.
6. I. Semmelweis, *Die Aetiologie, der Begriff und die Prophylaxis des Kindbettfiebers* [The Etiology, Concept, and Prophylaxis of Childbed Fever] (Pest: C. H. Hartleben's Verlag-Expedition, 1861).
7. Joseph Lister, "On the Antiseptic Principle in the Practice of Surgery," *Lancet* 90, no. 2299 (1867): 353–356.
8. Lina Zeldovich, "The Man Who Drank Cholera and Launched the Yogurt Craze," Nautilus, Apr. 23, 2015, http://nautil.us/issue/23/dominoes/the-man-who-drank-cholera-and-launched-the-yogurt- craze.
9. Bill Landers, "Oral Bacteria: How Many? How Fast?" RDHmag.com, July 1, 2009, https://www.rdhmag.com/articles/print/volume-29/issue-7/

columns/the-landers-file/oral-bacteria-how-many-how-fast.html.
10. https://www.hmpdacc.org/hmp.
11. Human Microbiome Project Consortium, "Structure, Function, and Diversity of the Healthy Human Microbiome," *Nature* 486, no. 7402 (2012): 207–214.
12. "The Precise Reason for the Health Benefits of Dark Chocolate: Mystery Solved," American Chemical Society, Mar. 18, 2014, https://www.acs.org/content/acs/en/press room/newsreleases/ 2014/march/the-precise-reason-for-the-health-benefits-of-dark-chocolate-mystery-solved.html; D. J. Morrison and T. Preston, "Formation of Short Chain Fatty Acids by the Gut Microbiota and Their Impact on Human Metabolism," *Gut Microbes* 7, no. 3 (2016): 189–200.
13. H. J. Kim, J. S. Noh, and Y. O. Song, "Beneficial Effects of Kimchi, a Korean Fermented Vegetable Food, on Pathophysiological Factors Related to Atherosclerosis," *Journal of Medicinal Food* 21, no. 2 (2018): 127–135.
14. C. Nastasi et al., "The Effect of Short-Chain Fatty Acids on Human Monocyte-Derived Dendritic Cells," *Scientific Reports* 5 (2015): 16148.
15. D. Liu et al., "Low Concentration of Sodium Butyrate from Ultrabraid+NaBu Suture, Promotes Angiogenesis and Tissue Remodelling in Tendon-Bones Injury," *Scientific Reports* 6 (2016): 34649.
16. E. S. Chambers, D. J. Morrison, and G. Frost, "Control of Appetite and Energy Intake by SCFA: What Are the Potential Underlying Mechanisms?" *Proceedings of the Nutrition Society* 74, no. 3 (2015): 328–336.
17. A. F. Athiyyah et al., "Lactobacillus Plantarum IS-10506 Activates Intestinal Stem Cells in a Rodent Model," *Beneficial Microbes* (May 4, 2018): 1–6.
18. M. K. Kwak et al., "Cyclic Dipeptides from Lactic Acid Bacteria Inhibit Proliferation of the Influenza A Virus," *Journal of Microbiology* 51, no. 6 (2013): 836–43.
19. C. Carreau, G. Flouriot, C. Bennetau-Pelissero, and M. Potier, "Enterodiol and Enterolactone, Two Major Diet-Derived Polyphenol Metabolites Have Different Impact on ERalpha Transcriptional Activation in Human Breast Cancer Cells," *Journal of Steroid Chemistry and Molecular Biology* 110, no. 1–2 (2008): 176–185.
20. F. P. Martin et al., "Metabolic Effects of Dark Chocolate Consumption on Energy, Gut Microbiota, and Stress-Related Metabolism in Free-Living Subjects," *Journal of Proteome Research* 8, no. 12 (2009): 5568–5579.
21. "Intestinal Bacteria May Protect against Diabetes," Science Daily, Apr. 11, 2017, https://www.sciencedaily.com/releases/2017/04/170411090159.htm.
22. J. Loubinoux et al., "Sulfate-Reducing Bacteria in Human Feces and Their Association with Inflammatory Bowel Diseases," *FEMS Microbiology Ecology* 40, no. 2 (2002): 107–112.
23. Cassandra Willyard, "Could Baby's First Bacteria Take Root before Birth?" *Nature*, Jan. 17, 2018, https://www.nature.com/articles/d41586-018-00664-8.
24. E. Jašarevi , C. L. Howerton, C. D. Howard, and T. L. Bale, "Alterations in the Vaginal Microbiome by Maternal Stress Are Associated with Metabolic Reprogramming of the Offspring Gut and Brain," *Endocrinology* 156, no. 9 (2015): 3265–3276.
25. Ashley P. Taylor, "Breast Milk Contributes Significantly to Babies' Bacteria," The Scientist, May 10, 2017, https://www.the-scientist.com/?articles.view/articleNo/49400/title/Breast-Milk- Contributes-Significantly-to-Babies-Bacteria.
26. Pia S. Pannaraj et al., "Association between Breast Milk Bacterial Communities and Establishment and Development of the Infant Gut Microbiome," *JAMA Pediatrics* 171, no. 7 (2017): 647–654.
27. J. C. Madan et al., "Association of Cesarean Delivery and Formula Supplementation With the Intestinal Microbiome of 6-Week-Old Infants," *JAMA*

Pediatrics 170, no. 3 (2016): 212–219.
28. G. Bian et al., "The Gut Microbiota of Healthy Aged Chinese Is Similar to That of the Healthy Young," *mSphere* 2, no. 5 (2017): e00327-17.
29. E. Thursby and N. Juge, "Introduction to the Human Gut Microbiota," *Biochemical Journal* 474, no. 11 (2017): 1823–1836.
30. R. Kort et al., "Shaping the Oral Microbiota through Intimate Kissing," *Microbiome* 17, no. 2 (2014): 41.
31. O. Firmesse et al., "Fate and Effects of Camembert Cheese Micro-Organisms in the Human Colonic Microbiota of Healthy Volunteers after Regular Camembert Consumption," *International Journal of Food Microbiology* 125, no. 2 (2008): 176–181.
32. E. D. Sonnenburg et al., "Diet-Induced Extinctions in the Gut Microbiota Compound over Generations," *Nature* 529, no. 7585 (2016): 212–215.
33. Y. Su et al., "Ecological Balance of Oral Microbiota Is Required to Maintain Oral Mesenchymal Stem Cell Homeostasis," *Stem Cells* 36, no. 4 (2018): 551–561; A. Khandagale and C. Reinhardt, "Gut Microbiota—Architects of Small Intestinal Capillaries," *Frontiers in Bioscience* 23 (2018): 752–766; X. Sun and M. J. Zhu, "Butyrate Inhibits Indices of Colorectal Carcinogenesis via Enhancing α-Ketoglutarate-Dependent DNA Demethylation of Mismatch Repair Genes," *Molecular Nutrition and Food Research* 62, no. 10 (2018): e1700932.
34. Moises Velasquez-Manoff, "Microbes, a Love Story," *New York Times*, Feb. 10, 2017, https://www.nytimes.com/2017/02/10/opinion/sunday/microbes-a-love-story.html.
35. S. Carding et al., "Dysbiosis of the Gut Microbiota in Disease," *Microbial Ecology in Health and Disease* 26 (2015): 10.3402/mehd.v26.26191; J. Lu et al., "The Role of Lower Airway Dysbiosis in Asthma: Dysbiosis and Asthma," *Mediators of Inflammation* 2017 (2017): 3890601; A. C. R. Tanner et al., "The Caries Microbiome: Implications for Reversing Dysbiosis," *Advances in Dental Research* 29, no. 1 (2018): 78–85; F. Lv et al., "The Role of Microbiota in the Pathogenesis of Schizophrenia and Major Depressive Disorder and the Possibility of Targeting Microbiota as a Treatment Option," *Oncotarget* 8, no. 59 (2017): 100899–100907.
36. "FDA in Brief: FDA Issues Final Rule on Safety and Effectiveness for Certain Active Ingredients in Over-the-Counter Health Care Antiseptic Hand Washes and Rubs in the Medical Setting," U.S. Food and Drug Administration, Dec. 19, 2017, https://www.fda.gov/newsevents/newsroom/fdainbrief/ucm589474.htm; C. S. Bever et al., "Effects of Triclosan in Breast Milk on the Infant Fecal Microbiome," *Chemosphere* 203 (2018): 467–473; H. Yang et al., "A Common Antimicrobial Additive Increases Colonic Inflammation and Colitis- Associated Colon Tumorigenesis in Mice," *Science Translational Medicine* 10, no. 443 (2018).
37. "Probiotics Market to Exceed $65bn by 2024," Global Market Insights, Oct. 10, 2017, https://globenewswire.com/news-release/2017/10/10/1143574/0/en/Probiotics-Market-to-exceed-65bn-by-2024-Global-Market-Insights-Inc.html.

第四章：DNA 防護

1. B. N. Ames, M. K. Shigenaga, and T. M. Hagen, "Oxidants, Antioxidants, and the Degenerative Diseases of Aging," *Proceedings of the National Academy of Sciences USA* 90, no. 17 (1993): 7915–7922.
2. "Deciphering the Genetic Code," Office of NIH History, https://history.nih.gov/exhibits/nirenberg/ HS1_mendel.htm.
3. R. Dahm, "Friedrich Miescher and the Discovery of DNA," *Developmental Biology* 278, no. 2 (2005): 274–288.
4. "International Consortium Completes Human Genome Project," National Human Genome Research Institute, Apr. 14, 2003, https://www.genome.gov/11006929/2003-release- international-consortium- completes-hgp.
5. Eva Bianconi et al., "An Estimation of the Number of Cells in the Human Body," *Annals of Human Biology* 40, no. 6 (2013).
6. Stephen P. Jackson and Jiri Bartek, "The DNA-Damage Response in Human Biology and Disease," *Nature* 461, no. 7267 (2009): 1071–1078.
7. S. Premi et al., "Photochemistry: Chemiexcitation of Melanin Derivatives Induces DNA Photoproducts Long after UV Exposure," *Science* 347, no.

6224 (2015): 842–847.
8. M. Sanlorenzo et al., "The Risk of Melanoma in Pilots and Cabin Crew: UV Measurements in Flying Airplanes," *JAMA Dermatology* 151, no. 4 (2015): 450–452.
9. "Health Risk of Radon," U.S. Environmental Protection Agency, https://www.epa.gov/radon/ health-risk-radon.
10. "Carcinogens in Tobacco Smoke," Government of Canada, https://www.canada.ca/en/health- canada/services/publications/healthy-living/carcinogens-tobacco-smoke.html.
11. P. Mikeš et al., "3-(3,4-Dihydroxyphenyl)adenine, a Urinary DNA Adduct Formed in Mice Exposed to High Concentrations of Benzene," *Journal of Applied Toxicology* 33, no. 6 (2013): 516–520.
12. M. S. Estill and S. A. Krawetz, "The Epigenetic Consequences of Paternal Exposure to Environmental Contaminants and Reproductive Toxicants," *Current Environmental Health Reports* 3, no. 3 (2016): 202–213.
13. R. H. Waring, R. M. Harris, and S. C. Mitchell, "In Utero Exposure to Carcinogens: Epigenetics, Developmental Disruption, and Consequences in Later Life," *Maturitas* 86 (2016): 59–63.
14. "What Are Genome Editing and CRISPR-Cas9?" Genetics Home Reference, U.S. National Library of Medicine, https://ghr.nlm.nih.gov/primer/genomicresearch/genomeediting.
15. L. A. Macfarlane and P. R. Murphy, "MicroRNA: Biogenesis, Function and Role in Cancer," *Current Genomics* 11, no. 7 (2010): 537–561.
16. Elisa Grazioli et al., "Physical Activity in the Prevention of Human Diseases: Role of Epigenetic Modifications," *BMC Genomics* 18, suppl. 8 (2017): 802.
17. J. Denham, "Exercise and Epigenetic Inheritance of Disease Risk," *Acta Physiologica* 222, no. 1 (2018).
18. C. Spindler et al., "Treadmill Exercise Alters Histone Acetyltransferases and Histone Deacetylases Activities in Frontal Cortices from Wistar Rats," *Cellular and Molecular Neurobiology* 34, no. 8 (2014): 1097–1101.
19. Lars R. Ingerslev et al., "Endurance Training Remodels Sperm-Borne Small RNA Expression and Methylation at Neurological Gene Hotspots," *Clinical Epigenetics* 2018; 10: 12.
20. G. V. Skuladottir, E. K. Nilsson, J. Mwinyi, and H. B. Schioth, "One-Night Sleep Deprivation Induces Changes in the DNA Methylation and Serum Activity Indices of Stearoyl-CoA Desaturase in Young Healthy Men," *Lipids in Health and Disease* 15, no. 1 (2016): 137.
21. L. Li, S. Zhang, Y. Huang, and K. Chen, "Sleep Duration and Obesity in Children: A Systematic Review and Meta-analysis of Prospective Cohort Studies." *Journal of Paediatrics and Child Health* 53, no. 4 (2017): 378–385.
22. Emil K. Nilsson, Adrian E. Bostrom, Jessica Mwinyi, and Helgi B. Schioth, "Epigenomics of Total Acute Sleep Deprivation in Relation to Genome-Wide DNA Methylation Profiles and RNA Expression," *OMICS* 20, no. 6 (2016): 334–342; S. Lehrer, S. Green, L. Ramanathan, and K. E. Rosenzweig, "Obesity and Deranged Sleep Are Independently Associated with Increased Cancer Mortality in 50 US States and the District of Columbia," *Sleep and Breathing* 17, no. 3 (2013): 1117–1118.
23. P. Kaliman et al., "Rapid Changes in Histone Deacetylases and Inflammatory Gene Expression in Expert Meditators," *Psychoneuroendocrinology* 40 (2014): 96–107.
24. A. K. Smith et al., "Differential Immune System DNA Methylation and Cytokine Regulation in Post-Traumatic Stress Disorder," *American Journal of Medical Genetics Part B: Neuropsychiatric Genetics* 156B, no. 6 (2011): 700–708.
25. B. C. J. Dirven, J. R. Homberg, T. Kozicz, and M. J. A. G. Henckens, "Epigenetic Programming of the Neuroendocrine Stress Response by Adult Life Stress," *Journal of Molecular Endocrinology* 59, no. 1 (2017): R11–R31.

26. Elizabeth Blackburn, "The Science of Cells That Never Get Old," TED, Apr. 2017, https:// www.ted.com/talks/elizabeth_blackburn_the_science_of_cells_that_never_get_old.
27. J. Wojcicki et al., "Exclusive Breastfeeding Is Associated with Longer Telomeres in Latino Preschool Children," *American Journal of Clinical Nutrition* 104, no. 2 (2016): 397–405.
28. M. A. Shammas, "Telomeres, Lifestyle, Cancer, and Aging," *Current Opinion in Clinical Nutrition and Metabolic Care* 14, no. 1 (2011): 28–34.
29. D. F. Terry et al., "Association of Longer Telomeres with Better Health in Centenarians," *Journal of Gerontology Series A: Biological Sciences and Medical Sciences* 63, no. 8 (2008): 809–812.
30. L. A. Tucker, "Physical Activity and Telomere Length in U.S. Men and Women: An NHANES Investigation," *Preventive Medicine* 100 (2017): 145–151.
31. H. Lavretsky et al., "A Pilot Study of Yogic Meditation for Family Dementia Caregivers with Depressive Symptoms: Effects on Mental Health, Cognition, and Telomerase Activity," *International Journal of Geriatric Psychiatry* 28, no. 1 (2013): 57–65; N. S. Schutte and J. M. Malouff, "A Meta-Analytic Review of the Effects of Mindfulness Meditation on Telomerase Activity," *Psychoneuroendocrinology* 42 (2014): 45–48; S. Duraimani et al., "Effects of Lifestyle Modification on Telomerase Gene Expression in Hypertensive Patients: A Pilot Trial of Stress Reduction and Health Education Programs in African Americans," *PLOS One* 10, no. 11 (2015): e0142689.
32. D. Ornish et al., "Increased Telomerase Activity and Comprehensive Lifestyle Changes: A Pilot Study," *Lancet Oncology* 9, no. 11 (2008): 1048–1057; D. Ornish et al., "Effect of Comprehensive Lifestyle Changes on Telomerase Activity and Telomere Length in Men with Biopsy-Proven Low-Risk Prostate Cancer: 5-Year Follow-Up of a Descriptive Pilot Study," *Lancet Oncology* 14, no. 11 (2013): 1112–1120.
33. J. M. Wojcicki, R. Medrano, J. Lin, and E. Epel, "Increased Cellular Aging by 3 Years of Age in Latino, Preschool Children Who Consume More Sugar-Sweetened Beverages: A Pilot Study," *Childhood Obesity* 14, no. 3 (2018): 149–157.

第五章：免疫

1. C. Ceci et al., "Ellagic Acid Inhibits Bladder Cancer Invasiveness and In Vivo Tumor Growth," *Nutrients* 8, no. 11 (2016).
2. "The Smallpox Eradication Programme—SEP (1966–1980)," World Health Organization, May 2010, http://www.who.int/features/2010/smallpox/en.
3. C. Chang, "Time Frame and Reasons of Kangxi Emperor Adopted Variolation" [in Chinese], *Zhonghua Yi Shi Za Zhi* 26, no. 1 (1996): 30–32.
4. For an excellent TED-Ed animation describing smallpox eradication, see Simona Zompi, "How We Conquered the Deadly Smallpox Virus," YouTube, Oct. 28, 2013, https://www.youtube.com/ watch?v=yqUFy-t4MlQ.
5. T. Araki et al., "Normal Thymus in Adults: Appearance on CT and Associations with Age, Sex, BMI and Smoking," *Eur Radiol.* 26, no. 1 (2016): 15–24.
6. Suzanne Wu, "Fasting Triggers Stem Cell Regeneration of Damaged, Old Immune System," USC News, June 5, 2014, https://news.usc.edu/63669/fasting-triggers-stem-cell-regeneration- of-damaged-old-immune-system; C. W. Cheng et al., "Prolonged Fasting Reduces IGF-1/PKA to Promote Hematopoietic-Stem-Cell-Based Regeneration and Reverse Immunosuppression," *Cell Stem Cell* 14, no. 6 (2014): 810–823.
7. John Travis, "On the Origin of the Immune System," *Science* 324, no. 5927 (2009): 580–582, http://science.sciencemag.org/content/324/5927/580.
8. 給科學迷：培根被稱為第二類主要組織相容性複合體（major histocompatability complex，MHC）。這在多種免疫細胞中都可以發現，如巨噬細胞、樹狀細胞、細胞毒性T細胞和B細胞。這些細胞會與帶著第二類MHC的粒子結合，然後這一組體將出現在免疫細胞的表面，傳遞出它們正在激烈戰鬥，而且需要一些指引和支援。如此一來，就會吸引輔助型T細胞去幫助協調和增強反應。

9. 給科學迷：培根在這裡是第一類ＭＨＣ。一個受感染的細胞將其入侵者的外來抗原與第一類ＭＨＣ結合，這個群體接著移動到細胞的表面，有效地「呈獻」給細胞毒性Ｔ細胞，發出自我破壞的信號。
10. J. Yang and M. Reth, "Receptor Dissociation and B-Cell Activation," *Current Topics in Microbiology and Immunology* 393 (2016): 27–43.
11. B. Alberts et al. "B Cells and Antibodies," in Molecular Biology of the Cell, 4th ed. (New York: Garland Science, 2002), https://www.ncbi.nlm.nih.gov/books/NBK26884.
12. T. D. Noakes et al., "Semmelweis and the Aetiology of Puerperal Sepsis 160 Years On: An Historical Review," *Epidemiology and Infection* 136, no. 1 (2008): 1–9.
13. J. D. de Sousa, C. Alvarez, A. M. Vandamme, and V. Muller, "Enhanced Heterosexual Transmission Hypothesis for the Origin of Pandemic HIV-1," *Viruses* 4, no. 10 (2012): 1950–1983.
14. P. E. Serrano, S. A. Khuder, and J. J. Fath, "Obesity as a Risk Factor for Nosocomial Infections in Trauma Patients," *Journal of the American College of Surgeons* 211, no. 1 (2010): 61–67.
15. G. V. Bochicchio et al., "Impact of Obesity in the Critically Ill Trauma Patient: A Prospective Study," *Journal of the American College of Surgeons* 203, no. 4 (2006): 533–538.
16. J. Suvan et al., "Association between Overweight/Obesity and Periodontitis in Adults: A Systematic Review," *Obesity Reviews* 12, no. 5 (2011): e381–404; M. J. Semins et al., "The Impact of Obesity on Urinary Tract Infection Risk," *Urology* 79, no. 2 (2012): 266–269; J. C. Kwong, M. A. Campitelli, and L. C. Rosella, "Obesity and Respiratory Hospitalizations during Influenza Seasons in Ontario, Canada: A Cohort Study," *Clinical Infectious Diseases* 53, no. 5 (2011): 413–421.
17. S. V. Aguayo-Patron and A. M. Calderon de la Barca, "Old Fashioned vs. Ultra-Processed-Based Current Diets: Possible Implication in the Increased Susceptibility to Type 1 Diabetes and Celiac Disease in Childhood," *Foods* 6, no. 11 (2017).
18. E. Y. Huang et al., "The Role of Diet in Triggering Human Inflammatory Disorders in the Modern Age," *Microbes and Infection* 15, no. 12 (2013): 765–774.

第六章：餓死你的疾病，餵養你的健康

1. T. Fotsis et al., "Genistein, a Dietary-derived Inhibitor of Vitro Angiogenesis," *Proceedings of the National Academy of Sciences USA* 90, no. 7 suppl. (1993): 2690–4.
2. F. Tosetti, N. Ferrari, S. De Flora, and A. Albini, "Angioprevention: Angiogenesis Is a Common and Key Target for Cancer Chemopreventive Agents," *FASEB Journal* 16, no. 1 (2002): 2–14.
3. A. Albini et al., "Cancer Prevention by Targeting Angiogenesis," *Nature Reviews Clinical Oncology* 9, no. 9 (2012): 498–509.
4. J. Liu et al., "Balancing between Aging and Cancer: Molecular Genetics Meets Traditional Chinese Medicine," *Journal of Cellular Biochemistry* 118, no. 9 (2017): 2581–2586.
5. E. R. O'Brien et al., "Angiogenesis in Human Coronary Atherosclerotic Plaques," *American Journal of Pathology* 145, no. 4 (1994): 883–894.
6. P. R. Moreno et al., "Plaque Neovascularization Is Increased in Ruptured Atherosclerotic Lesions of Human Aorta: Implications for Plaque Vulnerability," *Circulation* 110, no. 14 (2004): 2032–2038.
7. Preetha Anand et al., "Cancer Is a Preventable Disease That Requires Major Lifestyle Changes," *Pharmaceutical Research* 25, no. 9 (2008): 2097–2116.
8. X. O. Shu et al., "Soy Food Intake and Breast Cancer Survival," *JAMA* 302, no. 22 (2009): 2437–2443; C. C. Applegate et al., "Soy Consumption

and the Risk of Prostate Cancer: An Updated Systematic Review and Meta-Analysis," *Nutrients* 10, no. 1 (2018); Z. Yan et al., "Association between Consumption of Soy and Risk of Cardiovascular Disease: A Meta-Analysis of Observational Studies," *European Journal of Preventive Cardiology* 24, no. 7 (2017): 735–747.
9. S. H. Lee, J. Lee, M. H. Jung, and Y. M. Lee, "Glyceollins, a Novel Class of Soy Phytoalexins, Inhibit Angiogenesis by Blocking the VEGF and bFGF Signaling Pathways," *Molecular Nutrition and Food Research* 57, no. 2 (2013): 225–234.
10. D. L. Bemis et al., "A Concentrated Aglycone Isoflavone Preparation (GCP) That Demonstrates Potent Anti-Prostate Cancer Activity In Vitro and In Vivo," *Clinical Cancer Research* 10, no. 15 (2004): 5282–5292; J. L. McCall, R. A. Burich, and P. C. Mack, "GCP, a Genistein-Rich Compound, Inhibits Proliferation and Induces Apoptosis in Lymphoma Cell Lines," *Leukemia Research* 34, no. 1 (2010): 69–76.
11. G. C. Melendez et al., "Beneficial Effects of Soy Supplementation on Postmenopausal Atherosclerosis Are Dependent on Pretreatment Stage of Plaque Progression," *Menopause* 22, no. 3 (2015): 289–296.
12. Z. Yan et al., "Association between Consumption of Soy and Risk of Cardiovascular Disease: A Meta-Analysis of Observational Studies," *European Journal of Preventive Cardiology* 24, no. 7 (2017): 735–747.
13. S. Lecomte, F. Demay, F. Ferriere, and F. Pakdel, "Phytochemicals Targeting Estrogen Receptors: Beneficial Rather than Adverse Effects?" *International Journal of Molecular Sciences* 18, no. 7 (2017): E1381.
14. X. O. Shu et al., "Soy Food Intake and Breast Cancer Survival," *Journal of the American Medical Association* 302, no. 22 (2009):2437–2443.
15. J. Shi, M. Le Maguer, Lycopene in Tomatoes: Chemical and Physical Properties Affected by Food Processing," *Critical Reviews in Food Science and Nutrition* 40, no. 1 (2000): 1–42.
16. N. Z. Unlu et al., "Lycopene from Heat-Induced Cis-Isomer-Rich Tomato Sauce Is More Bioavailable than from All-Trans-Rich Tomato Sauce in Human Subjects," *British Journal of Nutrition* 98, no. 1 (2007): 140–146.
17. J. L. Rowles III et al., "Processed and Raw Tomato Consumption and Risk of Prostate Cancer: A Systematic Review and Dose-Response Meta-analysis," *Prostate Cancer and Prostatic Diseases* 21 (2018): 319–336.
18. R. E. Graff et al., "Dietary Lycopene Intake and Risk of Prostate Cancer Defined by ERG Protein Expression," *American Journal of Clinical Nutrition* 103, no. 3 (2016): 851–860.
19. K. Zu et al., "Dietary Lycopene, Angiogenesis, and Prostate Cancer: A Prospective Study in the Prostate-Specific Antigen Era," *Journal of the National Cancer Institute* 106, no. 2 (2014): djt430.
20. S. R. Bhandari, M.-C. Cho, and J. G. Lee, "Genotypic Variation in Carotenoid, Ascorbic Acid, Total Phenolic, and Flavonoid Contents, and Antioxidant Activity in Selected Tomato Breeding Lines," *Horticulture, Environment, and Biotechnology* 57, no. 5 (2016): 440–452.
21. J. L. Cooperstone et al., "Enhanced Bioavailability of Lycopene When Consumed as Cis-Isomers from Tangerine Compared to Red Tomato Juice, a Randomized, Cross-over Clinical Trial," *Molecular Nutrition and Food Research* 59, no. 4 (2015): 658–669.
22. N. Z. Unlu et al., "Carotenoid Absorption in Humans Consuming Tomato Sauces Obtained from Tangerine or High-Beta-Carotene Varieties of Tomatoes," *Journal of Agricultural and Food Chemistry* 55, no. 4 (2007): 1597–1603.
23. P. Flores, E. Sanchez, J. Fenoll, and P. Hellin, "Genotypic Variability of Carotenoids in Traditional Tomato Cultivars," *Food Research International* 100, pt. 3 (2017): 510–516.
24. B. C. Chiu et al., "Dietary Intake of Fruit and Vegetables and Risk of Non-Hodgkin Lymphoma," *Cancer Causes and Control* 22, no. 8 (2011): 1183–1195; K. A. Steinmetz, J. D. Potter, and A. R. Folsom, "Vegetables, Fruit, and Lung Cancer in the Iowa Women's Health Study," *Cancer Research* 53, no. 3 (1993): 536–543; L. I. Mignone et al., "Dietary Carotenoids and the Risk of Invasive Breast Cancer," *International Journal of Cancer* 124, no. 12

(2009): 2929–2937; M. A. Gates et al., "A Prospective Study of Dietary Flavonoid Intake and Incidence of Epithelial Ovarian Cancer," *International Journal of Cancer* 121, no. 10 (2007): 2225–2232; N. D. Freedman et al., "Fruit and Vegetable Intake and Esophageal Cancer in a Large Prospective Cohort Study," *International Journal of Cancer* 121, no. 12 (2007): 2753–2760; E. L. Richman, P. R. Carroll, and J. M. Chan, "Vegetable and fruit intake after diagnosis and risk of prostate cancer progression. *International Journal of Cancer* 131, no. 1 (2012): 201–210; A. E. Millen et al., "Diet and Melanoma in a Case-Control Study," *Cancer Epidemiology, Biomarkers, and Prevention* 13, no. 6 (2004): 1042–1051.

25. N. D. Freedman et al., "Fruit and Vegetable Intake and Esophageal Cancer in a Large Prospective Cohort Study," *International Journal of Cancer* 121, no. 12 (2007): 2753–2760; M. E. Wright et al., "Intakes of Fruit, Vegetables, and Specific Botanical Groups in Relation to Lung Cancer Risk in the NIH-AARP Diet and Health Study," *American Journal of Epidemiology* 168, no. 9 (2008): 1024–1034.
26. S. Katayama, H. Ogawa, and S. Nakamura, "Apricot Carotenoids Possess Potent Anti- Amyloidogenic Activity In Vitro," *Journal of Agricultural and Food Chemistry* 59, no. 23 (2011): 12691–12696.
27. S. Erdo an and S. Erdemo lu, "Evaluation of Polyphenol Contents in Differently Processed Apricots Using Accelerated Solvent Extraction Followed by High-Performance Liquid Chromatography-Diode Array Detector," *International Journal of Food Sciences and Nutrition* 62, no. 7 (2011): 729–739.
28. F. L. Buchner et al., "Consumption of Vegetables and Fruit and the Risk of Bladder Cancer in the European Prospective Investigation into Cancer and Nutrition," *International Journal of Cancer* 125 (2009): 2643–2651; S. Gallus et al., "Does an Apple a Day Keep the Oncologist Away?" *Annals of Oncology* 16, no. 11 (2005): 1841–1844; M. E. Wright et al., "Intakes of Fruit, Vegetables, and Specific Botanical Groups in Relation to Lung Cancer Risk in the NIH-AARP Diet and Health Study," *American Journal of Epidemiology* 168, no. 9 (2008): 1024–1034.
29. D. A. Hyson, "A Comprehensive Review of Apples and Apple Components and Their Relationship to Human Health," *Advances in Nutrition* 2, no. 5 (2011): 408–420.
30. C. A. Thompson et al., "Antioxidant Intake from Fruits, Vegetables, and Other Sources and Risk of Non-Hodgkin's Lymphoma: The Iowa Women's Health Study," *International Journal of Cancer* 126, no. 4 (2010): 992–1003.
31. F. L. Buchner et al., "Fruits and Vegetables Consumption and the Risk of Histological Subtypes of Lung Cancer in the European Prospective Investigation into Cancer and Nutrition (EPIC)," *Cancer Causes and Control* 21, no. 3 (2010): 357–371.
32. L. A. Kresty, S. R. Mallery, and G. D. Stoner, "Black Raspberries in Cancer Clinical Trials: Past, Present, and Future," *Journal of Berry Research* 6, no. 2 (2016): 251–261.
33. S. Lamy et al., "Delphinidin, a Dietary Anthocyanidin, Inhibits Vascular Endothelial Growth Factor Receptor-2 Phosphorylation," *Carcinogenesis* 27, no. 5 (2006): 989–996.
34. T. T. Fung et al., "Intake of Specific Fruits and Vegetables in Relation to Risk of Estrogen Receptor-Negative Breast Cancer among Postmenopausal Women," *Breast Cancer Research and Treatment* 138, no. 3 (2013): 925–930.
35. J. Kowshik et al., "Ellagic Acid Inhibits VEGF/VEGFR2, PI3K/Akt and MAPK Signaling Cascades in the Hamster Cheek Pouch Carcinogenesis Model," *Anticancer Agents in Medicinal Chemistry* 14, no. 9 (2014): 1249–1260.
36. S. Muthukumaran et al., "Ellagic Acid in Strawberry (*Frangaria* spp.): Biological, Technological, Stability, and Human Health Aspects," *Food Quality and Safety* 1, no. 4 (2017): 227–252.
37. K. K. Kim et al., "Anti-Angiogenic Activity of Cranberry Proanthocyanidins and Cytotoxic Properties in Ovarian Cancer Cells," *International Journal of Oncology* 40, no. 1 (2012): 227–235.
38. D. Mozaffarian et al., "Plasma Phospholipid Long-Chain ω-3 Fatty Acids and Total and Cause-Specific Mortality in Older Adults: A Cohort Study," *Annals of Internal Medicine* 158, no. 7 (2013): 515–525.

39. J. X. Kang and A. Liu, "The Role of the Tissue Omega-6/Omega-3 Fatty Acid Ratio in Regulating Tumor Angiogenesis," *Cancer and Metastasis Reviews* 32, no. 1–2 (2013): 201–210.
40. A. P. Simopoulos, "The Importance of the Omega-6/Omega-3 Fatty Acid Ratio in Cardiovascular Disease and Other Chronic Diseases," *Experimental Biology and Medicine* 233, no. 6 (2008): 674–688.
41. M. Gago-Dominguez et al., "Opposing Effects of Dietary n-3 and n-6 Fatty Acids on Mammary Carcinogenesis: The Singapore Chinese Health Study," *British Journal of Cancer* 89, no. 9 (2003): 1686–1692.
42. T. Norat et al., "Meat, Fish, and Colorectal Cancer Risk: The European Prospective Investigation into Cancer and Nutrition," *Journal of the National Cancer Institute* 97, no. 12 (2005): 906–916.
43. W. G. Christen et al., "Dietary ω-3 Fatty Acid and Fish Intake and Incident Age-Related Macular Degeneration in Women," *Archives of Ophthalmology* 129, no. 7 (2011): 921–929.
44. W. Zhu et al., "Fish Consumption and Age-Related Macular Degeneration Incidence: A Meta-Analysis and Systematic Review of Prospective Cohort Studies," *Nutrients* 8, no. 11 (2016).
45. T. J. Koivu-Tikkanen, V. Ollilainen, and V. I. Piironen, "Determination of Phylloquinone and Menaquinones in Animal Products with Fluorescence Detection after Postcolumn Reduction with Metallic Zinc," *Journal of Agricultural and Food Chemistry* 48, no. 12 (2000): 6325–6331.
46. T. Kayashima et al., "1,4-Naphthoquinone Is a Potent Inhibitor of Human Cancer Cell Growth and Angiogenesis," *Cancer Letters* 278, no. 1 (2009): 34–40.
47. A. Samykutty et al., "Vitamin K2, a Naturally Occurring Menaquinone, Exerts Therapeutic Effects on Both Hormone-Dependent and Hormone-Independent Prostate Cancer Cells," *Evidence-Based Complementary and Alternatative Medicine* 2013, article ID 287358.
48. J. M. Geleijnse et al., "Dietary Intake of Menaquinone Is Associated with a Reduced Risk of Coronary Heart Disease: The Rotterdam Study," *Journal of Nutrition* 134, no. 11 (2004): 3100–3105.
49. H. Kawashima et al. "Effects of Vitamin K2 (Menatetrenone) on Atherosclerosis and Blood Coagulation in Hypercholesterolemic Rabbits," *Japanese Journal of Pharmacology* 75, no. 2 (1997): 135–143.
50. "About Jamon Iberico," Jamon.com, https://www.jamon.com/about-jamon-iberico.html.
51. M. R. Sartippour et al., "Green Tea Inhibits Vascular Endothelial Growth Factor (VEGF) Induction in Human Breast Cancer Cells," *Journal of Nutrition* 132, no. 8 (2002): 2307–2311; T. Nagao, T. Hase, and I. Tokimitsu, "A Green Tea Extract High in Catechins Reduces Body Fat and Cardiovascular Risks in Humans," *Obesity* 16, no. 6 (2007): 1473–1483; D. Wu, J. Wang, M. Pae, and S. N. Meydani, "Green Tea EGCG, T Cells, and T Cell-Mediated Autoimmune Diseases," *Molecular Aspects of Medicine* 33, no. 1 (2012): 107–118; A. Basu et al., "Green Tea Supplementation Increases Glutathione and Plasma Antioxidant Capacity in Adults with the Metabolic Syndrome," *Nutrition Research* 33, no. 3 (2013): 180–187.
52. G. Yang et al., "Prospective Cohort Study of Green Tea Consumption and Colorectal Cancer Risk in Women," *Cancer Epidemiology, Biomarkers, and Prevention* 16, no. 6 (2007): 1219–1223.
53. R. Guimaraes et al., "Wild Roman Chamomile Extracts and Phenolic Compounds: Enzymatic Assays and Molecular Modelling Studies with VEGFR-2 Tyrosine Kinase," *Food and Function* 7, no. 1 (2016): 79–83.
54. M. M. Markoski et al., "Molecular Properties of Red Wine Compounds and Cardiometabolic Benefits," *Nutrition and Metabolic Insights* 9 (2016): 51–57.
55. J. Y. Park et al., "Baseline Alcohol Consumption, Type of Alcoholic Beverage and Risk of Colorectal Cancer in the European Prospective Investigation into Cancer and Nutrition-Norfolk Study," *Cancer Epidemiology* 33, no. 5 (2009): 347–354.

56. S. D. Crockett et al., "Inverse Relationship between Moderate Alcohol Intake and Rectal Cancer: Analysis of the North Carolina Colon Cancer Study," *Diseases of the Colon and Rectum* 54, no. 7 (2011): 887–894.
57. A. Albini et al., "Mechanisms of the Antiangiogenic Activity by the Hop Flavonoid Xanthohumol: NF-kappaB and Akt as Targets," *FASEB Journal* 20, no. 3 (2006): 527–529.
58. S. Karami, S. E. Daugherty, and M. P. Purdue, "A Prospective Study of Alcohol Consumption and Renal Cell Carcinoma Risk," *International Journal of Cancer* 137, no. 1 (2015): 238–242.
59. S. D. Crockett et al., "Inverse Relationship between Moderate Alcohol Intake and Rectal Cancer: Analysis of the North Carolina Colon Cancer Study," *Diseases of the Colon and Rectum* 54, no. 7 (2011): 887–894.
60. A. Di Castelnuovo et al., "Meta-Analysis of Wine and Beer Consumption in Relation to Vascular Risk," *Circulation* 105, no. 24 (2002): 2836–2844.
61. S. Weyerer et al., "Current Alcohol Consumption and Its Relationship to Incident Dementia: Results from a 3-Year Follow-up Study among Primary Care Attenders Aged 75 Years and Older," *Age and Ageing* 40, no. 4 (2011): 456–463.
62. T. J. Koivu-Tikkanen, V. Ollilainen, and V. I. Piirnen, "Determination of Phylloquinone and Menaquinones in Animal Products with Fluorescence Detection after Postcolumn Reduction with Metallic Zinc," *Journal of Agricultural and Food Chemistry* 48, no. 12 (2000): 6325–6331; C. Vermeer et al., "Menaquinone Content of Cheese," *Nutrients* 10, no. 4 (2018).
63. K. Nimptsch, S. Rohrmann, and J. Linseisen, "Dietary Intake of Vitamin K and Risk of Prostate Cancer in the Heidelberg Cohort of the European Prospective Investigation into Cancer and Nutrition (EPIC-Heidelberg)," *American Journal of Clinical Nutrition* 87, no. 4 (2008): 985–992.
64. C. Bosetti, C. Pelucchi, and C. La Vecchia, "Diet and Cancer in Mediterranean Countries: Carbohydrates and Fats," *Public Health Nutrition* 12, no. 9A (2009): 1595–1600.
65. T. Fadelu et al., "Nut Consumption and Survival in Patients With Stage III Colon Cancer: Results from CALGB 89803 (Alliance)," Journal of Clinical Oncology 36, no. 11 (2018): 1112–1120.
66. M. Jenab et al., "Association of Nut and Seed Intake with Colorectal Cancer Risk in the European Prospective Investigation into Cancer and Nutrition," *Cancer Epidemiology, Biomarkers, and Prevention* 13, no. 10 (2004): 1595–1603.
67. M. G. Jain, G. T. Hislop, G. R. Howe, and P. Ghadirian, "Plant Foods, Antioxidants, and Prostate Cancer Risk: Findings from Case-Control Studies in Canada," *Nutrition and Cancer* 34, no. 2 (1999): 173–184.
68. T. P. Kenny et al., "Cocoa Procyanidins Inhibit Proliferation and Angiogenic Signals in Human Dermal Microvascular Endothelial Cells following Stimulation by Low-Level H2O2," *Experimental Biology and Medicine* 229, no. 8 (2004): 765–771.
69. T. Kayashima and K. Matsubara, "Antiangiogenic Effect of Carnosic Acid and Carnosol, Neuroprotective Compounds in Rosemary Leaves," *Bioscience, Biotechnology, and Biochemistry* 76, no. 1 (2012): 115–119; M. Saberi-Karimian et al., "Vascular Endothelial Growth Factor: An Important Molecular Target of Curcumin," *Critical Reviews in Food Science and Nutrition* (2017): 1–14; P. Kubatka et al., "Oregano Demonstrates Distinct Tumour-Suppressive Effects in the Breast Carcinoma Model," *European Journal of Nutrition* 56, no. 3 (2017): 1303–1316; S. Kobayashi, T. Miyamoto, I. Kimura, and M. Kimura, "Inhibitory Effect of Isoliquiritin, a Compound in Licorice Root, on Angiogenesis In Vivo and Tube Formation In Vitro," *Biological and Pharmaceutical Bulletin* 18, no. 10 (1995): 1382–1386; J. Lu et al., "Novel Angiogenesis Inhibitory Activity in Cinnamon Extract Blocks VEGFR2 Kinase and Downstream Signaling," *Carcinogenesis* 31, no. 3 (2010): 481–488.
70. S. Agostini et al., "Barley Beta-Glucan Promotes MnSOD Expression and Enhances Angiogenesis under Oxidative Microenvironment," *Journal of Cellular and Molecular Medicine* 19, no. 1 (2015): 227–238.
71. V. Casieri et al., "Long-Term Intake of Pasta Containing Barley (1–3) Beta-D-Glucan Increases Neovascularization Mediated Cardioprotection

through Endothelial Upregulation of Vascular Endothelial Growth Factor and Parkin," *Scientific Reports* 7, no. 1 (2017): 13424.

72. S. V. Penumathsa et al., "Secoisolariciresinol Diglucoside Induces Neovascularization-Mediated Cardioprotection against Ischemia-Reperfusion Injury in Hypercholesterolemic Myocardium," *Journal of Molecular and Cellular Cardiology* 44, no. 1 (2008): 170–179.
73. A. W. Lee et al., "Ursolic Acid Induces Allograft Inflammatory Factor-1 Expression via a Nitric Oxide–Related Mechanism and Increases Neovascularization," *Journal of Agricultural and Food Chemistry* 58, no. 24 (2010): 12941–12949.
74. J. Lin et al., "Ursolic Acid Inhibits Colorectal Cancer Angiogenesis through Suppression of Multiple Signaling Pathways," *International Journal of Oncology* 43, no. 5 (2013): 1666–1674.
75. F. Zhang et al., "Oleanolic Acid and Ursolic Acid in Commercial Dried Fruits," *Food Science and Technology Research* 19, no. 1 (2013): 113–116.
76. M. Sumi et al., "Quercetin Glucosides Promote Ischemia-Induced Angiogenesis, but Do Not Promote Tumor Growth," *Life Sciences* 93, no. 22 (2013): 814–819.
77. A. K. Maurya and M. Vinayak, "Quercetin Attenuates Cell Survival, Inflammation, and Angiogenesis via Modulation of AKT Signaling in Murine T-Cell Lymphoma," *Nutrition and Cancer* 69, no. 3 (2017): 470–480; X. Zhao et al., "Quercetin Inhibits Angiogenesis by Targeting Calcineurin in the Xenograft Model of Human Breast Cancer," *European Journal of Pharmacology* 781 (2016): 60–68.

第七章：再生你的健康

1. Y. Kim and Y. Je, "Flavonoid Intake and Mortality from Cardiovascular Disease and All Causes: A Meta-Analysis of Prospective Cohort Studies," *Clinical Nutrition ESPEN* 20 (2017): 68–77.
2. C. Heiss et al., "Improvement of Endothelial Function with Dietary Flavanols Is Associated with Mobilization of Circulating Angiogenic Cells in Patients with Coronary Artery Disease," *Journal of the American College of Cardiology* 56, no. 3 (2010): 218–224.
3. E. Shantsila, T. Watson, and G. Y. Lip, "Endothelial Progenitor Cells in Cardiovascular Disorders," *Journal of the American College of Cardiology* 49, no. 7 (2007): 741–752.
4. F. L'episcopo et al., "Neural Stem Cell Grafts Promote Astroglia-Driven Neurorestoration in the Aged Parkinsonian Brain via Wnt/ β -Catenin Signaling," *Stem Cells* 36, no. 8 (2018); C. Beausejour, "Bone Marrow-Derived Cells: The Influence of Aging and Cellular Senescence," Handbook of Experimental Pharmacology 180 (2007): 67–88; H. E. Marei et al., "Human Olfactory Bulb Neural Stem Cells Expressing hNGF Restore Cognitive Deficit in Alzheimer's Disease Rat Model," *Journal of Cell Physiology* 230, no. 1 (2015): 116–130.
5. L. da Cruz et al., "Phase 1 Clinical Study of an Embryonic Stem Cell-Derived Retinal Pigment Epithelium Patch in Age-Related Macular Degeneration," *Nature Biotechnology* 36, no. 4 (2018): 328–337.
6. B. Sui et al., "Allogeneic Mesenchymal Stem Cell Therapy Promotes Osteoblastogenesis and Prevents Glucocorticoid-Induced Osteoporosis," *Stem Cells Translational Medicine* 5, no. 9 (2016): 1238–1246.
7. C. De Bari and A. J. Roelofs, "Stem Cell-Based Therapeutic Strategies for Cartilage Defects and Osteoarthritis," *Current Opinion in Pharmacology* 40 (2018): 74–80.
8. H. H. Izmirli et al., "Use of Adipose-Derived Mesenchymal Stem Cells to Accelerate Neovascularization in Interpolation Flaps," *Journal of Craniofacial Surgery* 27, no. 1 (2016): 264–271; C. De Bari and A. J. Roelofs, "Stem Cell-Based Therapeutic Strategies for Cartilage Defects and Osteoarthritis," *Current Opinion in Pharmacology* 40 (2018): 74–80; J. Takahashi, "Stem Cells and Regenerative Medicine for Neural Repair," *Current Opinion in Biotechnology* 52 (2018): 102–108; M. Fernandes et al., "Bone Marrow–Derived Mesenchymal Stem Cells versus Adipose-Derived Mesenchymal Stem Cells for Peripheral Nerve Regeneration," *Neural Regeneration Research* 13, no. 1 (2018): 100–104; H. Fukuoka, K. Narita, and H.

Suga, "Hair Regeneration Therapy: Application of Adipose-Derived Stem Cells," *Current Stem Cell Research and Therapy* 12, no. 7 (2017): 531–534; E. L. Matz et al., "Stem Cell Therapy for Erectile Dysfunction," *Sexual Medicine Reviews* (Apr. 6, 2018).

9. G. Dawson et al., "Autologous Cord Blood Infusions Are Safe and Feasible in Young Children with Autism Spectrum Disorder: Results of a Single-Center Phase I Open-Label Trial," *Stem Cells Translational Medicine* 6, no. 5 (2017): 1332–1339; F. Pischiutta et al., "Placenta-Derived Cells for Acute Brain Injury," *Cell Transplantation* 27, no. 1 (2018): 151–167.
10. J. Turgeon et al., "Fish Oil-Enriched Diet Protects against Ischemia by Improving Angiogenesis, Endothelial Progenitor Cell Function, and Postnatal Neovascularization," *Atherosclerosis* 229, no. 2 (2013): 295–303.
11. M. Lei et al., "Study of the Radio-Protective Effect of Cuttlefish Ink on Hemopoietic Injury," *Asia Pacific Journal of Clinical Nutrition* 16, suppl. 1 (2007): 239–243.
12. N. Okarter and R. H. Liu, "Health Benefits of Whole Grain Phytochemicals," *Critical Reviews in Food Science and Nutrition* 50, no. 3 (2010): 193–208.
13. D. Lucchesi et al., "Grain and Bean Lysates Improve Function of Endothelial Progenitor Cells from Human Peripheral Blood: Involvement of the Endogenous Antioxidant Defenses," *PLOS One* 9, no. 10 (2014): e109298.
14. D. Lucchesi et al., "Grain and Bean Lysates Improve Function of Endothelial Progenitor Cells from Human Peripheral Blood: Involvement of the Endogenous Antioxidant Defenses," *PLOS One* 9, no. 10 (2014): e109298.
15. A. Parzonko, A. O wit, A. Bazylko, and M. Naruszewicz, "Anthocyans-Rich Aronia Melanocarpa Extract Possesses Ability to Protect Endothelial Progenitor Cells against Angiotensin II Induced Dysfunction," *Phytomedicine* 22, no. 14 (2015): 1238–1246.
16. C. Perez-Ternero et al., "Ferulic Acid, a Bioactive Component of Rice Bran, Improves Oxidative Stress and Mitochondrial Biogenesis and Dynamics in Mice and in Human Mononuclear Cells," *Journal of Nutritional Biochemistry* 48 (2017): 51–61.
17. C. Perez-Ternero et al., "Rice Bran Enzymatic Extract Reduces Atherosclerotic Plaque Development and Steatosis in High-Fat Fed ApoE-/- Mice," *Nutrition* 37 (2017): 22–29.
18. "How Much Arsenic Is in Your Rice?" *Consumer Reports*, Nov. 18, 2014, https://www.consumerreports.org/cro/magazine/2015/01/how-much-arsenic-is-in-your-rice/index.htm.
19. J. You et al., "Curcumin Induces Therapeutic Angiogenesis in a Diabetic Mouse Hindlimb Ischemia Model via Modulating the Function of Endothelial Progenitor Cell," *Stem Cell Research and Therapy* 8, no. 1 (2017): 182.
20. L. Ling, S. Gu, and Y. Cheng, "Resveratrol Activates Endogenous Cardiac Stem Cells and Improves Myocardial Regeneration following Acute Myocardial Infarction," *Molecular Medicine Reports* 15, no. 3 (2017): 1188–1194.
21. R. Liu et al., "Lutein and Zeaxanthin Supplementation and Association with Visual Function in Age-Related Macular Degeneration," *Investigative Ophthalmology and Visual Science* 56, no. 1 (2014): 252–258.
22. Y. Liu et al., "Precise Regulation of miR-210 Is Critical for the Cellular Homeostasis Maintenance and Transplantation Efficacy Enhancement of Mesenchymal Stem Cells in Acute Liver Failure Therapy," *Cell Transplantation* 26, no. 5 (2017): 805–820.
23. M. R. Olthof, P. C. Hollman, P. L. Zock, and M. B. Katan, "Consumption of High Doses of Chlorogenic Acid, Present in Coffee, or of Black Tea Increases Plasma Total Homocysteine Concentrations in Humans," *American Journal of Clinical Nutrition* 73, no. 3 (2001): 532–538.
24. S. Li, H. Bian et al., "Chlorogenic Acid Protects MSCs against Oxidative Stress by Altering FOXO Family Genes and Activating Intrinsic Pathway," *European Journal of Pharmacology* 674, no. 2–3 (2012): 65–72.
25. L.-S. Wang et al., "Abstract 163: Metabolomic Profiling Reveals a Protective Modulation on Fatty Acid Metabolism in Colorectal Cancer Patients

following Consumption of Freeze-Dried Black Raspberries," *Cancer Research* 73 (2013): 163; J. H. An et al., "Effect of *Rubus occidentalis* Extract on Metabolic Parameters in Subjects with Prediabetes: A Proof-of-Concept, Randomized, Double-Blind, Placebo-Controlled Clinical Trial," *Phytotherapy Research* 30, no. 10 (2016): 1634–1640.

26. Q. S. Liu et al., "Ellagic Acid Improves Endogenous Neural Stem Cells Proliferation and Neurorestoration through Wnt/ β -catenin Signaling In Vivo and In Vitro," *Molecular Nutrition and Food Research* 61, no. 3 (2017).
27. H. S. Jeong et al., "Black Raspberry Extract Increased Circulating Endothelial Progenitor Cells and Improved Arterial Stiffness in Patients with Metabolic Syndrome: A Randomized Controlled Trial," *Journal of Medicinal Food* 19, no. 4 (2016): 346–352.
28. Y. Kurobayashi et al., "Potent Odorants Characterize the Aroma Quality of Leaves and Stalks in Raw and Boiled Celery," *Bioscience, Biotechnology, and Biochemistry* 70, no. 4 (2006): 958–965.
29. I. A. Abdoulaye and Y. J. Guo, "A Review of Recent Advances in Neuroprotective Potential of 3-N-Butylphthalide and Its Derivatives," *BioMed Research International* (2016): 5012341.
30. P. Zhang et al., "DL-3-n-Butylphthalide Promotes Dendrite Development in Cortical Neurons Subjected to Oxygen-Glucose Deprivation/Reperfusion," *Cell Biology International* 42, no. 8 (2018): 1041–1049.
31. H. Zhao et al., "Mobilization of Circulating Endothelial Progenitor Cells by dl-3-n-Butylphthalide in Acute Ischemic Stroke Patients," *Journal of Stroke and Cerebrovascular Diseases* 25, no. 4 (2016): 752–760.
32. Q. Deng, Y. X. Tian, and J. Liang, "Mangiferin Inhibits Cell Migration and Invasion through Rac1/WAVE2 Signalling in Breast Cancer," *Cytotechnology* 70, no. 2 (2018): 593–601; M. Du et al., "Mangiferin Prevents the Growth of Gastric Carcinoma by Blocking the PI3K-Akt Signalling Pathway," *Anticancer Drugs* 29, no. 2 (2018): 167–175.
33. H. L. Wang et al., "Mangiferin Facilitates Islet Regeneration and β -Cell Proliferation through Upregulation of Cell Cycle and β -Cell Regeneration Regulators," *International Journal of Molecular Sciences* 15, no. 5 (2014): 9016–9035.
34. H. Li et al., "Preparation and Evaluations of Mangiferin-Loaded PLGA Scaffolds for Alveolar Bone Repair Treatment under the Diabetic Condition," *AAPS Pharm-SciTech* 18, no. 2 (2017): 529–538; Y. Bai et al., "Mangiferin Enhances Endochondral Ossification-Based Bone Repair in Massive Bone Defect by Inducing Autophagy through Activating AMP-Activated Protein Kinase Signaling Pathway," *FASEB Journal* 32, no. 8 (2018).
35. The red wine was Cabernet Sauvignon (Reserve Maison Nicholas 2009) from Languedoc Rousillon, France. The beer was Taiwan Beer. The vodka was Smirnoff.
36. P. H. Huang et al., "Intake of Red Wine Increases the Number and Functional Capacity of Circulating Endothelial Progenitor Cells by Enhancing Nitric Oxide Bioavailability" *Arteriosclerosis, Thrombosis, and Vascular Biology* 30, no. 4 (2010): 869–877.
37. A. Di Castelnuovo et al., "Meta-Analysis of Wine and Beer Consumption in Relation to Vascular Risk," *Circulation* 105, no. 24 (2002): 2836–2844.
38. P. E. Ronksley et al., "Association of Alcohol Consumption with Selected Cardiovascular Disease Outcomes: A Systematic Review and Meta-analysis," *BMJ* 342 (2011): d671.
39. G. Chiva-Blanch et al., "The Non-alcoholic Fraction of Beer Increases Stromal Cell Derived Factor 1 and the Number of Circulating Endothelial Progenitor Cells in High Cardiovascular Risk Subjects: A Randomized Clinical Trial," *Atherosclerosis* 233, no. 2 (2014): 518–524.
40. S. E. Michaud et al., "Circulating Endothelial Progenitor Cells from Healthy Smokers Exhibit Impaired Functional Activities," *Atherosclerosis* 187, no. 2 (2006): 423–432.
41. W. Kim et al., "Effect of Green Tea Consumption on Endothelial Function and Circulating Endothelial Progenitor Cells in Chronic Smokers," *Circulation Journal* 70, no. 8 (2006): 1052–1057.

42. Y. He et al., "Epigallocatechiomega-3-gallate Attenuates Cerebral Cortex Damage and Promotes Brain Regeneration in Acrylamide-Treated Rats," *Food and Function* 8, no. 6 (2017): 2275–2282; A. R. Kim et al., "Catechins Activate Muscle Stem Cells by Myf5 Induction and Stimulate Muscle Regeneration," *Biochemical and Biophysical Research Communications* 489, no. 2 (2017): 142–148; C. L. Shen et al., "Functions and Mechanisms of Green Tea Catechins in Regulating Bone Remodeling," *Current Drug Targets* 14, no. 13 (2013): 1619–1630; S. H. Zhou et al., "Allograft Pretreatment for the Repair of Sciatic Nerve Defects: Green Tea Polyphenols versus Radiation," *Neural Regeneration Research* 10, no. 1 (2015): 136–140; H. L. Kim et al., "Promotion of Full-Thickness Wound Healing Using Epigallocatechiomega-3-O-gallate/Poly (Lactic-co-glycolic Acid) Membrane as Temporary Wound Dressing," *Artificial Organs* 38, no. 5 (2014): 411–417.
43. D. Grassi et al., "Black Tea Increases Circulating Endothelial Progenitor Cells and Improves Flow Mediated Dilatation Counteracting Deleterious Effects from a Fat Load in Hypertensive Patients: A Randomized Controlled Study," *Nutrients* 8, no. 11 (2016).
44. C. Marin et al., "Mediterranean Diet Reduces Endothelial Damage and Improves the Regenerative Capacity of Endothelium," *American Journal of Clinical Nutrition* 93, no. 2 (2011): 267–274.
45. M. Igarashi and L. Guarente, "mTORC1 and SIRT1 Cooperate to Foster Expansion of Gut Adult Stem Cells during Calorie Restriction," *Cell* 166, no. 2 (2016): 436–450.
46. S. Periyasamy-Thandavan et al., "Caloric Restriction and the Adipokine Leptin Alter the SDF-1 Signaling Axis in Bone Marrow and in Bone Marrow Derived Mesenchymal Stem Cells," *Molecular and Cellular Endocrinology* 410 (2015): 64–72.
47. B. Xin et al., "Prolonged Fasting Improves Endothelial Progenitor Cell-Mediated Ischemic Angiogenesis in Mice," *Cell Physiology and Biochemistry* 40, no. 3–4 (2016): 693–706.
48. M. D. Mana, E. Y. Kuo, and O. H. Yilmaz, "Dietary Regulation of Adult Stem Cells," *Current Stem Cell Reports* 3, no. 1 (2017): 1–8.
49. H. R. Park et al., "A High-Fat Diet Impairs Neurogenesis: Involvement of Lipid Peroxidation and Brain-Derived Neurotrophic Factor," *Neuroscience Letters* 482, no. 3 (2010): 235–239.
50. L. Wei et al., "High-Fat Diet Aggravates Postoperative Cognitive Dysfunction in Aged Mice," *BMC Anesthesiology* 18, no. 1 (2018): 20.
51. Y. L. Chen et al., "Impact of Obesity Control on Circulating Level of Endothelial Progenitor Cells and Angiogenesis in Response to Ischemic Stimulation," *Journal of Translational Medicine* 10 (2012): 86.
52. A. W. Joe et al., "Depot-Specific Differences in Adipogenic Progenitor Abundance and Proliferative Response to High-Fat Diet," *Stem Cells* 27, no. 10 (2009): 2563–2570.
53. S. Beyaz et al., "High-Fat Diet Enhances Stemness and Tumorigenicity of Intestinal Progenitors," *Nature* 531, no. 7592 (2016): 53–58.
54. H. Kang et al., "High Glucose-Induced Endothelial Progenitor Cell Dysfunction," *Diabetes and Vascular Disease Research* 14, no. 5 (2017): 381–394; J. Wang et al., "High Glucose Inhibits Osteogenic Differentiation through the BMP Signaling Pathway in Bone Mesenchymal Stem Cells In Mice," *EXCLI Journal* 12 (2013): 584–597; H. Y. Choi et al., "High Glucose Causes Human Cardiac Progenitor Cell Dysfunction by Promoting Mitochondrial Fission: Role of a GLUT1 Blocker," *Biomolecules and Therapeutics* 24, no. 4 (2016): 363–370.
55. "Glycemic Index for 60+ Foods," Harvard Health Publishing, Harvard Medical School, Feb. 2015, updated Mar. 14, 2018, https://www.health.harvard.edu/diseases-and-conditions/glycemic-index -and-glycemic-load-for-100-foods.
56. J. R. Karcher and A. S. Greene, "Bone Marrow Mononuclear Cell Angiogenic Competency Is Suppressed by a High-Salt Diet," *American Journal of Physiology–Cell Physiology* 306, no. 2 (2014): C123–C131.
57. Charles A. Goldwater Jr., "Are Stem Cells Involved in Cancer?" Stem Cell Information, National Institutes of Health, https://stemcells.nih.gov/info/Regenerative_Medicine/2006chapter9.htm.

58. M. J. Munro et al., "Cancer Stem Cells in Colorectal Cancer: A Review," *Journal of Clinical Pathology* 71, no. 2 (2018): 110–116.
59. Y. Chen et al., "(-)- Epigallocatechiomega-3-Gallate Inhibits Colorectal Cancer Stem Cells by Suppressing Wnt/ β -Catenin Pathway," *Nutrients* 9, no. 6, (2017).
60. G. Bonuccelli, F. Sotgia, and M. P. Lisanti, "Matcha Green Tea (MGT) Inhibits the Propagation of Cancer Stem Cells (CSCs), by Targeting Mitochondrial Metabolism, Glycolysis, and Multiple Cell Signalling Pathways," *Aging* 10, no. 8 (2018): 1867–1883.
61. V. Charepalli et al., "Anthocyanin-ContainingPurple-Fleshed Potatoes Suppress Colon Tumorigenesis via Elimination of Colon Cancer Stem Cells," *Journal of Nutritional Biochemistry* 26, no. 12 (2015): 1641–1649.
62. T. Takayama et al., "Randomized Double-Blind Trial of Sulindac and Etodolac to Eradicate Aberrant Crypt Foci and to Prevent Sporadic Colorectal Polyps," *Clinical Cancer Research* 17, no. 11 (2011): 3803–3811; B. C. Sun et al., "Sulindac Induces Apoptosis and Protects against Colon Carcinoma in Mice," *World Journal of Gastroenterology* 11, no. 18 (2005): 2822–2826.
63. J. Lee et al., "Walnut Phenolic Extract and Its Bioactive Compounds Suppress Colon Cancer Cell Growth by Regulating Colon Cancer Stemness," *Nutrients* 8, no. 7 (2016).
64. "Chance of Colon Cancer Recurrence Nearly Cut in Half in People Who Eat Nuts," American Society of Clinical Oncology, May 17, 2017, https://www.asco.org/about-asco/press-center/ news-releases/chance-colon-cancer-recurrence-nearly-cut-half-people-who-eat.
65. S. Silva et al., "High Resolution Mass Spectrometric Analysis of Secoiridoids and Metabolites as Biomarkers of Acute Olive Oil Intake—An Approach to Study Interindividual Variability in Humans," *Molecular Nutrition and Food Research* 62, no. 2 (2018).
66. B. Corominas-Faja et al., "Extra-Virgin Olive Oil Contains a Metabolo-Epigenetic Inhibitor of Cancer Stem Cells," *Carcinogenesis* 39, no. 4 (2018): 601–613.
67. L. Zhang et al., "Genistein Inhibits the Stemness Properties of Prostate Cancer Cells through Targeting Hedgehog-Gli1 Pathway," *Cancer Letters* 323, no. 1 (2012): 48–57; P. H. Tsai et al., "Dietary Flavonoids Luteolin and Quercetin Suppressed Cancer Stem Cell Properties and Metastatic Potential of Isolated Prostate Cancer Cells," *Anticancer Research* 36, no. 12 (2016): 6367–6380.
68. S. N. Tang et al., "The Dietary Bioflavonoid Quercetin Synergizes with Epigallocathechin Gallate (EGCG) to Inhibit Prostate Cancer Stem Cell Characteristics, Invasion, Migration, and Epithelial-Mesenchymal Transition," *Journal of Molecular Signaling* 5 (2010): 14.
69. K. Yamagata, Y. Izawa, D. Onodera, and M. Tagami, "Chlorogenic Acid Regulates Apoptosis and Stem Cell Marker-Related Gene Expression in A549 Human Lung Cancer Cells," *Molecular and Cellular Biochemistry* 441, no. 1–2 (2018): 9–19; S. Li et al., "Chlorogenic Acid Protects MSCs against Oxidative Stress by Altering FOXO Family Genes and Activating Intrinsic Pathway," *European Journal of Pharmacology* 674, no. 2–3 (2012): 65–72.
70. J. Suh, D. H. Kim, and Y. J. Surh, "Resveratrol Suppresses Migration, Invasion, and Stemness of Human Breast Cancer Cells by Interfering with Tumor-Stromal Cross-Talk," *Archives of Biochemistry and Biophysics* 643 (2018): 62–71.
71. N. Wang et al., "Direct Inhibition of ACTN4 by Ellagic Acid Limits Breast Cancer Metastasis via Regulation of β -catenin Stabilization in Cancer Stem Cells," *Journal of Experimental and Clinical Cancer Research* 36, no. 1 (2017): 172.
72. T. N. Seyfried et al., "Metabolic Therapy: A New Paradigm for Managing Malignant Brain Cancer," *Cancer Letters* 356, no. 2, pt. A (2015): 289–300.
73. R. T. Martuscello et al., "A Supplemented High-FatLow-Carbohydrate Diet for the Treatment of Glioblastoma," *Clinical Cancer Research* 22, no. 10 (2016): 2482–2495.

第八章：餵養你的內部生態系統

1. R. Sender, S. Fuchs, and R. Milo, "Revised Estimates for the Number of Human and Bacteria Cells in the Body," *PLOS Biology* 14, no. 8 (2016): e1002533.
2. M. Schneeberger et al., "Akkermansia Muciniphila Inversely Correlates with the Onset of Inflammation, Altered Adiposetissue Metabolism, and Metabolic Disorders during Obesity in Mice," *Scientific Reports* 5 (2015): 16643.
3. B. Routy et al., "Gut Microbiome Influences Efficacy of PD-1-Based Immunotherapy against Epithelial Tumors," *Science* 359, no. 6371 (2018): 91–97.
4. T. Marrs and K. Sim, "Demystifying Dysbiosis: Can the Gut Microbiome Promote Oral Tolerance over IgE-Mediated Food Allergy?" *Current Pediatric Reviews* 14 (2018).
5. A. Kourosh et al., "Fecal Microbiome Signatures Are Different in Food Allergic Children Compared to Siblings and Healthy Children," *Pediatric Allergy and Immunology* 29, no. 5 (2018): 545–554.
6. A. M. Sheflin, A. K. Whitney, and T. L. Weir, "Cancer-Promoting Effects of Microbial Dysbiosis," *Current Oncology Reports* 16, no. 10 (2014): 406.
7. S. Ahmadmehrabi and W. H. W. Tang, "Gut Microbiome and Its Role in Cardiovascular Diseases," *Current Opinion in Cardiology* 32, no. 6 (2017): 761–766.
8. M. Carlstrom, J. O. Lundberg, and E. Weitzberg, "Mechanisms Underlying Blood Pressure Reduction by Dietary Inorganic Nitrate," *Acta Physiologica* (Apr. 25, 2018): e13080; C. D. Koch et al., "Enterosalivary Nitrate Metabolism and the Microbiome: Intersection of Microbial Metabolism, Nitric Oxide, and Diet in Cardiac and Pulmonary Vascular Health," *Free Radical Biology and Medicine* 105 (2017): 48–67.
9. C. Bogiatzi et al., "Metabolic Products of the Intestinal Microbiome and Extremes of Atherosclerosis," *Atherosclerosis* 273 (2018): 91–97.
10. M. F. Sun and Y. Q. Shen, "Dysbiosis of Gut Microbiota and Microbial Metabolites in Parkinson's Disease," *Ageing Research Reviews* 45 (2018): 53–61; Z. Q. Zhuang et al., "Gut Microbiome Is Altered in Patients with Alzheimer's Disease," *Journal of Alzheimer's Disease* 63, no. 4 (2018):1337–1346.
11. Z. Chen et al., "Comparative Metaproteomics Analysis Shows Altered Fecal Microbiota Signatures in Patients with Major Depressive Disorder," *NeuroReport* 29, no. 5 (2018): 417–425; T. T. Nguyen et al., "Overview and Systematic Review of Studies of Microbiome in Schizophrenia and Bipolar Disorder," *Journal of Psychiatric Research* 99 (2018): 50–61.
12. M. A. Ghebre et al., "Biological Exacerbation Clusters Demonstrate Asthma and COPD Overlap with Distinct Mediator and Microbiome Profiles," *Journal of Allergy and Clinical Immunology* 141 (2018): 2027–2036.
13. A. Lerner, R. Aminov, and T. Matthias, "Dysbiosis May Trigger Autoimmune Diseases via Inappropriate Post-Translational Modification of Host Proteins," *Frontiers in Microbiology* 7 (2016): 84.
14. M. Lee et al., "Large-Scale Targeted Metagenomics Analysis of Bacterial Ecological Changes in 88 Kimchi Samples during Fermentation," *Food Microbiology* 66 (2017): 173–183.
15. M. L. Marco et al., "Health Benefits of Fermented Foods: Microbiota and Beyond," *Current Opinion in Biotechnology* 44 (2017): 94–102.
16. V. Plengvidhya, F. Breidt Jr., Z. Lu, and H. P. Fleming, "DNA Fingerprinting of Lactic Acid Bacteria in Sauerkraut Fermentations," *Applied and Environmental Microbiology* 73, no. 23 (2007): 7697–7702.
17. Becky Plotner, "Sauerkraut Test Divulges Shocking Probiotic Count," Nourishing Plot, June 21, 2014, https://www.nourishingplot.com/2014/06/21/sauerkraut-test-divulges-shocking-probiotic-count; M. L. Marco et al., "Health Benefits of Fermented Foods: Microbiota and Beyond," *Current Opinion in Biotechnology* 44 (2017): 94–102.
18. C. Raak, T. Ostermann, K. Boehm, and F. Molsberger, "Regular Consumption of Sauerkraut and Its Effect on Human Health: A Bibliometric

Analysis," *Global Advances in Health and Medicine* 3, no. 6 (2014): 12–18.
19. A. F. Athiyyah et al., "Lactobacillus Plantarum IS-10506 Activates Intestinal Stem Cells in a Rodent Model," *Beneficial Microbes* (May 4, 2018): 1–6.
20. M. Tolonen et al., "Plant-Derived Biomolecules in Fermented Cabbage," *Journal of Agricultural and Food Chemistry* 50, no. 23 (2002): 6798–803.
21. American Chemical Society, "Sauerkraut Contains Anticancer Compound," EurekAlert, Oct. 17, 2002, https://www.eurekalert.org/pub_releases/2002-10/acs-sca101702.php.
22. E. J. Park et al., "Bacterial Community Analysis during Fermentation of Ten Representative Kinds of Kimchi with Barcoded Pyrosequencing," *Food Microbiology* 30, no. 1 (2012): 197–204.
23. Y. J. Oh et al., "Lentibacillus kimchii sp. Nov., an Extremely Halophilic Bacterium Isolated from Kimchi, a Korean Fermented Vegetable," *Antonie Van Leeuwenhoek* 109, no. 6 (2016): 869–876.
24. H. J. Kim, J. S. Noh, and Y. O. Song, "Beneficial Effects of Kimchi, a Korean Fermented Vegetable Food, on Pathophysiological Factors Related to Atherosclerosis," *Journal of Medicinal Food* 21, no. 2 (2018): 127–135.
25. S.-H. Kwak, Y.-M. Cho, G.-M. Noh, and A.-S. Om, "Cancer Preventive Potential of Kimchi Lactic Acid Bacteria (*Weissella cibaria, Lactobacillus plantarum*)," *Journal of Cancer Prevention* 19, no. 4 (2014): 253–258.
26. M. K. Kwak et al., "Cyclic Dipeptides from Lactic Acid Bacteria Inhibit Proliferation of the Influenza A Virus," *Journal of Microbiology* 51, no. 6 (2013): 836–843.
27. S. Y. An et al., "Beneficial Effects of Fresh and Fermented Kimchi in Prediabetic Individuals," *Annals of Nutrition and Metabolism* 63, no. 1–2 (2013): 111–119.
28. E. K. Kim et al., "Fermented Kimchi Reduces Body Weight and Improves Metabolic Parameters in Overweight and Obese Patients," *Nutrition Research* 31, no. 6 (2011): 436–443.
29. Z. Wang and Y. Shao, "Effects of Microbial Diversity on Nitrite Concentration in Pao Cai, a Naturally Fermented Cabbage Product from China," *Food Microbiology* 72 (2018): 185–192.
30. Z. Wang and Y. Shao, "Effects of Microbial Diversity on Nitrite Concentration in Pao Cai, a Naturally Fermented Cabbage Product from China," *Food Microbiology* 72 (2018): 185–192.
31. E. Gala et al., "Diversity of Lactic Acid Bacteria Population in Ripened Parmigiano Reggiano Cheese," *International Journal of Food Microbiology* 125, no. 3 (2008): 347–351.
32. X. He et al., "*Lactobacillus rhamnosus* GG Supernatant Enhance Neonatal Resistance to Systemic Escherichia coli K1 Infection by Accelerating Development of Intestinal Defense," *Scientific Reports* 7 (2017): 43305.
33. X. Li et al., "Effects of *Lactobacillus casei* CCFM419 on Insulin Resistance and Gut Microbiota in Type 2 Diabetic Mice," *Beneficial Microbes* 8, no. 3 (2017): 421–432.
34. A. Tiptiri-Kourpeti et al., "*Lactobacillus casei* Exerts Anti-Proliferative Effects Accompanied by Apoptotic Cell Death and Up-Regulation of TRAIL in Colon Carcinoma Cells," *PLOS One* 11, no. 2 (2016): e0147960.
35. G. Karimi et al., "The Anti-Obesity Effects of *Lactobacillus casei* Strain Shirota versus Orlistat on High Fat Diet-Induced Obese Rats," *Food and Nutrition Research* 59 (2015): 29273.
36. R. F. Slykerman et al., "Effect of *Lactobacillus rhamnosus* HN001 in Pregnancy on Postpartum Symptoms of Depression and Anxiety: A Randomised Double-Blind Placebo-Controlled Trial," *EBioMedicine* 24 (2017): 159–165.
37. K. Van Hoorde, M. Heyndrickx, P. Vandamme, and G. Huys, "Influence of Pasteurization, Brining Conditions, and Production Environment on the

Microbiota of Artisan Gouda-Type Cheeses," *Food Microbiology* 27, no. 3 (2010): 425–433.
38. U.S. Food and Drug Administration, "Code of Federal Regulations, Title 21," Apr. 2018, https://www.accessdata.fda.gov/scripts/cdrh/cfdocs/cfcfr/CFRSearch.cfm?fr=1240.61.
39. O. Firmesse et al., "Consumption of Camembert Cheese Stimulates Commensal Enterococci in Healthy Human Intestinal Microbiota," *FEMS Microbiology Letters* 276, no. 2 (2007): 189–192.
40. M. Fisberg and R. Machado, "History of Yogurt and Current Patterns of Consumption," *Nutrition Reviews* 73, suppl. 1 (2015): 4–7.
41. D. J. Lisko, G. P. Johnston, and C. G. Johnston, "Effects of Dietary Yogurt on the Healthy Human Gastrointestinal (GI) Microbiome," *Microorganisms* 5, no. 1 (2017).
42. Y. Suzuki et al., "Association between Yogurt Consumption and Intestinal Microbiota in Healthy Young Adults Differs by Host Gender," *Frontiers in Microbiology* 8 (2017): 847.
43. A. Creus-Cuadros et al., "Associations between Both Lignan and Yogurt Consumption and Cardiovascular Risk Parameters in an Elderly Population: Observations from a Cross-Sectional Approach in the PREDIMED Study," *Journal of the Academy of Nutrition and Dietetics* 117, no. 4 (2017): 609–622. e1.
44. J. Peterson et al., "Dietary Lignans: Physiology and Potential for Cardiovascular Disease Risk Reduction," *Nutrition Reviews* 68, no. 10 (2010): 571–603.
45. Ben Guarino, "Scientists Have Discovered the Earliest Evidence of Bread, and It's Much Older than We Expected," Science Alert, July 17, 2018, https://www.sciencealert.com/researchers-have- found-crumbs-of-evidence-from-the-world-s-first-bread.
46. Q. Mu, V. J. Tavella, and X. M. Luo, "Role of *Lactobacillus reuteri* in Human Health and Diseases," *Frontiers in Microbiology* 9, no. 757 (2018); J. R. Lakritz et al., "Beneficial Bacteria Stimulate Host Immune Cells to Counteract Dietary and Genetic Predisposition to Mammary Cancer in Mice," *International Journal of Cancer* 135, no. 3 (2014): 529–540.
47. B. J. Varian et al., "Microbial Lysate Upregulates Host Oxytocin," *Brain, Behavior, and Immunity* 61 (2017): 36–49.
48. J. Zheng, X. Zhao, X. B. Lin, and M. Ganzle, "Comparative Genomics *Lactobacillus reuteri* from Sourdough Reveals Adaptation of an Intestinalsymbiont to Food Fermentations," *Scientific Reports* 5 (2015): 18234.
49. B. J. Varian et al., "Microbial Lysate Upregulates Host Oxytocin," *Brain Behavior and Immunity* 61 (2017): 36–49.
50. C. Menni et al., "Gut Microbiome Diversity and High Fibre Intake Are Related to Lower Long-Term Weight Gain," *International Journal of Obesity* 41, no. 7 (2017): 1099–1105.
51. C. M. Schlebusch et al., "Southern African Ancient Genomes Estimate Modern Human Divergence to 350,000 to 260,000 Years Ago," *Science* 358, no. 6363 (2017): 652–655.
52. R. K. Singh et al., "Influence of Diet on the Gut Microbiome and Implications for Human Health," *Journal of Translational Medicine* 15, no. 1 (2017): 73.
53. C. De Filippo et al., "Impact of Diet in Shaping Gut Microbiota Revealed by a Comparative Study in Children from Europe and Rural Africa," *Proceedings of the National Academy of Sciences USA* 107, no. 33 (2010): 14691–14696.
54. F. Ounnas et al., "Whole Rye Consumption Improves Blood and Liver omega-3 Fatty Acid Profile and Gut Microbiota Composition in Rats," *PLOS One* 11, no. 2 (2016): e0148118.
55. Y. K. Lee et al., "Kiwifruit (Actinidia deliciosa) Changes Intestinal Microbial Profile," *Microbial Ecology in Health and Disease* 23 (2012).
56. D. J. Morrison and T. Preston, "Formation of Short Chain Fatty Acids by the Gut Microbiota and Their Impact on Human Metabolism," *Gut*

Microbes 7, no. 3 (2016): 189–200.

57. L. Kellingray et al., "Consumption of a Diet Rich in Brassica Vegetables Is Associated with a Reduced Abundance of Sulphate-Reducing Bacteria: A Randomised Crossover Study," *Molecular Nutrition and Food Research* 61, no. 9 (2017).
58. J. Loubinoux et al., "Sulfate-Reducing Bacteria in Human Feces and Their Association with Inflammatory Bowel Diseases," *FEMS Microbiology Ecology* 40, no. 2 (2002): 107–112.
59. X. Li, J. Guo, K. Ji, and P. Zhang, "Bamboo Shoot Fiber Prevents Obesity in Mice by Modulating the Gut Microbiota," *Scientific Reports* 6 (2016): 32953.
60. B. Routy et al., "Gut Microbiome Influences Efficacy of PD-1-Based Immunotherapy against Epithelial Tumors," *Science* 359, no. 6371 (2018): 91–97.
61. A. K. Pandey and V. Ojha, "Precooking Processing of Bamboo Shoots for Removal of Anti-Nutrients," *Journal of Food Science and Technology* 51, no. 1 (2014): 43–50.
62. "The Precise Reason for the Health Benefits of Dark Chocolate: Mystery Solved," American Chemical Society, Mar. 18, 2014, https://www.acs.org/content/acs/en/pressroom/newsreleases/ 2014/march/the-precise-reason-for-the-health-benefits-of-dark-chocolate-mystery-solved. html; D. J. Morrison and T. Preston, "Formation of Short Chain Fatty Acids by the Gut Microbiota and Their Impact on Human Metabolism," *Gut Microbes* 7, no. 3 (2016): 189–200.
63. F. P. Martin et al., "Metabolic Effects of Dark Chocolate Consumption on Energy, Gut Microbiota, and Stress-Related Metabolism in Free-Living Subjects," *Journal of Proteome Research* 8, no. 12 (2009): 5568–5579.
64. R. Vanholder, R. De Smet, and G. Lesaffer, "p-Cresol: A Toxin Revealing Many Neglected but Relevant Aspects of Uraemic Toxicity," *Nephrology Dialysis Transplantation* 14, no. 12 (1999): 2813–2815; T. Pallister et al., "Hippurate as a Metabolomic Marker of Gut Microbiome Diversity: Modulation by Diet and Relationship to Metabolic Syndrome," *Scientific Reports* 7, no. 1 (2017): 13670.
65. X. Tzounis et al., "Prebiotic Evaluation of Cocoa-Derived Flavanols in Healthy Humans by Using a Randomized, Controlled, Double-Blind, Crossover Intervention Study," *American Journal of Clinical Nutrition* 93, no. 1 (2011): 62–72.
66. C. Bamberger et al., "A Walnut-Enriched Diet Affects Gut Microbiome in Healthy Caucasian Subjects: A Randomized, Controlled Trial," *Nutrients* 10, no. 2 (2018).
67. H. D. Holscher et al., "Walnut Consumption Alters the Gastrointestinal Microbiota, Microbially Derived Secondary BileAcids, and Health Markers in Healthy Adults: A Randomized Controlled Trial," *Journal of Nutrition* 148, no. 6 (2018): 861–867.
68. J. M. Monk et al., "Navy and Black Bean Supplementation Primes the Colonic Mucosal Microenvironment to Improve Gut Health," *Journal of Nutritional Biochemistry* 49 (2017): 89–100.
69. W. Rossouw and L. Korsten, "Cultivable Microbiome of Fresh White Button Mushrooms," *Letters in Applied Microbiology* 64, no. 2 (2017): 164–170.
70. J. Varshney et al., "White Button Mushrooms Increase Microbial Diversity and Accelerate the Resolution of *Citrobacter rodentium* Infection in Mice," *Journal of Nutrition* 143, no. 4 (2013): 526–532.
71. X. Xu, J. Yang, Z. Ning, and X. Zhang, "Lentinula Edodes-Derived Polysaccharide Rejuvenates Mice in Terms of Immune Responses and Gut Microbiota," *Food and Function* 6, no. 8 (2015): 2653–2663.
72. E. Biagi et al., "Through Ageing, and Beyond: Gut Microbiota and Inflammatory Status in Seniors and Centenarians," *PLOS One* 5, no. 5 (2010): e10667.
73. Y. Ren et al., "Polysaccharide of *Hericium erinaceus* Attenuates Colitis in C57BL/6 Mice via Regulation of Oxidative Stress, Inflammation-Related

Signaling Pathways, and Modulating the Composition of the Gut Microbiota," *Journal of Nutritional Biochemistry* 57 (2018): 67–76.
74. M. Schneeberger et al., "*Akkermansia muciniphila* Inversely Correlates with the Onset of Inflammation, Altered Adiposetissue Metabolism, and Metabolic Disorders during Obesity in Mice," *Scientific Reports* 5 (2015): 16643; B. Routy et al., "Gut Microbiome Influences Efficacy of PD-1-Based Immunotherapy against Epithelial Tumors," *Science* 359, no. 6371 (2018): 91–97.
75. S. M. Henning et al., "*Pomegranate ellagitannins* Stimulate the Growth of *Akkermansia muciniphila* In Vivo," *Anaerobe* 43 (2017): 56–60.
76. Z. Li et al., "Pomegranate Extract Induces Ellagitannin Metabolite Formation and Changes Stool Microbiota in Healthy Volunteers," *Food and Function* 6, no. 8 (2015): 2487–2495.
77. F. F. Anhe et al., "A Polyphenol-Rich Cranberry Extract Protects from Diet-induced Obesity, Insulin Resistance, and Intestinal Inflammation in Association with Increased *Akkermansia* spp. Population in the Gut Microbiota of Mice," *Gut* 64, no. 6 (2015): 872–883.
78. J. B. Blumberg et al., "Cranberries and Their Bioactive Constituents in Human Health," *Advances in Nutrition* 4, no. 6 (2013): 618–632.
79. F. F. Anhe et al., "Triggering *Akkermansia* with Dietary Polyphenols: A New Weapon to Combat the Metabolic Syndrome?" *Gut Microbes* 7, no. 2 (2016): 146–153.
80. Z. Zhang et al., "Chlorogenic Acid Ameliorates Experimental Colitis by Promoting Growth of Akkermansia in Mice," *Nutrients* 9, no. 7 (2017).
81. J. F. Garcia-Mazcorro et al., "Effect of Dark Sweet Cherry Powder Consumption on the Gut Microbiota, Short-Chain Fatty Acids, and Biomarkers of Gut Health in Obese db/db Mice," *PeerJ* 6 (2018): e4195; S. Y. Kang, N. P. Seeram, M. G. Nair, and L. D. Bourquin, "Tart Cherry Anthocyanins Inhibit Tumor Development in Apc(Min) Mice and Reduce Proliferation of Human Colon Cancer Cells," *Cancer Letters* 194, no. 1 (2003): 13–19.
82. M. Larrosa et al., "Effect of a Low Dose of Dietary Resveratrol on Colon Microbiota, Inflammation, and Tissue Damage in a DSS-Induced Colitis Rat Model," *Journal of Agricultural and Food Chemistry* 57, no. 6 (2009): 2211–2220.
83. A. Jimenez-Giron et al., "Towards the Fecal Metabolome Derived from Moderate Red Wine Intake," *Metabolites* 4, no. 4 (2014): 1101–1118.
84. S. Al-Lahham et al., "Propionic Acid Affects Immune Status and Metabolism in Adipose Tissue from Overweight Subjects," *European Journal of Clinical Investigation* 42, no. 4 (2012): 357–364.
85. A. Cuervo et al., "Red Wine Consumption Is Associated with Fecal Microbiota and Malondialdehyde in a Human Population," *Journal of the American College of Nutrition* 34, no. 2 (2015): 135–141.
86. E. Barroso et al., "Phylogenetic Profile of Gut Microbiota in Healthy Adults after Moderate Intake of Red Wine," *Molecular Nutrition and Food Research* 61, no. 3 (2017); L. J. Marnett, "Chemistry and Biology of DNA Damage by Malondialdehyde," *IARC Scientific Publications* 150 (1999): 17–27.
87. H. Sun et al., "The Modulatory Effect of Polyphenols from Green Tea, Oolong Tea, and Black Tea on Human Intestinal Microbiota In Vitro," *Journal of Food Science and Technology* 55, no. 1 (2018): 399–407.
88. S. Wang et al., "Dietary Teasaponin Ameliorates Alteration of Gut Microbiota and Cognitive Decline in Diet-Induced Obese Mice," *Scientific Reports* 7, no. 1 (2017): 12203.
89. Christen Brownlee, "The Skinny on Sweeteners: How Do They Work?" *ChemMatters*, Oct. 2011, https://www.acs.org/content/dam/acsorg/education/resources/highschool/chemmatters/archive/chemmatters-oct2011-sweeteners-brownlee.pdf.
90. J. Suez et al., "Artificial Sweeteners Induce Glucose Intolerance by Altering the Gut Microbiota," *Nature* 514, no. 7521 (2014): 181–186.
91. J. Suez et al., "Non-Caloric Artificial Sweeteners and the Microbiome: Findings and Challenges," *Gut Microbes* 6, no. 2 (2015): 149–155.
92. A. Rodriguez-Palacios et al., "The Artificial Sweetener Splenda Promotes Gut Proteobacteria, Dysbiosis, and Myeloperoxidase Reactivity in Crohn's Disease-Like Ileitis," *Inflammatory Bowel Diseases* 24, no. 5 (2018): 1005–1020.

第九章：指揮你的遺傳命運

1. "Dietary Supplements Market Size Worth $278.02 Billion by 2024," Grand View Research, Feb. 2018, https://www.grandviewresearch.com/press-release/global-dietary-supplements-market.
2. S. J. Padayatty et al., "Vitamin C as an Antioxidant: Evaluation of Its Role in Disease Prevention," *Journal of the American College of Nutrition* 22, no. 1 (2003): 18–35.
3. Y. T. Szeto, T. L. To, S. C. Pak, and W. Kalle, "A Study of DNA Protective Effect of Orange Juice Supplementation," *Applied Physiology, Nutrition, and Metabolism* 38, no. 5 (2013): 533–536.
4. S. Bashir et al., "Oxidative DNA Damage and Cellular Sensitivity to Oxidative Stress in Human Autoimmune Diseases," *Annals of the Rheumatic Diseases* 52, no. 9 (1993): 659–666.; A. Szaflarska-Poplawska et al., "Oxidatively Damaged DNA/Oxidative Stress in Children with Celiac Disease," *Cancer Epidemiology, Biomarkers, and Prevention* 19, no. 8 (2010): 1960–1965; C. Pereira et al., "DNA Damage and Oxidative DNA Damage in Inflammatory Bowel Disease," *Journal of Crohn's and Colitis* 10, no. 11 (2016): 1316–1323.
5. A. Hoffmann, V. Sportelli, M. Ziller, and D. Spengler, "Epigenomics of Major Depressive Disorders and Schizophrenia: Early Life Decides," *International Journal of Molecular Sciences* 18, no. 8 (2017): 1711; E. Markkanen, U. Meyer, and G. L. Dianov, "DNA Damage and Repair in Schizophrenia and Autism: Implications for Cancer Comorbidity and Beyond," *International Journal of Molecular Sciences* 17, no. 6 (2016); L. Yu et al., "Association of Brain DNA Methylation in *SORL1, ABCA7, HLA-DRB5, SLC24A4*, and *BIN1* with Pathological Diagnosis of Alzheimer Disease," *JAMA Neurology* 72, no. 1 (2015): 15–24; E. Masliah, W. Dumaop, D. Galasko, and P. Desplats, "Distinctive Patterns of DNA Methylation Associated with Parkinson Disease: Identification of Concordant Epigenetic Changes in Brain and Peripheral Blood Leukocytes," *Epigenetics* 8, no. 10 (2013): 1030–1038; K. Saavedra et al., "Epigenetic Modifications of Major Depressive Disorder," *International Journal of Molecular Sciences* 17, no. 8 (2016): 1279; D. Simmons, "Epigenetic Influences and Disease," *Nature Education* 1, no. 1 (2008).
6. T. Weisel et al., "An Anthocyanin/Polyphenolic-Rich Fruit Juice Reduces Oxidative DNA Damage and Increases Glutathione Level in Healthy Probands," *Biotechnology Journal* 1, no. 4 (2006): 388–397.
7. Y. S. Park et al., "Bioactive Compounds and the Antioxidant Capacity in New Kiwi Fruit Cultivars," *Food Chemistry* 165 (2014): 354–361.
8. A. R. Collins, V. Harrington, J. Drew, and R. Melvin, "Nutritional Modulation of DNA Repair in a Human Intervention Study," *Carcinogenesis* 24, no. 3 (2003): 511–515.
9. S. B. Astley, R. M. Elliott, D. B. Archer, and S. Southon, "Evidence That Dietary Supplementation with Carotenoids and Carotenoid-Rich Foods Modulates the DNA Damage: Repair Balance in Human Lymphocytes," *British Journal of Nutrition* 91, no. 1 (2004): 63–72.
10. Z. Li et al., "Profiling of Phenolic Compounds and Antioxidant Activity of 12 Cruciferous Vegetables," *Molecules* 23, no. 5 (2018).
11. P. Riso et al., "DNA Damage and Repair Activity after Broccoli Intake in Young Healthy Smokers," *Mutagenesis* 25, no. 6 (2010): 595–602.
12. A. Gajowik and M. M. Dobrzy ska, "The Evaluation of Protective Effect of Lycopene against Genotoxic Influence of X-Irradiation in Human Blood Lymphocytes," *Radiation and Environmental Biophysics* 56, no. 4 (2017): 413–422.
13. J. K. Y. Hooi et al., "Global Prevalence of *Helicobacter pylori* Infection: Systematic Review and Meta-Analysis," *Gastroenterology* 153, no. 2 (2017): 420–429.
14. S. H. Jang, J. W. Lim, T. Morio, and H. Kim, "Lycopene Inhibits *Helicobacter pylori*–Induced ATM/ATR-Dependent DNA Damage Response in Gastric Epithelial AGS Cells," *Free Radical Biology and Medicine* 52, no. 3 (2012): 607–615.
15. C. Sakai et al., "Fish Oil Omega-3 Polyunsaturated Fatty Acids Attenuate Oxidative Stress-Induced DNA Damage in Vascular Endothelial Cells,"

PLOS One 12, no. 11 (2017): e0187934.
16. Q. Meng et al., "Systems Nutrigenomics Reveals Brain Gene Networks Linking Metabolic and Brain Disorders," *EBioMedicine* 7 (2016): 157–166.
17. M. Song et al., "Marine ω-3 Polyunsaturated Fatty Acids and Risk of Colorectal Cancer according to Microsatellite Instability," *Journal of the National Cancer Institute* 107, no. 4 (2015).
18. S. A. Messina and R. Dawson Jr., "Attenuation of Oxidative Damage to DNA by Taurine and Taurine Analogs," *Advances in Experimental Medicine and Biology* 483 (2000): 355–367; L. Gate et al., "Impact of Dietary Supplement of *Crassostrea gigas* Extract (JCOE) on Glutathione Levels and Glutathione S-Transferase Activity in Rat Tissues," *In Vivo* 12, no. 3 (1998): 299–303.
19. H. Tapiero et al., "The Antioxidant Effects of *Crassostrea gigas* Extract (JCOE) in Human Volunteers," *In Vivo* 12, no. 3 (1998): 305–309.
20. S. Ghosh, J. K. Sinha, and M. Raghunath, "Epigenomic Maintenance through Dietary Intervention Can Facilitate DNA Repair Process to Slow Down the Progress of Premature Aging," *IUBMB Life* 68, no. 9 (2016): 717–721.
21. M. Z. Fang et al., "Reversal of Hypermethylation and Reactivation of p16INK4a, RARbeta, and MGMT Genes by Genistein and Other Isoflavones from Soy," *Clinical Cancer Research* 11, no. 19, pt. 1 (2005): 7033–7041.
22. W. Qin et al., "Soy Isoflavones Have an Antiestrogenic Effect and Alter Mammary Promoter Hypermethylation in Healthy Premenopausal Women," *Nutrition and Cancer* 61, no. 2 (2009): 238–244.
23. J. J. Pappas et al., "Allelic Methylation Bias of the RARB2 Tumor Suppressor Gene Promoter in Cancer," *Genes, Chromosomes, and Cancer* 47, no. 11 (2008): 978–993.
24. "CCND2 Cyclin D2 [*Homo sapiens* (human)]," National Center for Biotechnology Information, https://www.ncbi.nlm.nih.gov/gene/894.
25. I. Locke et al., "Gene Promoter Hypermethylation in Ductal Lavage Fluid from Healthy BRCA Gene Mutation Carriers and Mutation-Negative Controls," *Breast Cancer Research* 9, no. 1 (2007): R20.
26. M. Traka et al., "Transcriptome Analysis of Human Colon Caco-2 Cells Exposed to Sulforaphane," *Journal of Nutrition* 135, no. 8 (2005): 1865–1872.
27. S. Ropero and M. Esteller, "The Role of Histone Deacetylases (HDACs) in Human Cancer," Molecular Oncology 1, no. 1 (2007): 19–25; E. Ho, J. D. Clarke, and R. H. Dashwood, "Dietary Sulforaphane, a Histone Deacetylase Inhibitor for Cancer Prevention," *Journal of Nutrition* 139, no. 12 (2009): 2393–2396.
28. W. J. Lee and B. T. Zhu, "Inhibition of DNA Methylation by Caffeic Acid and Chlorogenic Acid, Two Common Catechol-Containing Coffee Polyphenols," *Carcinogenesis* 27, no. 2 (2006): 269–277.
29. M. Fang, D. Chen, and C. S. Yang, "Dietary Polyphenols May Affect DNA Methylation," *Journal of Nutrition* 137, no. 1 suppl. (2007): 223S–228S.
30. "GSTP1 Gene (Protein Coding)," GeneCards Human Gene Database, https://www.genecards.org/ cgi-bin/carddisp.pl?gene=GSTP1.
31. Z. Liu et al., "Curcumin Is a Potent DNA Hypomethylation Agent," *Bioorganic and Medicinal Chemistry Letters* 19, no. 3 (2009): 706–709; Y. Guo et al., "Curcumin Inhibits Anchorage-Independent Growth of HT29 Human Colon Cancer Cells by Targeting Epigenetic Restoration of the Tumor Suppressor Gene DLEC1," *Biochemical Pharmacology* 94, no. 2 (2015): 69–78.
32. J. Hu et al., "Curcumin Modulates Covalent Histone Modification and TIMP1 Gene Activation to Protect against Vascular Injury in a Hypertension Rat Model," *Experimental and Therapeutic Medicine* 14, no. 6 (2017): 5896–5902.
33. S. K. Kang, S. H. Cha, and H. G. Jeon, "Curcumin-Induced Histone Hypoacetylation Enhances Caspase-3-Dependent Glioma Cell Death and Neurogenesis of Neural Progenitor Cells," *Stem Cells and Development* 15, no. 2 (2006): 165–174.
34. J. Paluszczak, V. Krajka-Kuz'niak, and W. Baer-Dubowska, "The Effect of Dietary Polyphenols on the Epigenetic Regulation of Gene Expression in

MCF7 Breast Cancer Cells," *Toxicology Letters* 192, no. 2 (2010): 119–125.
35. M. J. Gunter et al., "Coffee Drinking and Mortality in 10 European Countries: A Multinational Cohort Study," *Annals of Internal Medicine* 167, no. 4 (2017): 236–247.
36. G. H. Romano et al., "Environmental Stresses Disrupt Telomere Length Homeostasis," *PLOS Genetics* 9, no. 9 (2013): e1003721.
37. L. A. Tucker, "Caffeine Consumption and Telomere Length in Men and Women of the National Health and Nutrition Examination Survey (NHANES)," *Nutrition and Metabolism* 14 (2017): 10.
38. J. J. Liu, M. Crous-Bou, E. Giovannucci, and I. De Vivo, "Coffee Consumption Is Positively Associated with Longer Leukocyte Telomere Length in the Nurses' Health Study," *Journal of Nutrition* 146, no. 7 (2016): 1373–1378.
39. R. Chan et al., "Chinese Tea Consumption Is Associated with Longer Telomere Length in Elderly Chinese Men," *British Journal of Nutrition* 103, no. 1 (2010): 107–113.
40. M. Guasch-Ferre et al., "Frequency of Nut Consumption and Mortality Risk in the PREDIMED Nutrition Intervention Trial," *BMC Medicine* 11 (2013): 164; T. T. Hshieh, A. B. Petrone, J. M. Gaziano, and L. Djousse, "Nut Consumption and Risk of Mortality in the Physicians' Health Study," *American Journal of Clinical Nutrition* 101, no. 2 (2015): 407–412.
41. L. A. Tucker, "Consumption of Nuts and Seeds and Telomere Length in 5,582 Men and Women of the National Health and Nutrition Examination Survey (NHANES)," *Journal of Nutrtion, Health, and Aging* 21, no. 3 (2017): 233–240.
42. M. Crous-Bou et al., "Mediterranean Diet and Telomere Length in Nurses' Health Study: Population Based Cohort Study," *BMJ* 349 (2014): g6674.
43. T. von Zglinicki, "Role of Oxidative Stress in Telomere Length Regulation and Replicative Senescence," *Annals of the New York Academy of Sciences* 908 (2000): 99–110.
44. Y. Gong et al., "Higher Adherence to the 'Vegetable-Rich' Dietary Pattern Is Related to Longer Telomere Length in Women," *Clinical Nutrition* 37, no. 4 (2018): 1232–1237.
45. D. Ornish et al., "Increased Telomerase Activity and Comprehensive Lifestyle Changes: A Pilot Study," *Lancet Oncology* 9, no. 11 (2008): 1048–1057.
46. J. Zhu, H. Wang, J. M. Bishop, and E. H. Blackburn, "Telomerase Extends the Lifespan of Virus-Transformed Human Cells without Net Telomere Lengthening," *Proceedings of the National Academy of Sciences USA* 96, no. 7 (1999): 3723–3728.
47. D. Ornish et al., "Effect of Comprehensive Lifestyle Changes on Telomerase Activity and Telomere Length in Men with Biopsy-Proven Low-Risk Prostate Cancer: 5-Year Follow-Up of a Descriptive Pilot Study," *Lancet Oncology* 14, no. 11 (2013): 1112–1120.
48. A. Perfilyev et al., "Impact of Polyunsaturated and Saturated Fat Overfeeding on the DNA-Methylation Pattern in Human Adipose Tissue: A Randomized Controlled Trial," *American Journal of Clinical Nutrition* 105, no. 4 (2017): 991–1000.
49. F. Rosqvist et al., "Overfeeding Polyunsaturated and Saturated Fat Causes Distinct Effects on Liver and Visceral Fat Accumulation in Humans," *Diabetes* 63 (2014): 2356–2368.
50. V. Shukla, C. Cuenin, N. Dubey, and Z. Herceg, "Loss of Histone Acetyltransferase Cofactor Transformation/Transcription Domain-Associated Protein Impairs Liver Regeneration after Toxic Injury," *Hepatology* 53, no. 3 (2011): 954–963.
51. J. A. Nettleton et al., "Dietary Patterns, Food Groups, and Telomere Length in the Multi-Ethnic Study of Atherosclerosis (MESA)," *American Journal of Clinical Nutrition* 88, no. 5 (2008): 1405–1412.
52. A. M. Fretts et al., "Processed Meat, but Not Unprocessed Red Meat, Is Inversely Associated with Leukocyte Telomere Length in the Strong Heart

Family Study," *Journal of Nutrition* 146, no. 10 (2016): 2013–2018.

53. L. Shao, Q. H. Li, and Z. Tan, "L-Carnosine Reduces Telomere Damage and Shortening Rate in Cultured Normal Fibroblasts," *Biochemical and Biophysical Research Communications* 324, no. 2 (2004): 931–936.
54. J. Oellgaard et al., "Trimethylamine N-oxide (TMAO) as a New Potential Therapeutic Target for Insulin Resistance and Cancer," *Current Pharmaceutical Design* 23, no. 25 (2017): 3699–3712.
55. R. A. Koeth et al., "Intestinal Microbiota Metabolism of L-Carnitine, a Nutrient in Red Meat, Promotes Atherosclerosis," *Nature Medicine* 19, no. 5 (2013): 576–585.
56. C. W. Leung et al., "Soda and Cell Aging: Associations between Sugar- Sweetened Beverage Consumption and Leukocytetelomere Length in Healthy Adults from the National Health and Nutrition Examination Surveys," *American Journal of Public Health* 104, no. 12 (2014): 2425–2431.
57. M. Du et al., "Physical Activity, Sedentary Behavior, and Leukocyte Telomere Length in Women," *American Journal of Epidemiology* 175, no. 5 (2012): 414–422.
58. C. W. Leung et al., "Sugary Beverage and Food Consumption, and Leukocyte Telomere Length Maintenance in Pregnant Women," *European Journal of Clinical Nutrition* 70, no. 9 (2016): 1086–1088.

第十章：活化你的免疫指揮中心

1. B. O. Rennard et al., "Chicken Soup Inhibits Neutrophil Chemotaxis In Vitro," *Chest* 118, no. 4 (2000): 1150–1157; M. A. Babizhayev and A. I. Deyev, "Management of the Virulent Influenza Virus Infection by Oral Formulation of Nonhydrolizedcarnosine and Isopeptide of Carnosine Attenuating Proinflammatory Cytokine-Induced Nitric Oxide Production," *American Journal of Therapeutics* 19, no. 1 (2012): e25–47.
2. Suzanne Wu, "Fasting Triggers Stem Cell Regeneration of Damaged, Old Immune System," USC News, June 5, 2014, https://news.usc.edu/63669/fasting-triggers-stem-cell-regeneration-of- damaged-old-immune-system.
3. L. C. Kidd et al., "Relationship between Human Papillomavirus and Penile Cancer—Implications for Prevention and Treatment," *Translational Andrology and Urology* 6, no. 5 (2017): 791–802; D. Song, H. Li, H. Li, and J. Dai, "Effect of Human Papillomavirus Infection on the Immune System and Its Role in the Course of Cervical Cancer," *Oncology Letters* 10, no. 2 (2015): 600–606; L. Zhang et al., "Nonkeratinizing Squamous Cell Carcinoma In Situ of the Upper Aerodigestive Tract: An HPV-Related Entity," *Head and Neck Pathology* 11, no. 2 (2017): 152–161.
4. C. K. Hui and G. K. Lau, "Immune System and Hepatitis B Virus Infection," *Journal of Clinical Virology* 34, suppl. 1 (2005): S44–S48; C. Zhu et al., "Hepatitis B Virus Inhibits the Expression of Complement C3 and C4, in *vitro and in vivo*," *Oncology Letters* 15, no. 5 (2018): 7459–7463; Y. Liang et al., "Hepatitis C Virus NS4B Induces the Degradation of TRIF to Inhibit TLR3-Mediated Interferon Signaling Pathway," *PLOS Pathogens* 14, no. 5 (2018): e1007075.
5. P. Bandaru, H. Rajkumar, and G. Nappanveettil, "The Impact of Obesity on Immune Response to Infection and Vaccine: An Insight into Plausible Mechanisms," *Endocrinology and Metabolic Syndrome* 2 (2013): 113; J. J. Milner and M. A. Beck, "The Impact of Obesity on the Immune Response to Infection," *Proceedings of the Nutrition Society* 71, no. 2 (2012): 298–306.
6. H. J. Lee et al., "Immunogenetics of Autoimmune Thyroid Diseases: A Comprehensive Review," *Journal of Autoimmunity* 64 (2015): 82–90.
7. K. E. Lundin and C. Wijmenga, "Coeliac Disease and Autoimmune Disease—Genetic Overlap and Screening," *National Review of Gastroenterology and Hepatology* 12, no. 9 (2015): 507–515.
8. S. C. Jeong, S. R. Koyyalamudi, and G. Pang, "Dietary Intake of *Agaricus bisporus* White Button Mushroom Accelerates Salivary Immunoglobulin A Secretion in Healthy Volunteers," *Nutrition* 28, no. 5 (2012): 527–531.

9. K. I. Minato, L. C. Laan, A. Ohara, and I. van Die, "Pleurotus Citrinopileatus Polysaccharide Induces Activation of Human Dendritic Cells through Multiple Pathways," *International Immunopharmacology* 40 (2016): 156–163; H. Xu, S. Zou, X. Xu, and L. Zhang, "Anti-tumor Effect of β-Glucan from *Lentinus edodes* and the Underlying Mechanism," *Scientific Reports* 6 (2016): 28802; H. H. Chang et al., "Oral Administration of an Enoki Mushroom Protein FVE Activates Innate and Adaptive Immunity and Induces Anti-tumor Activity against Murine Hepatocellular Carcinoma," *International Immunopharmacology* 10, no. 2 (2010): 239–246; V. Vetcicka and J. Vetvickova, "Immune-Enhancing Effects of Maitake (*Grifola frondosa*) and Shiitake (*Lentinula edodes*) Extracts," *Annals of Translational Medicine* 2, no. 2 (2014): 14; D. Zhao et al., "Structural Characterization, Immune Regulation, and Antioxidant Activity of a New Heteropolysaccharide from *Cantharellus cibarius* Fr.," *International Journal of Molecular Medicine* 41, no. 5 (2018): 2744–2754.
10. M. P. Nantz et al., "Supplementation with Aged Garlic Extract Improves Both NK and $\gamma\delta$-T Cell Function and Reduces the Severity of Cold and Flu Symptoms: A Randomized, Double-Blind, Placebo-Controlled Nutrition Intervention," *Clinical Nutrition* 31, no. 3 (2012): 337–344.
11. H. Ishikawa et al., "Aged Garlic Extract Prevents a Decline of NK Cell Number and Activity in Patients with Advanced Cancer," *Journal of Nutrition* 136, no. 3, suppl. (2006): 816S–820S.
12. Y. L. Shih et al., "Sulforaphane Promotes Immune Responses in a WEHI-3-Induced Leukemia Mouse Model through Enhanced Phagocytosis of Macrophages and Natural Killer Cell Activities In Vivo," *Molecular Medicine Reports* 13, no. 5 (2016): 4023–4029; J. W. Fahey, Y. Zhang, and P. Talalay, "Broccoli Sprouts: An Exceptionally Rich Source of Inducers of Enzymes That Protect against Chemical Carcinogens," *Proceedings of the National Academy of Sciences USA* 94, no. 19 (1997): 10367–10372.
13. L. Muller et al., "Effect of Broccoli Sprouts and Live Attenuated Influenza Virus on Peripheral Blood Natural Killer Cells: A Randomized, Double-Blind Study," *PLOS One* 11, no. 1 (2016): e0147742.
14. M. Rozati et al., "Cardio-Metabolic and Immunological Impacts of Extra Virgin Olive Oil Consumption in Overweight and Obese Older Adults: A Randomized Controlled Trial," *Nutrition and Metabolism* 12 (2015): 28.
15. Provided by Deoleo Company, in Cordoba, Spain.
16. A. Bonura et al., "Hydroxytyrosol Modulates Par j 1-Induced IL-10 Production by PBMCs in Healthy Subjects," *Immunobiology* 221, no. 12 (2016): 1374–1377.
17. C. Romero and M. Brenes, "Analysis of Total Contents of Hydroxytyrosol and Tyrosol in Olive Oils," *Journal of Agricultural and Food Chemistry* 60, no. 36 (2012): 9017–9022.
18. C. Ceci et al., "Ellagic Acid Inhibits Bladder Cancer Invasiveness and In Vivo Tumor Growth," *Nutrients* 8, no. 11 (2016).
19. S. Takahashi et al., "A Randomized Clinical Trial to Evaluate the Preventive Effect of Cranberry Juice (UR65) for Patients with Recurrent Urinary Tract Infection," *Journal of Infection and Chemotherapy* 19, no. 1 (2013): 112–117.
20. M. P. Nantz et al., "Consumption of Cranberry Polyphenols Enhances Human $\gamma\delta$-T Cell Proliferation and Reduces the Number of Symptoms Associated with Colds and Influenza: A Randomized, Placebo-Controlled Intervention Study," *Nutrition Journal* 12 (2013): 161.
21. Cranberry juice provided by Ocean Spray Cranberries.
22. Y. M. Yoo et al., "Pharmacological Advantages of Melatonin in Immunosenescence by Improving Activity of T Lymphocytes," *Journal of Biomedical Research* 30, no. 4 (2016): 314–321.
23. C. A. Rowe et al., "Regular Consumption of Concord Grape Juice Benefits Human Immunity," *Journal of Medicinal Food* 14, no. 1–2 (2011): 69–78.
24. A. R. Nair, N. Mariappan, A. J. Stull, and J. Francis, "Blueberry Supplementation Attenuates Oxidative Stress within Monocytes and Modulates Immune Cell Levels in Adults with Metabolic Syndrome: A Randomized, Double-Blind, Placebo-Controlled Trial," *Food and Function* 8, no. 11

(2017): 4118–4128.
25. Blueberry powder was made from two blueberry varietals, Rubel and Tifblue, and supplied by United States Highbush Blueberry Council.
26. L. S. McAnulty et al., "Effect of Blueberry Ingestion on Natural Killer Cell Counts, Oxidative Stress, and Inflammation prior to and after 2.5 h of Running," *Applied Physiology, Nutrition, and Metabolism* 36, no. 6 (2011): 976–984.
27. R. Yu, J. W. Park, T. Kurata, and K. L. Erickson, "Modulation of Select Immune Responses by Dietary Capsaicin," *International Journal for Vitamin and Nutrition Research* 68, no. 2 (1998): 114–119.
28. J. Beltran, A. K. Ghosh, and S. Basu, "Immunotherapy of Tumors with Neuroimmune Ligand Capsaicin," *Journal of Immunology* 178, no. 5 (2007): 3260–3264.
29. M. S. Gilardini Montani et al., "Capsaicin-Mediated Apoptosis of Human Bladder Cancer Cells Activates Dendritic Cells via CD91," *Nutrition* 31, no. 4 (2015): 578–581.
30. Y. K. Wang et al., "Oyster (*Crassostrea gigas*) Hydrolysates Produced on a Plant Scale Have Antitumor Activity and Immunostimulating Effects in BALB/c Mice," *Marine Drugs* 8, no. 2 (2010): 255–268.
31. J. Y. Cheng, L. T. Ng, C. L. Lin, and T. R. Jan, "Pacific Oyster-Derived Polysaccharides Enhance Antigen-Specific T Helper (Th)1 Immunity In Vitro and In Vivo," *Immunopharmacology and Immunotoxicology* 35, no. 2 (2013): 235–240.
32. K. Sakaguchi et al., "Augmentation of Cytolytic Activity in Murine Natural Killer Cells and Inhibition of Tumor Growth by the Ethanol Fraction of Oyster Extract," *Integrative Cancer Therapies* 17, no. 1 (2018): 31–40.
33. C. H. Cheng, H. Y. Wu, C. F. Wu, and T. R. Jan, "Pacific Oyster-Derived Polysaccharides Attenuate Allergen-Induced Intestinal Inflammation in a Murine Model of Food Allergy," *Journal of Food and Drug Analysis* 24, no. 1 (2016): 121–128.
34. J. Hendricks, C. Hoffman, D. W. Pascual, and M. E. Hardy, "18b-Glycyrrhetinic Acid Delivered Orally Induces Isolated Lymphoid Follicle Maturation at the Intestinal Mucosa and Attenuates Rotavirus Shedding," *PLOS One* 7, no. 11 (2012): e49491.
35. J. E. Tate, A. H. Burton, C. Boschi-Pinto, and U. D. Parashar, "World Health Organization–Coordinated Global Rotavirus Surveillance Network: Global, Regional, and National Estimates of Rotavirus Mortality in Children <5 Years of Age, 2000–2013," *Clinical Infectious Diseases* 62, suppl. 2 (2016): S96–S105.
36. H. R. Omar et al., "Licorice Abuse: Time to Send a Warning Message," *Therapeutic Advances in Endocrinology and Metabolism* 3, no. 4 (2012): 125–138.
37. X. Feng, L. Ding, and F. Qiu, "Potential Drug Interactions Associated with Glycyrrhizin and Glycyrrhetinic Acid," *Drug Metabolism Reviews* 47, no. 2 (2015): 229–238. https://www.ncbi.nlm.nih.gov/mesh/68019695.
38. P. A. Ayeka, Y. Bian, P. M. Githaiga, and Y. Zhao, "The Immunomodulatory Activity of Licorice Polysaccharides (*Glycyrrhiza uralensis Fisch.*) in CT 26 Tumor-Bearing Mice," *BMC Complementary and Alternative Medicine* 17 (2017): 536.
39. V. Andersen et al., "Diet and Risk of Inflammatory Bowel Disease," *Digestive and Liver Disease* 44, no. 3 (2012): 185–194.
40. P. Jantchou et al., "Animal Protein Intake and Risk of Inflammatory Bowel Disease: The E3N Prospective Study," *American Journal of Gastroenterology* 105, no. 10 (2010): 2195–2201.
41. A. Racine et al., "Dietary Patterns and Risk of Inflammatory Bowel Disease in Europe: Results from the EPIC Study," *Inflammatory Bowel Diseases* 22, no. 2 (2016): 345–354.
42. Y. Minami et al., "Diet and Systemic Lupus Erythematosus: A 4 Year Prospective Study of Japanese Patients," *Journal of Rheumatology* 30, no. 4 (2003): 747–754.

43. G. N. Y. van Gorkom et al., "Influence of Vitamin C on Lymphocytes: An Overview," *Antioxidants* 7, no. 3 (2018).
44. K. Oyarce, M. Campos-Mora, T. Gajardo-Carrasco, and K. Pino-Lagos, "Vitamin C Fosters the *In Vivo* Differentiation of Peripheral CD4+ Foxp3 T Cells into CD4+ Foxp3+ Regulatory T Cells but Impairs Their Ability to Prolong Skin Allograft Survival," *Frontiers in Immunology* 9 (2018): 112; E. Nikolouli et al., "Alloantigen-Induced Regulatory T Cells Generated in Presence of Vitamin C Display Enhanced Stability of Foxp3 Expression and Promote Skin Allograft Acceptance," *Frontiers in Immunology* 8 (2017): 748.
45. D. Wu, J. Wang, M. Pae, and S. N. Meydani, "Green Tea EGCG, T Cells, and T Cell-Mediated Autoimmune Diseases," *Molecular Aspects of Medicine* 33, no. 1 (2012): 107–118.
46. D. Wu, J. Wang, M. Pae, and S. N. Meydani, "Green Tea EGCG, T Cells, and T Cell-Mediated Autoimmune Diseases," *Molecular Aspects of Medicine* 33, no. 1 (2012): 107–118.
47. D. Wu, "Green Tea EGCG, T-Cell Function, and T-Cell-Mediated Autoimmune Encephalomyelitis," *Journal of Investigative Medicine* 64, no. 8 (2016): 1213–1219.
48. K. Sayama et al., "Inhibitory Effects of Autoimmune Disease by Green Tea in MRL-Faslprcg/Faslprcg Mice," *In Vivo* 17, no. 6 (2003): 545–552.
49. Provided by Kisaku-en, Shizuoka, Japan.
50. P. Y. Tsai et al., "Epigallocatechiomega-3-Gallate Prevents Lupus Nephritis Development in Mice via Enhancing the Nrf2 Antioxidant Pathway and Inhibiting NLRP3 Inflammasome Activation," *Free Radical Biology and Medicine* 51, no. 3 (2011): 744–754.
51. H. R. Kim et al., "Green Tea Protects Rats against Autoimmune Arthritis by Modulating Disease-Related Immune Events," *Journal of Nutrition* 138, no. 11 (2008): 2111–2116; P. Hsu et al., "IL-10 Potentiates Differentiation of Human Induced Regulatory T Cells via STAT3 and Foxo1," Journal of Immunology 195, no. 8 (2015): 3665–3674.
52. Z. Shamekhi et al., "A Randomized, Double-Blind, Placebo-Controlled Clinical Trial Examining the Effects of Green Tea Extract on Systemic Lupus Erythematosus Disease Activity and Quality of Life," *Phytotherapy Research* 31, no. 7 (2017): 1063–1071.
53. R. N. Carmody et al., "Genetic Evidence of Human Adaptation to a Cooked Diet," *Genome Biology and Evolution* 8, no. 4 (2016): 1091–1103.
54. R. Peltonen et al., "Faecal Microbial Flora and Disease Activity in Rheumatoid Arthritis during a Vegan Diet," *British Journal of Rheumatology* 36, no. 1 (1997): 64–68.
55. M. Saresella et al., "Immunological and Clinical Effect of Diet Modulation of the Gut Microbiome in Multiple Sclerosis Patients: A Pilot Study," *Frontiers in Immunology* 8 (2017): 1391.
56. K. M. Danikowski, S. Jayaraman, and B. S. Prabhakar, "Regulatory T Cells in Multiple Sclerosis and Myasthenia Gravis," *Journal of Neuroinflammation* 14, no. 1 (2017): 117.
57. G. G. Konijeti et al., "Efficacy of the Autoimmune Protocol Diet for Inflammatory Bowel Disease," *Inflammatory Bowel Diseases* 23, no. 11 (2017): 2054–2060.
58. E. Scaioli et al., "Eicosapentaenoic Acid Reduces Fecal Levels of Calprotectin and Prevents Relapse in Patients with Ulcerative Colitis," *Clinical Gastroenterology and Hepatology* 16, no. 8 (2018): 1268–1275.

第十一章：5×5×5 架構：逆轉疾病的科學食療聖經

1. 清盤運動（The clean plate campaign）是美國總統伍德羅·威爾遜（Woodrow Wilson）於一九一七年發起的活動，當時正值第一次世界大戰，食物短缺的年代。這個運動在一九四七年被美國總統哈里·S·杜魯門（Harry S. Truman）指定為「俱樂部」，鼓勵美國人不浪費食物，以幫助歐洲人擺脫第二次世界大戰後出現的糧食短缺。它從來就不是鼓勵高熱量的攝取。

2. L. M. Redman et al., "Metabolic Slowing and Reduced Oxidative Damage with Sustained Caloric Restriction Support the Rate of Living and Oxidative Damage Theories of Aging," *Cell Metabolism* 27, no. 4 (2018): 805–815. e4.

第十二章：重新思考廚房

1. M. I. Greenburg and D. Vearrier, "Metal Fume Fever and Polymer Fume Fever," *Clinical Toxicology* 53, no. 4: 195–203.
2. E. Verzelloni, D. Tagliazucchi, and A. Conte, "From Balsamic to Healthy: Traditional Balsamic Vinegar Melanoidins Inhibit Lipid Peroxidation during Simulated Gastric Digestion of Meat," *Food and Chemical Toxicology* 48, no. 8–9 (2010): 2097–2102; R. Del Pino-Garcia, M. L. Gonzalez-SanJose, M. D. Rivero-Perez, and P. Muniz, "Influence of the Degree of Roasting on the Antioxidant Capacity and Genoprotective Effect of Instant Coffee: Contribution of the Melanoidin Fraction," *Journal of Agricultural and Food Chemistry* 60, no. 42 (2012): 10530–10539.
3. N. H. Budak et al., "Effects of Apple Cider Vinegars Produced with Different Techniques on Blood Lipids in High-Cholesterol-Fed Rats," *Journal of Agricultural and Food Chemistry* 59, no. 12 (2011): 6638–6644.
4. D. Suresh and K. Srinivasan, "Tissue Distribution and Elimination of Capsaicin, Piperine, and Curcumin following Oral Intake in Rats," *Indian Journal of Medical Research* 131 (2010): 682–691.
5. "Food Storage: Dry Beans," Utah State University Extension, https://extension.usu.edu/ foodstorage/howdoi/dry_beans.
6. "How Much Arsenic Is in Your Rice?" Consumer Reports, Nov. 18, 2014, https://www. consumerreports.org/cro/magazine/2015/01/how-much-arsenic-is-in-your-rice/index.htm.
7. M. J. Oh et al., "Immunomodulatory Effects of Polysaccharide Fraction Isolated from Fagopyrumesculentum on Innate Immune System," *Biochemical and Biophysical Research Communications* 496, no. 4 (2018): 1210–1216.
8. Erol Uman et al., "The Effect of Bean Origin and Temperature on Grinding Roasted Coffee," *Scientific Reports* 6 (2016): 24483.
9. A. J. Tonks et al., "A 5.8-kDa Component of Manuka Honey Stimulates Immune Cells via TLR4," *Journal of Leukocyte Biology* 82, no. 5 (2007): 1147–1155.
10. L. Li and N. P. Seeram, "Maple Syrup Phytochemicals Include Lignans, Coumarins, a Stilbene, and Other Previously Unreported Antioxidant Phenolic Compounds," *Journal of Agricultural and Food Chemistry* 58, no. 22 (2010): 11673–11679.
11. Y. Liu et al., "Isolation, Identification, and Biological Evaluation of Phenolic Compounds from a Traditional North American Confectionery, Maple Sugar," *Journal of Agricultural and Food Chemistry* 65, no. 21 (2017): 4289–4295.
12. Sherri A. Mason, Victoria Welch, and Joseph Neratko, "Synthetic Polymer Contamination in Bottled Water," report, Department of Geology and Environmental Sciences, Fredonia State University of New York, https://orbmedia.org/sites/default/files/FinalBottledWaterReport.pdf.
13. 肌酸（Creatine）與肌酸酐（creatinine）是肉類中致癌物質雜環胺化合物的前驅物質。
14. E. Persson et al., "Influence of Antioxidants in Virgin Olive Oil on the Formation of Heterocyclic Amines in Fried Beefburgers," *Food and Chemical Toxicology* 41, no. 11 (2003): 1587–1597; M. Gibis, "Effect of Oil Marinades with Garlic, Onion, and Lemon Juice on the Formation of Heterocyclic Aromatic Amines in Fried Beef Patties," *Journal of Agricultural and Food Chemistry* 55, no. 25 (2007): 10240–10247; P. V. Nerurkar, L. Le Marchand, and R. V. Cooney, "Effects of Marinating with Asian Marinades or Western Barbecue Sauce on PhIP and MeIQx Formation in Barbecued Beef," *Nutrition and Cancer* 34, no. 2 (1994): 147–152.
15. R. D. Semba, E. J. Nicklett, and L. Ferrucci, "Does Accumulation of Advanced Glycation End Products Contribute to the Aging Phenotype?" *Journal of Gerontology Series A: Biological Sciences and Medical Sciences* 65, no. 9 (2010): 963–975.

第十三章：與眾不同的食物

1. 這些花是健康的發電所，其含有的生物活性多酚相較於高麗菜、荷蘭芹或芹菜高達十六倍。這些花具有波菜甾醇，一種可以幫助保護細胞 DNA 免受細胞毒素（genotoxins）傷害的生物活性物質。波菜甾醇阻止血管新生，而且已經被證實能夠殺死乳癌和卵巢癌細胞。這些花也是免疫促進維生素 C 與類胡蘿蔔素（賦予花朵亮橘色）的來源。E. N. Aquino-Bolanos et al., "Physicochemical Parameters and Antioxidant Compounds in Edible Squash (*Cucurbita pepo*) Flowers Stored under Controlled Atmospheres," *Journal of Food Quality* 36 (2013): 302–308; I. M. Villasenor, P. Lemon, A. Palileo, and J. B. Bremner, "Antigenotoxic Spinasterol from *Cucurbita maxima* Flowers," *Mutation Research* 360, no. 2 (1996): 89–93; N. K. Sedky et al., "The Molecular Basis of Cytotoxicity of α-Spinasterol from *Ganoderma resinaceum*: Induction of Apoptosis and Overexpression of p53 in Breast and Ovarian Cancer Cell Lines," *Journal of Cellular Biochemistry* 119, no. 5 (2017); G. N. Y. van Gorkom et al., "Influence of Vitamin C on Lymphocytes: An Overview," *Antioxidants* 7, no. 3 (2018).
2. 柿子橙色肉的萃取物可以預防結腸癌和前列腺癌細胞的成長。S. B. Park et al., "Anticancer Activity of Calyx of *Diospyros kaki* Thunb. through Downregulation of Cyclin D1 via Inducing Proteasomal Degradation and Transcriptional Inhibition in Human Colorectal Cancer Cells," *BMC Complementary and Alternative Medicine* 17, no. 1 (2017): 445; Y. Ding et al, "Flavonoids from Persimmon (*Diospyros kaki* L.) Leaves Inhibit Proliferation and Induce Apoptosis in PC-3 Cells by Activation of Oxidative Stress and Mitochondrial Apoptosis," *Chemico-Biological Interactions* 275 (2017): 210–217.
3. 芥末含有許多生物活性物質，包括異硫氰酸鹽類（isothiocyanates），可以殺死乳癌和肝癌細胞。S. Yano, S. Wu, K. Sakao, and D. X. Hou, "Wasabi 6-(methylsulfinyl) hexyl Isothiocyanate Induces Apoptosis in Human Colorectal Cancer Cells through p53-Independent Mitochondrial Dysfunction Pathway," *Biofactors* (May 14, 2018), doi: 10.1002/biof.1431; Y. Fuke et al., "Wasabi-Derived 6-(methylsulfinyl) Hexyl Isothiocyanate Induces Apoptosis in Human Breast Cancer by Possible Involvement of the NF-κB Pathways," *Nutrition and Cancer* 66, no. 5 (2014): 879–887; P. Z. Trio et al., "DNA Microarray Profiling Highlights Nrf2-Mediated Chemoprevention Targeted by Wasabi-Derived Isothiocyanates in HepG2 Cells," *Nutrition and Cancer* 69, no. 1 (2017): 105–116.
4. 苦瓜有效的生物活性物質，像是三萜類、生物鹼和肽也使這種植物成為一種天然的殺蟲劑。其果肉的萃取物似乎能夠殺死結腸與乳癌細胞。透過降低血脂，可能可以預防心血管疾病，甚至控制脂肪細胞的生長。苦瓜汁可以藉由減緩免疫 T 細胞而減少發炎。V. P. Dia and H. B. Krishnan, "BG-4, a Novel Anticancer Peptide from Bitter Gourd (*Momordica charantia*), Promotes Apoptosis in Human Colon Cancer Cells," *Scientific Reports* 6 (2016): 33532; J. R. Weng et al., "Cucurbitane Triterpenoid from *Momordica charantia* Induces Apoptosis and Autophagy in Breast Cancer Cells, in Part, through Peroxisome Proliferator-Activated Receptor γ Activation," *Evidence-Based Complementary and Alternative Medicine* (2013): 935675; M. B. Krawinkel et al., "Bitter Gourd Reduces Elevated Fasting Plasma Glucose Levels in an Intervention Study among Prediabetics in Tanzania," *Journal of Ethnopharmacology* 216 (2018): 1–7; M. Cortez-Navarrette et al., "*Momordica charantia* Administration Improves Insulin Secretion in Type 2 Diabetes Mellitus," *Journal of Medicinal Food* 21, no. 7 (2018); Q. Chen and E. T. Li, "Reduced Adiposity in Bitter Melon (*Momordica charantia*) Fed Rats Is Associated with Lower Tissue Triglyceride and Higher Plasma Catecholamines," *British Journal of Nutrition* 93, no. 5 (2005): 747–754; Mahwish et al., "Hypoglycemic and Hypolipidemic Effects of Different Parts and Formulations of Bitter Gourd (*Momordica charantia*)," *Lipids in Health and Disease* 16, no. 1 (2017): 211; D. G. Popovich, L. Li, and W. Zhang, "Bitter Melon (*Momordica charantia*) Triterpenoid Extract Reduces Preadipocyte Viability, Lipid Accumulation, and Adiponectin Expression in 3T3-L1 Cells," *Food and Chemical Toxicology* 48, no. 6 (2010): 1619–1626; R. Fachinan, A. Yessoufou, M. P. Nekoua, and K. Moutairou, "Effectiveness of Antihyperglycemic Effect of Momordica charantia: Implication of T-Cell Cytokines," *Evidence-Based Complementary and Alternative Medicine* (2017): 3707046.
5. 蕨類嫩芽含有高濃度的免疫增進維生素 A 和 C、抗血管新生生物活性物質，如 omega-3 脂肪酸、β-胡蘿蔔素、沒食子酸、葉黃素與玉米黃素。在法國、印度、印尼、日本、尼泊爾和美國原住民文化中，至少七種蕨類嫩芽被收成作為食物食用。除非你經驗老道，否則不要自己尋覓，因為許多品種的毒性很高。研究已經證實玉米黃素可以保護黃斑部退化，也可以增加幹細胞再生肝臟的能力。沒食子酸則有助於腸道中健康乳桿菌的生長。J. M. DeLong et al., "The Unique Fatty Acid and Antioxidant Composition of Ostrich Fern (*Matteuccia struthiopteris*) Fiddleheads," *Canadian Journal of Plant Science* 91 (2011): 919–930; Y. Liu et al., "Precise Regulation of miR-210 Is Critical for the Cellular Homeostasis Maintenance and Transplantation Efficacy Enhancement of Mesenchymal Stem Cells in Acute Liver Failure Therapy," *Cell Transplantation* 26, no. 5 (2017): 805–820; R. Pacheco-Ordaz et al., "Effect of Phenolic Compounds on the Growth of Selected Probiotic and Pathogenic Bacteria," *Letters in Applied Microbiology* 66, no. 1 (2018): 25–31.

6. 大麻素（Anamdamide）也活化腸內的免疫系統，幫助平衡免疫的恆定，同時也殺死子宮內膜癌細胞。G. Pacioni et al., "Truffles Contain Endocannabinoid Metabolic Enzymes and Anandamide," *Phytochemistry* 110 (2015): 104–110; N. Acharya et al., "Endocannabinoid System Acts as a Regulator of Immune Homeostasis in the Gut," *Proceedings of the National Academy of Sciences USA* 114, no. 19 (2017): 5005–5010; B. M. Fonseca, G. Correia-da-Silva, and N. A. Teixeira, "Cannabinoid-Induced Cell Death in Endometrial Cancer Cells: Involvement of TRPV1 Receptors in Apoptosis," *Journal of Physiology and Biochemistry* 74, no. 2 (2018).
7. X. Jiang et al., "The Anti-Fatigue Activities of Tuber melanosporum in a Mouse Model," *Experimental and Therapeutic Medicine* 15, no. 3 (2018): 3066–3073.
8. A. Rosa et al., "Potential Anti-tumor Effects of *Mugil cephalus* Processed Roe Extracts on Colon Cancer Cells," *Food and Chemical Toxicology* 60 (2013): 471–478; A. Rosa et al., "Effect of Aqueous and Lipophilic Mullet (*Mugil cephalus*) Bottarga Extracts on the Growth and Lipid Profile of Intestinal Caco-2 Cells," *Journal of Agricultural and Food Chemistry* 59, no. 5 (2011): 1658–1666.
9. David Tanis, "For Extraordinary Flavor, Add a Few Drops of Squid Ink," *New York Times*, Apr. 1, 2016, https://www.nytimes.com/2016/04/06/dining/squid-ink-risotto.html.
10. Y. P. Gu et al., "Squid Ink Polysaccharide Prevents Autophagy and Oxidative Stress Affected by Cyclophosphamide in Leydig Cells of Mice: A Pilot Study," *Iranian Journal of Basic Medical Sciences* 20, no. 11 (2017): 1194–1199.
11. T. Zuo et al., "Dietary Squid Ink Polysaccharide Could Enhance SIgA Secretion in Chemotherapeutic Mice," *Food and Function* 5, no. 12 (2014): 3189–3196; X. Wang et al., "Sepia Ink Oligopeptide Induces Apoptosis of Lung Cancer Cells via Mitochondrial Pathway," *Cell Physiology and Biochemistry* 45, no. 5 (2018): 2095–2106; Q. Tang et al., "Dietary Squid Ink Polysaccharides Ameliorated the Intestinal Microflora Dysfunction in Mice Undergoing Chemotherapy," *Food and Function* 5, no. 10 (2014): 2529–2535; A. Zong et al., "Anti-metastatic and Anti-angiogenic Activities of Sulfated Polysaccharide of *Sepiella maindroni Ink*," *Carbohydrate Polymers* 91, no. 1 (2013): 403–409.
12. Z. L. Kong et al., "Immune Bioactivity in Shellfish toward Serum-Free Cultured Human Cell Lines," *Bioscience, Biotechnology, and Biochemistry* 61, no. 1 (1997): 24–28.
13. B. M. Popkin et al., "A New Proposed Guidance System for Beverage Consumption in the United States," *American Journal of Clinical Nutrition* 83, no. 3 (2006): 529–542.
14. D. X. Xiang, S. S. Wei, and W. Q. Li, "Anticancer Activity and Mechanism of Xanthohumol: A Prenylated Flavonoid From Hops (*Humulus lupulus* L.)," *Frontiers in Pharmacology* 9 (2018): 530; R. Costa et al., "Modulation of VEGF Signaling in a Mouse Model of Diabetes by Xanthohumol and 8-Prenylnaringenin: Unveiling the Angiogenic Paradox and Metabolism Interplay," *Molecular Nutrition and Food Research* 61, no. 4 (2017); C. Gallo, K. Dallaglio et al., "Hop Derived Flavonoid Xanthohumol Inhibits Endothelial Cell Functions via AMPK Activation," *Oncotarget* 7, no. 37 (2016): 59917–59931; J. S. Samuels, R. Shashidharamurthy, and S. Rayalam, "Novel Anti-Obesity Effects of Beer Hops Compound Xanthohumol: Role of AMPK Signaling Pathway," *Nutrition and Metabolism* 15 (2018): 42.
15. 這項研究檢驗了 107,998 人。 S. Karami, S. E. Daugherty, and M. P. Purdue, "A Prospective Study of Alcohol Consumption and Renal Cell

Carcinoma Risk," *International Journal of Cancer* 137, no. 1 (2015): 238–242.

16. 啤酒的益處不在於酒精，而是賦予它如此獨特風味的化合物。舉例來說：啤酒花中的一種化合物具抗血管新生的功用。在一個西班牙的研究中，飲用啤酒的男性，其循環幹細胞顯示出增加——即使他們飲用的是無酒精啤酒。G. Chiva-Blanch et al., "The Non-alcoholic Fraction of Beer Increases Stromal Cell Derived Factor 1 and the Number of Circulating Endothelial Progenitor Cells in High Cardiovascular Risk Subjects: A Randomized Clinical Trial," *Atherosclerosis* 233, no. 2 (2014): 518–524.
17. E. Patterson, S. C. Larsson, A. Wolk, and A. Akesson, "Association between Dairy Food Consumption and Risk of Myocardial Infarction in Women Differs by Type of Dairy Food," 143, no. 1 (2013): 74–79.
18. K. Nimptsch, S. Rohrmann, R. Kaaks, and J. Linseisen, "Dietary Vitamin K Intake in Relation to Cancer Incidence and Mortality: Results from the Heidelberg Cohort of the European Prospective Investigation into Cancer and Nutrition (EPIC-Heidelberg)," *American Journal of Clinical Nutrition* 91, no. 5 (2010): 1348–1358; K. Nimptsch, S. Rohrmann, and J. Linseisen, "Dietary Intake of Vitamin K and Risk of Prostate Cancer in the Heidelberg Cohort of the European Prospective Investigation into Cancer and Nutrition (EPIC-Heidelberg)," *American Journal of Clinical Nutrition* 87, no. 4 (2008): 985–992.
19. L. Djousse et al., "Chocolate Consumption Is Inversely Associated with Prevalent Coronary Heart Disease: The National Heart, Lung, and Blood Institute Family Heart Study," *Clinical Nutrition* 30, no. 2 (2011): 182–187; C. Matsumoto et al., "Chocolate Consumption and Risk of Diabetes Mellitus in the Physicians' Health Study," *American Journal of Clinical Nutrition* 101, no. 2 (2015): 362–367; K. M. Strat et al., "Mechanisms by Which Cocoa Flavanols Improve Metabolic Syndrome and Related Disorders," *Journal of Nutritional Biochemistry* 35 (2016): 1–21; A. Spadafranca, C. Martinez Conesa, S. Sirini, and G. Testolin, "Effect of Dark Chocolate on Plasma Epicatechin Levels, DNA Resistance to Oxidative Stress and Total Antioxidant Activity in Healthy Subjects," *British Journal of Nutrition* 103, no. 7 (2010): 1008–1014.
20. L. Dugo et al., "Effect of Cocoa Polyphenolic Extract on Macrophage Polarization from Proinflammatory M1 to Anti-Inflammatory M2 State," *Oxidative Medicine and Cellular Longevity* 2017 (2017): 6293740.
21. 多項大型人口研究已經顯示吃辣與健康之間有關聯。中國嘉道理生物樣本庫（China Kadoorie Biobank）的研究顯示每天至少吃辣一次，與減少一四%的任何死亡風險有關，包括癌症、心臟疾病、中風、糖尿病、呼吸道疾病與感染。這種關聯也在包含16,179人的大型北美研究——全國健康及營養調查報告III的資料中觀察到。M. Chopan and B. Littenberg, "The Association of Hot Red Chili Pepper Consumption and Mortality: A Large Population-Based Cohort Study," *PLOS One* 12, no. 1 (2017): e0169876.
22. C. Kang et al., "Gut Microbiota Mediates the Protective Effects of Dietary Capsaicin against Chronic Low-Grade Inflammation and Associated Obesity Induced by High-Fat Diet," *MBio* 8, no. 3 (2017).
23. S. Kubow et al., "Effects of Simulated Human Gastrointestinal Digestion of Two Purple-Fleshed Potato Cultivars on Anthocyanin Composition and Cytotoxicity in Colonic Cancer and Non-Tumorigenic Cells," *Nutrients* 9, no. 9 (2017); V. Charepalli et al., "Anthocyanin-Containing Purple-Fleshed Potatoes Suppress Colon Tumorigenesis via Elimination of Colon Cancer Stem Cells," *Journal of Nutritional Biochemistry* 26, no. 12 (2015): 1641–1649; G. P. Madiwale et al., "Combined Effects of Storage and Processing on the Bioactive Compounds and Pro-Apoptotic Properties of Color-Fleshed Potatoes in Human Colon Cancer Cells," *Journal of Agricultural and Food Chemistry* 60, no. 44 (2012): 11088–11096.
24. 這是由歐洲癌症營養前瞻性調查研究所得到，它檢驗了478,040人的堅果攝取量。M. Jenab et al., "Association of Nut and Seed Intake with Colorectal Cancer Risk in the European Prospective Investigation into Cancer and Nutrition," *Cancer Epidemiology, Biomarkers, and Prevention* 13, no. 10 (2004): 1595–1603.
25. Temidayo Fadelu et al., "Nut Consumption and Survival in Stage III Colon Cancer Patients: Results from CALGB 89803 (Alliance)," ACCO Meeting Library, June 3, 2017, https://meetinglibrary.asco.org/record/147476/abstract.

26. 菊苣也具有抑制癌症的特性。P. H. Tsai et al., “Dietary Flavonoids Luteolin and Quercetin Suppressed Cancer Stem Cell Properties and Metastatic Potential of Isolated Prostate Cancer Cells,” *Anticancer Research* 36, no. 12 (2016): 6367–6380.
27. P. Flores, E. Sanchez, J. Fenoll, and P. Hellin, “Genotypic Variability of Carotenoids in Traditional Tomato Cultivars,” *Food Research International* 100, pt. 3 (2017): 510–516.
28. 木瓜是源自於亞洲的甜味熱帶水果。它亮橘色的果肉是胡蘿蔔素，番茄紅素與 β - 隱黃質所形成，具有抗血管新生、抗氧化和免疫促進等活性。R. M. Schweiggert et al., “Carotenoids Are More Bioavailable from Papaya than from Tomato and Carrot in Humans: A Randomised Cross-Over Study,” *British Journal of Nutrition* 111, no. 3 (2014): 490–498; S. Pandey, P. J. Cabot, P. N. Shaw, and A. K. Hewavitharana, “Anti-Inflammatory and Immunomodulatory Properties of *Carica papaya*,” Journal of Immunotoxicology 13, no. 4 (2016): 590–602.

第十五章：食物劑量

1. “Lifetime Risk of Developing or Dying from Cancer,” American Cancer Society, https://www.cancer.org/cancer/cancer-basics/lifetime-probability-of-developing-or-dying-from-cancer.html.
2. “Cancer Stat Facts: Cancer of Any Site,” National Cancer Institute, https://seer.cancer.gov /statfacts/html/all.html.
3. “Lifetime Risk of Cancer,” Cancer Research UK, http://www.cancerresearchuk.org/health- professional/cancer-statistics/risk/lifetime-risk.
4. J. X. Moore, N. Chaudhary, and T. Akinyemiju, “Metabolic Syndrome Prevalence by Race/Ethnicity and Sex in the United States, National Health and Nutrition Examination Survey, 1988–2012,” *Preventing Chronic Disease* 14 (2017): 160287.
5. A. Azzara et al., “Increased Level of DNA Damage in Some Organs of Obese Zucker Rats by γ -H2AX Analysis,” *Environmental and Molecular Mutagenesis* 58, no. 7 (2017): 477–484.
6. D. S. Kim et al., “Attenuation of Rheumatoid Inflammation by Sodium Butyrate through Reciprocal Targeting of HDAC2 in Osteoclasts and HDAC8 in T Cells,” *Frontiers in Immunology* 9 (2018): 1525.
7. 兩位病人在二〇一六年梵蒂岡舉辦的 Cellular Horizons 會議上講述他們如何透過幹細胞移植去克服自體免疫疾病的故事。他們的演說可以去以下網址觀看：https://www.youtube.com /watch?v=Iafkr-qRnm0.
8. “Neurodegenerative Diseases,” National Institute of Environmental Health Sciences, https://www.niehs.nih.gov/research/supported/health/neurodegenerative/index.cfm.
9. “Age-Related Eye Disease Study—Results,” National Eye Institute, https://nei.nih.gov/amd.
10. M. S. Zinkernagel et al., “Association of the Intestinal Microbiome with the Development of Neovascular Age-Related Macular Degeneration,” *Scientific Reports* 7 (2017): 40826.
11. “US Approves First Cancer Drug to Use Patient’s Own Cells—with $475,000 Price Tag,” *Guardian* (US ed.), August 30, 2017, https://www.theguardian.com/us-news/2017/aug/30/cancer -drug-kymriah-leukemia-novartis.
12. Rachael Rettner, “Meet Your Interstitium, a Newfound ‘Organ,’ ” Live Science, Mar. 27, 2018, https://www.livescience.com/62128-interstitium-organ.html; Fiona MacDonald, “It’s Official: A Brand-New Human Organ Has Been Classified,” Science Alert, Jan. 3, 2017, https://www.sciencealert.com/it-s-official-a-brand-new-human-organ-has-been-classified.

附錄 B：評估你的風險

1. G. A. Bello, G. G. Dumancas, and C. Gennings, “Development and Validation of a Clinical Risk-Assessment Tool Predictive of All-Cause

Mortality," *Bioinformatics and Biology Insights* 9, suppl. 3 (2015): 1–10.
2. S. S. Khan et al., "Association of Body Mass Index with Lifetime Risk of Cardiovascular Disease and Compression of Morbidity," *JAMA Cardiology* 3, no. 4 (2018): 280–287.
3. "Children's BMI Formula," Centers for Disease Control and Prevention, https:// www.cdc.gov/healthyweight/assessing/bmi/childrens_bmi/childrens_bmi_formula.html; "Calculating BMI Using the English System," Centers for Disease Control and Prevention, https://www.cdc.gov/nccdphp/dnpao/growthcharts/training/bmiage/page5_2.html.
4. "United States Cancer Statistics: Data Visualizations," Centers for Disease Control and Prevention, https://gis.cdc.gov/grasp/USCS/DataViz.html.
5. "Diagnosed Diabetes, Age-Adjusted Percentage, Adults with Diabetes—Total," Centers for Disease Control and Prevention, https://gis.cdc.gov/grasp/diabetes/DiabetesAtlas.html.
6. "Countries with the Highest Rates of Diabetes," World Atlas, https://www.worldatlas.com/articles/ countries-with-the-highest-rates-of-diabetes.html.
7. "FDA Allows Marketing of First Direct-to-Consumer Tests That Provide Genetic Risk Information for Certain Conditions," U.S. Food and Drug Administration, Apr. 6, 2017, https://www.fda.gov/newsevents/newsroom/pressannouncements/ucm551185.htm.
8. Arthur L. Frank, "Taking an Exposure History," in *Environmental Medicine: Integrating a Missing Element into Medical Education,* ed. A. M. Pope and D. P. Rail (Washington, DC: National Academies Press, 1995), https://www.ncbi.nlm.nih.gov/books/NBK231990.
9. "Secondhand Smoke Is a Health Threat to Pets," Science Daily, Sept. 3, 2007, https://www.sciencedaily.com/releases/2007/08/070831123420.htm.
10. S. Manohar et al., "Associations of Rotational Shift Work and Night Shift Status with Hypertension: A Systematic Review and Meta-analysis," *Journal of Hypertension* 35, no. 10 (2017): 1929–1937; X. Yuan et al., "Night Shift Work Increases the Risks of Multiple Primary Cancers in Women: A Systematic Review and Meta-analysis of 61 Articles," Cancer Epidemiology, Biomarkers, and Prevention 27, no. 1 (2018): 25–40; J. Shilts, G. Chen, and J. J. Hughey, "Evidence for Widespread Dysregulation of Circadian Clock Progression in Human Cancer," *PeerJ* 6 (2018):e4327.
11. H. Xie et al., "Chronic Stress Promotes Oral Cancer Growth and Angiogenesis with Increased Circulating Catecholamine and Glucocorticoid Levels in a Mouse Model," *Oral Oncology* 51, no. 11 (2015): 991–997; K. Aschbacher et al., "Circulating Angiogenic Cell Function Is Inhibited by Cortisol In Vitro and Associated with Psychological Stress and Cortisol In Vivo," *Psychoneuroendocrinology* 67 (2016): 216–223.
12. Walter Willet, *Eat, Drink, and Be Healthy: The Harvard Medical School Guide to Healthy Eating* (New York: Simon & Schuster, 2001).

關於作者

李維麟是一位全球知名的醫生、科學家和作家。他以領導血管新生基金會而聞名，一九九四年，李醫生開啟了一次聖戰，將「血管新生」從研究實驗室帶到臨床應用。他的成果最終造就了三十二種改變遊戲規則、受FDA認可的治療與設備，而且影響了全世界超過五千萬的人們。今天，李醫生最初的願景——希望把血管新生變成醫學主流的一部分已經實現。除了它對病患的益處外，血管新生目前甚至在高中課程被教授。

李醫生對抗疾病的開創性方法圍繞著尋找疾病的「共通點」。利用這個方式，他為打擊癌症、失明和糖尿病患的慢性傷口帶來了新的解決辦法。他甚至與全世界的獸醫合作，替拯救寵物和頻臨絕種的動物們帶來新的治療辦法。

作為一名健康的未來主義者，李醫生積極地與五大洲的頂尖大學、領先公司、倡議團體、政府和機構合作。他與國立衛生研究院、世界衛生組織和食品藥物管理局建立了合作關係。他的成就已經獲得米爾肯研究院（Milken Institute）和比爾及梅琳達・蓋茨基金會（Bill and Melinda Gates

Foundation）的認同。梵蒂岡曾兩度邀請李醫生去報告他對於健康的未來觀點，而且他非常受歡迎的TED演說——「我們可以用吃去餓死癌症嗎？」獲得一一〇〇萬以上人次的觀看。U2樂團的主唱——波諾（Bono）在《紐約時報》的文章中稱李醫生為未來十年值得關注的前十人之一，因為他「具有改變世界的潛力。」

李醫生對健康的未來充滿熱情。他堅信利用科學打破過去的障礙，可以實現一個更好的未來。他是一個同盟建立者，並且與志同道合的領導人、創新者和文化改變者一同合作，努力讓世界變得更好。

李醫生發表了上百篇科學論文在頂尖期刊上，例如《科學》（*Science*）、《新英格蘭醫學雜誌》、《刺胳針》與更多。他曾在哈佛大學、塔夫斯大學和達特茅斯學院（Dartmouth）任教。擔任奧茲醫生秀（The Dr. Oz Show）、CNN和MSNBC的客座專家，他也曾出現在《今日美國報》（*USA Today*）、《時代雜誌》（*TIME*）、《華爾街日報》（*Wall Street Journal*）、《大西洋月刊》（*Atlantic*）、《歐普拉雜誌》（*O magazine*）及Wine Spectator（美國權威葡萄酒媒體）和全國公共廣播電台（NPR）。李醫生畢業於哈佛和匹茲堡大學（University of Pittsburgh）醫學院。他在麻省總醫院（Massachusetts General Hospital）完成他的住院醫生訓練。

當他沒有寫作或對抗疾病時，李醫生喜歡旅遊、烹飪和聆聽所有音樂。

HealthTree 健康樹 健康樹系列 130

逆轉疾病的科學食療聖經：
美國權威醫師的創新食療法，教你吃對食物、啟動身體防禦力，擺脫癌症與慢性病
Eat To Beat Disease: THE NEW SCIENCE OF HOW YOUR BODY CAN HEAL ITSELF

作　　者　李維麟 William Li, MD
譯　　者　陳莉淋
總 編 輯　何玉美
主　　編　紀欣怡
責任編輯　吳珈綾
封面設計　張天薪
版面設計　楊雅屏
內文排版　華剛數位印刷有限公司

出版發行　采實文化事業股份有限公司
行銷企劃　陳佩宜．黃于庭．馮羿勳．蔡雨庭
業務發行　張世明．林坤蓉．林踏欣．王貞玉
國際版權　王俐雯．林冠妤
印務採購　曾玉霞
會計行政　王雅蕙．李韶婉
法律顧問　第一國際法律事務所 余淑杏律師
電子信箱　acme@acmebook.com.tw
采實官網　www.acmebook.com.tw
采實文化粉絲團　https://www.facebook.com/acmebook01

ISBN　978-986-507-066-3
定　　價　550元
初版一刷　2019年12月
劃撥帳號　50148859
劃撥戶名　采實文化事業股份有限公司
10457台北市中山區南京東路二段95號9樓
電話：(02)2511-9798
傳真：(02)2571-3298

國家圖書館出版品預行編目資料

逆轉疾病的科學食療聖經：美國權威醫師的創新食療法，教你吃對食物、啟動身體防禦力，擺脫癌症與慢性病 / 李維麟 William Li, MD 著；陳莉淋譯. -- 初版. -- 臺北市：采實文化, 2019.12
面； 公分. -- (健康樹系列；130)
譯自：Eat to beat disease : the new science of how the body can heal itself
ISBN 978-986-507-066-3(平裝)

1. 健身運動

418.91　　108018597

采實出版集團 ACME PUBLISHING GROUP